Orientations diagnostiques devant une atteinte musculaire

Springer

Paris
Berlin
Heidelberg
New York
Hong Kong
Londres
Milan
Tokyo

Orientations diagnostiques devant une atteinte musculaire

Georges Serratrice

Membre de l'Académie nationale de médecine
Professeur émérite de neurologie
Université de la Méditerranée, Marseille

Springer

ISBN : 978-2-8178-0066-0 Springer Paris Berlin Heidelberg New York

Imprimé en France
Springer est membre du groupe Springer Science + Business Media

Illustration de couverture : Jean-François Montmarché
d'après Rodin, Carrier-Belleuse, Piédestal aux Titans, céramique émaillée
- Vers 1879-1880 – Musée Rodin © musée Rodin - photo : Christian Baraja
Maquette : Jean-François Montmarché
Mise en page : Bloc Images

Je dédie cet ouvrage,

à mes « élèves » qui m'ont beaucoup appris pendant des dizaines d'années,
les professeurs Jean Pouget, mon successeur, Jean-François Pellissier,
Claude Desnuelle, Jean-Philippe Azulay,

et à mes collaborateurs,
de la première heure, les professeurs Hubert Roux, Robert Aquaron,
Alain Schiano, les docteurs Georges Crémieux, Jacques Baret,
et plus récents, le docteur Françoise Billé, les professeurs Olivier Blin,
Didier Cros, Jean-Louis Gastaut.

Je dois beaucoup aux pionniers de la pathologie neuromusculaire qui m'ont initié à
cette spécialité naissante ou avec lesquels j'ai pu collaborer :
AT Milhorat, RD Adams, LP Rowland, TL Munsat,
PJ Dyck, WK Engel, V Askanas (États-Unis) ;
Lord J Walton (Grande-Bretagne) ; G Karpati (Canada) ;
F Buchthal (Danemark) ; M Ben Hamida (Tunisie) ; G Scarlato (Italie) ;
A Portera-Sanchez (Espagne) ; BA Kakulas, J McLeod (Australie) ;
I Hausmanowa-Petrusewicz (Pologne) ; E Satoyoshi (Japon),

et aux maîtres français qui ont soutenu mes initiatives :
du début, les professeurs AM Recordier, H Gastaut ;
et ultérieures, les professeurs F Lhermitte, P Castaigne, J Cambier.

Du même auteur

• Éditions Maloine :
Leçons de pathologie musculaire, avec H Roux, 1968, 1 vol., 446 p.

• Librairie Liviana Padoue :
Les maladies du neurone périphérique, 1986, 1 vol., 110 p.

• Expansion Scientifique Française :
Les ostéoarthropathies nerveuses, avec AM Recordier, 1961, 1 vol., 168 p.
Les atrophies cérébrales, avec A Tatossian, 1 vol., 324 p.
Les atteintes des muscles des ceintures chez l'adulte, 1969, 1 vol., 298 p.
Actualités de Pathologie Neuromusculaire, Advances in neuromuscular Diseases, avec H Roux, 1971, 1 vol., 682 p.
Actualités sur les maladies de la moelle épinière, des nerfs périphériques et des muscles, avec J-F Pellissier, J Pouget, 1987, 1 vol., 290 p.
Myélopathies, neuropathies et myopathies - Acquisitions récentes. Advances in neuromuscular diseases, avec J-F Pellissier, C Desnuelle, J Pouget, 1989, 1 vol. 397 p.
Système nerveux, muscles et maladies systémiques, avec J-F Pellissier, J Pouget, O Blin, D Figarella, F Turc, J-Ph Azulay, 1993, 1 vol., 370 p.

• Masson Publishing New York :
Peroneal atrophies and related disorder, avec H Roux, 1979, 1 vol., 358 p.

• Éditions Masson :
Les tumeurs primitives du rachis, avec JE Paillas, 1963, 1 vol.
Le cerveau et l'écriture, avec M Habib, 1993, 1 vol., 188 p.
Maladies neuromusculaires, avec J-F Pellissier, C Desnuelle, J Pouget (2e édition 1994), 232 p.

• Diffusion Générale de Librairie :
Le diagnostic clinique dans les maladies neuromusculaires, 1980, 1 vol., 171 p.
Le diagnostic clinique des neuropathies périphériques, avec JL Gastaut, 1984, 1 vol., 396 p.

• Presses Universitaires de France :
Les muscles, 1982, 1 vol., 128 p.

• Raven Press New York :
Neuromuscular diseases, avec D Cros, C Desnuelle, JL Gastaut, J-F Pellissier, J Pouget, A Schiano, 1984, 1 vol., 602 p.
Pathogenesis and Therapy of Amyotrophic Lateral Sclerosis, avec TL Munsat, 1995, 1 vol., 290 p.

• Cambridge University Press :
Inclusion body myositis and myopathie, avec V Askanas, WK Engel, 1998, 1 vol., 393 p.

• Springer-Verlag :
Exercise intolerance and muscle contracture, avec J Pouget, J-Ph Azulay, 1999, 1 vol., 208 p.

• Éditions Jean-Baptiste Baillière :
Abrégé des maladies musculaires, 2003, 1 vol.,132 p.

Table des matières

Introduction

Cet ouvrage à la fois simple et compliqué se propose d'aider le praticien dans sa démarche diagnostique devant une symptomatologie musculaire.
Il se veut simple car chaque chapitre est présenté de façon pratique portant sur les moyens élémentaires de diagnostic d'une anomalie des muscles. Ainsi sont décomposés les principales questions à poser, la manière très rapide d'examiner la musculature, le choix entre les examens complémentaires à pratiquer éventuellement.
La complexité tient au nombre saisissant – on a pu dire plus de 200 – de maladies musculaires actuellement reconnues. Naguère ces atteintes restaient pour la plupart ignorées des médecins et n'étaient l'objet d'aucun enseignement dans les facultés de Médecine.
On se souvient au maximum d'un rare cours, malaisé à comprendre, séparant les maladies « deutéropathiques » et « protopathiques », sans grande application pratique.
C'est après les années 1960 et surtout 1970 que la myologie est peu à peu devenue une spécialité à part entière, au même titre que la neurologie ou la rhumatologie qui furent d'ailleurs ses disciplines d'inspiration.
Les progrès furent d'abord morphologiques avec les perfectionnements de la neuropathologie musculaire. Aux techniques initiales reposant sur des colorations simples des coupes, comme l'hématéine-éosine, se sont peu à peu substitués les apports histochimiques, histo-enzymologiques, histo-immunologiques tandis que les progrès en microscopie électronique aboutissaient à la reconnaissance de nombreuses atteintes musculaires. Un exemple en fut la notion de maladie mitochondriale, groupe original d'atteintes musculaires et multisystémiques, ou encore de maladies métaboliques très diverses et de plusieurs myopathies congénitales.
Le développement parallèle de l'électrophysiologie permit des confrontations électromyographiques et électroneuromyographiques. L'imagerie musculaire, le scanner X surtout et aussi l'imagerie de résonance magnétique nucléaire devenaient un complément souvent indispensable. Enfin survint l'ère de la génétique avec la détermination de mutations géniques et d'anomalies consécutives du produit protéique, une des conséquences – pour l'instant balbutiante – étant la thérapie génique.
Parallèlement à ces progrès considérables, la myologie garde le privilège de rester au même titre une discipline éminemment clinique, ce qui favorise largement son approche et guide l'adaptation des progrès les plus récents à la plupart des cas particuliers.
On conçoit dès lors que cet ouvrage ne peut être un traité, même résumant des maladies si complexes. Il est rédigé dans un but essentiellement pratique, privilégiant des données cliniques simples indispensables au diagnostic et citant, seulement lorsque cela est nécessaire à la compréhension, les grandes questions physiopathologiques.

Deux parties sont présentées, qui comportent nécessairement – et volontairement – de nombreuses redites.
La première partie est une approche très générale envisageant quelques positions pratiques : parler avec le muscle – c'est-à-dire écouter les plaintes du patient (douleur, faiblesse musculaire notamment) et aussi poser des questions précises. Un paragraphe explique schématiquement comment regarder et observer brièvement le muscle selon un protocole très élaboré et très rapide.
Un choix des examens complémentaires, qui ne doivent en aucune façon être systématiques, est proposé : dosage des activités des enzymes musculaires sériques, électromyographie, imagerie musculaire, biopsie musculaire, génétique.

La seconde partie reprend de façon analytique les diverses atteintes musculaires selon une classification sémiologique et élémentaire. Ainsi se succèdent onze chapitres :

- Le muscle douloureux.
- Le muscle fatigable.
- Le muscle enraidi.
- Le muscle irritable.
- Le muscle enflammé.
- Le muscle nécrosé.
- Le muscle myopathique.
- Le muscle congénitalement déficient.
- Le muscle localement lésé.
- Le muscle hypertrophique.
- Le muscle sénescent.

Dans l'esprit de cet ouvrage, seule une sélection de références limitée à quelques articles récents ou fondamentaux, extraites de la masse bibliographique actuellement considérable concernant les muscles, sont mentionnées à la fin de la première partie, et, pour la seconde partie, à la fin de chacun des onze chapitres.

Une riche iconographie, provenant de l'expérience de l'auteur, et colligée par le professeur Jacques Serratrice, ainsi que des tableaux explicatifs et des arbres décisionnels sont également présentés dans chaque chapitre.
Un index permet de se rapporter aux principaux détails importants.

Les photographies des biopsies musculaires sont toutes dues aux professeurs Jean-François Pellissier et Dominique Figarella-Branger.
Les enregistrements électromyographiques sont ceux du professeur Jean-Philippe Azulay. Les divers montages (arbres décisionnels, tableaux, présentations diverses) sont dus à Valérie Devin. ■

Première partie

Approche générale des maladies musculaires

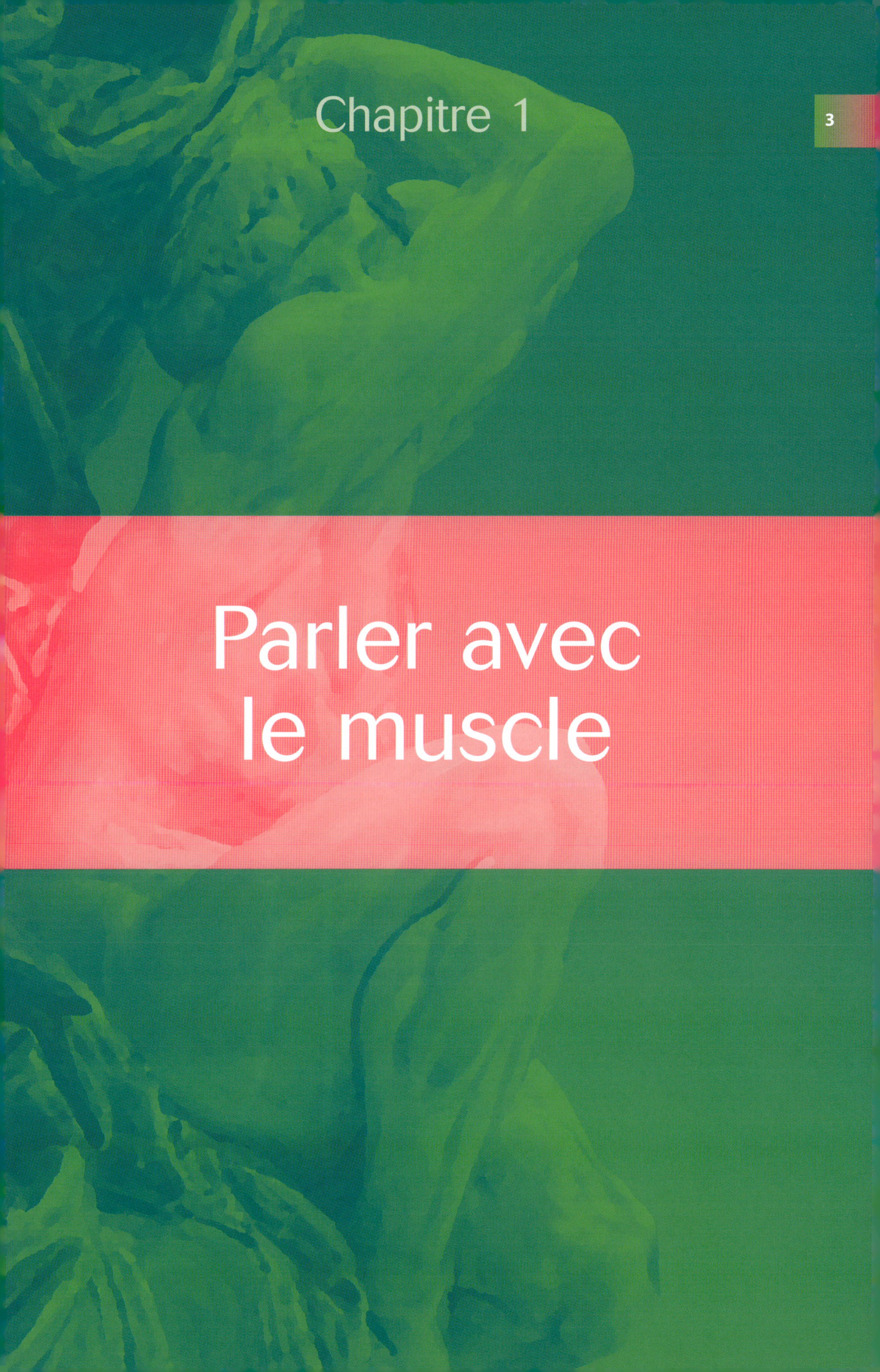

Chapitre 1

Parler avec le muscle

Chapitre 1

Parler avec le muscle

- Écouter les plaintes
- Poser des questions précises

Parler avec le muscle

Cette formule simple sous-entend d'une part d'écouter attentivement les plaintes du patient venant consulter pour des troubles musculaires, d'autre part de s'informer avec précision sur la nature et sur l'exacte définition du symptôme exprimé.

Écouter les plaintes

Malgré le nombre de plus en plus important de maladies musculaires connues, ces dernières s'expriment par des symptômes relativement limités dominés par les *douleurs*, la *faiblesse*, la *fatigabilité*, dont la conséquence principale est la *difficulté à exécuter certains actes de la vie courante* (11).
On doit toujours tenir compte d'une certaine imprécision dans l'expression des patients qui souvent par exemple confondent faiblesse et fatigue, douleur simple et crampe, localisation « aux jambes » plutôt qu'aux membres inférieurs, entorse et steppage.
Il faut également connaître quelques variabilités d'expression tenant à des facteurs éducationnels ou ethniques, pouvant être insuffisamment comprises.

Les douleurs des muscles

On doit séparer fondamentalement les *douleurs musculaires isolées (ou myalgies)* et les *crampes musculaires* (contractions habituellement localisées et intermittentes très douloureuses).

Les myalgies

Les *myalgies pures* sont d'une fréquence extrême. La plus grande attention doit être portée d'emblée sur le mode de survenue, inopinée ou à l'effort.
Les *myalgies d'effort* ressortissent volontiers à des causes ischémiques à type d'artériopathies chroniques oblitérantes ou médullaires ou de lésions de la queue-de-cheval. À un moindre degré, diverses myalgies paraphysiologiques s'observent chez des sportifs. Les myalgies survenant à l'effort s'inscrivent enfin dans le cadre de l'intolérance à l'exercice dont les causes sont diverses et surtout métaboliques. Elles réalisent parfois une véritable claudication intermittente douloureuse et, à un degré extrême, s'accompagnent de signes de rhabdomyolyse : gonflement musculaire et myoglobinurie.

Les *myalgies spontanées* peuvent également relever d'atteintes radiculonévritiques et médullaires, ou encore d'une origine musculaire inflammatoire soit aiguë comme au cours de la maladie de Bornholm, soit chronique comme au cours des polymyosites ou des collagénoses. Le cas particulier des myalgies diffuses exagérées par la mobilisation de la pseudo-polyarthrite rhizomélique est à connaître.

Différentes sont les *myalgies diffuses isolées* de nature strictement inorganique et purement fonctionnelles. Certaines sont en rapport avec des manifestations hypocondriaques ou un état dépressif. D'autres entrent dans le cadre d'une fibromyalgie (qui n'est pas une maladie musculaire et ne comporte pas de fibrose, encore que certains tableaux fibromyalgiques puissent être révélateurs de myofasciite à macrophages).

Les crampes musculaires

Elles ne doivent pas être confondues avec les myalgies car leur signification est très différente.
En effet, dans une vue très schématique excluant les formes secondaires, on pourrait avancer la notion selon laquelle les crampes sont habituellement l'expression d'une souffrance organique du tissu musculaire, alors que les myalgies isolées sont aussi bien organiques que fonctionnelles.
Il faut réserver l'appellation de *crampes* aux seules contractions douloureuses involontaires et paroxystiques intéressant habituellement un muscle ou même un chef musculaire et quelquefois plusieurs muscles synergiques.
La douleur est violente, à type de broiement. Le muscle est tendu, durci. La durée du phénomène est brève, quelques secondes, plusieurs minutes au maximum.
Quelques manœuvres locales comme l'étirement peuvent aider à la résolution. Un endolorissement résiduel est très fréquent.
Les crampes surviennent au repos (*en particulier la nuit, et spécialement chez les sujets âgés*) ou à l'effort. Si ces dernières sont souvent décrites comme l'élément fonctionnel majeur d'une claudication intermittente, singulièrement par athérosclérose oblitérante, il s'agit dans ce cas de douleurs s'accompagnant assez exceptionnellement d'un durcissement des muscles intéressés.
Les *crampes d'effort électriquement normales* (qu'il serait préférable d'appeler contractures) doivent faire rechercher une origine métabolique (glycogénose ou lipidose musculaire, en particulier maladie de McArdle). Les déficits en phosphofructo-kinase ou en carnitine-palmityl-transférase s'accompagnent d'une fatigabilité musculaire à l'effort avec contractures pouvant toucher tous les muscles soumis à un exercice intense, empêchant la poursuite du fonctionnement musculaire, sauf en cas d'exercice modéré ou de « second souffle ». Une *myoglobinurie* est alors fréquente et les urines deviennent rouges ou brun foncé après l'effort témoignant d'une fuite de myoglobine dans les urines. Souvent, cependant, des crampes d'effort surviennent chez des sujets sans maladie musculaire mais mal entraînés, lors d'efforts importants. Certaines crampes, surtout abdominales, sont révélatrices du syndrome de Brody.
Les différences schématiques entre myalgies et crampes sont indiquées sur le tableau I.

Tableau I - Myalgies et crampes

Myalgies

- Sans contractures
- Tantôt organiques (myosites, pseudo-polyarthrite…)
- Tantôt purement fonctionnelles
- Fibromyalgie
- Biopsie musculaire dans les formes rebelles (myofasciites)

Crampes vraies

- Contractions douloureuses violentes involontaires et paroxystiques.
- Au repos (nocturnes, sujets âgés)
- À l'effort : contractures (plutôt que crampes) sans traduction électromyographique, avec souvent myoglobinurie, d'origine métabolique (glycogénoses…)
- À séparer des impatiences musculaires du syndrome des jambes sans repos.

Les impatiences musculaires

Elles doivent être séparées des crampes et des myalgies.
Il s'agit d'impressions diversement décrites par les malades, de chaleur, de démangeaisons, de frémissements souvent impossibles à dénommer, jamais vraiment douloureuses cependant,

siégeant électivement aux membres inférieurs, surtout entre genou et cheville, en profondeur. Le fait caractéristique est l'association à ces symptômes sensitifs de l'impossibilité de conserver la position immobile donc de la nécessité du mouvement, généralement la marche.
Les impatiences sont un phénomène isolé survenant au coucher et dans le décubitus, calmées par la station debout. Il s'agit alors du syndrome d'Ekbom ou syndrome des jambes sans repos dont les formes essentielles, fréquentes, sont sans doute liées à divers troubles névrotiques dominés par l'anxiété.
Enfin certaines impatiences apparaissent au cours de la maladie de Parkinson ou après traitement neuroleptique comme les butyrophénones.

La faiblesse des muscles

Elle est souvent décrite de façon imprécise, plus ou moins correctement exprimée par les malades, non seulement dans des termes de faiblesse mais parfois de fatigue ou même d'engourdissement ou plus simplement de troubles vagues de la marche.

Analyse de la faiblesse des muscles

La difficulté à la course, l'impossibilité à se relever après accroupissement apparaissent à priori plus systématisés que des troubles d'origine inorganique. Le comportement du patient dans un escalier est important à connaître. A-t-il de la difficulté à monter l'escalier ? Une atteinte proximale – et plus précisément myogène – est alors soupçonnée. Inversement, une gène à la descente des marches oriente sur un déficit neurogène ou une spasticité.
Une défaillance des quadriceps peut entraîner des chutes brutales simulant éventuellement des *drop-attacks*.
Les atteintes distales des membres inférieurs donnent un *steppage*, se manifestant à la marche, en terrain plat et surtout à la montée sur un trottoir, obligeant le malade à lancer sa jambe. Le steppage, parfois audible, entraîne un bruit caractéristique lorsque le pied retombe à terre. De même, le symptôme du tapis accroché attire l'attention sur un déficit des loges antéro-externes des jambes.
Aux membres supérieurs, une *atteinte des racines* peut longtemps passer inaperçue ou être minimisée, en dehors d'un usage intensif professionnel, par exemple de l'élévation des bras dans l'utilisation d'instruments lourds. Une éventuelle difficulté à se raser ou à se coiffer, à placer un objet dans un placard haut situé sont des symptômes fréquents.
Un déficit distal est souvent analysé comme une maladresse des mains. Dans ce cas, l'ouverture d'une porte est difficile, car la poignée est saisie sans force.
Une atteinte des muscles de la tête et du cou est parfois signalée par l'entourage du patient. Celui-ci dort « les yeux ouverts » en cas de myopathie facioscapulohumérale. Une attitude de la tête rejetée en arrière est indirectement révélatrice d'un ptôsis. Une sensation de vue trouble ou de diplopie oriente vers une atteinte des muscles oculomoteurs.
Un *ptôsis* uni- ou bilatéral, chronique sans diplopie, avec ou sans ophtalmoplégie évoque une mitochondriopathie prouvée par biopsie musculaire (fibres rouges déchiquetées, *ragged red fibres*) en microscopie optique et mitochondries nombreuses et géantes en microscopie électronique. Si le ptôsis et l'ophtalmoplégie s'accompagnent de troubles de la déglutition chez un sujet âgé, on doit soupçonner une myopathie oculopharyngée de transmission autosomique dominante.
Parfois une atteinte faciale s'est manifestée dès l'enfance par une difficulté à souffler ou à siffler.
Un *trouble de la déglutition* pour les liquides est habituellement organique et doit être séparé d'une dysphagie fonctionnelle, portant surtout sur les solides, n'entraînant pas de reflux nasal et à l'origine de la « boule » hystérique.
Un *ballant de la tête* qui se rejette en arrière lors de l'accélération, dans un autobus par exemple, est une doléance évocatrice d'une faiblesse des muscles de la nuque, au contraire d'une difficulté à toucher le sternum avec le menton lors d'un syndrome de la colonne rigide.
On doit également savoir séparer une *chute de la tête en avant (dropped head syndrome)* d'une *camptocormie*, flexion du tronc exagérée par la marche (*bent spine syndrome*).

Fatigabilité et fatigue

Une fatigabilité doit d'abord être reconnue par l'interrogatoire afin d'éliminer une myasthénie. En effet, assez spectaculaire et spécifique est l'accroissement ou l'installation du déficit à l'exercice, à la fatigue, non seulement d'un ou des groupes musculaires en action mais aussi d'autres, véritables indicateurs, comme les muscles moteurs de l'œil ou le releveur de la paupière supérieure à l'origine d'un ptôsis et d'une diplopie.

Une fatigabilité des muscles d'innervation crânienne et singulièrement des masséters, des muscles vélopalatins et pharyngés est de même révélatrice de *myasthénie*. Quelquefois, cette fatigabilité peut être paradoxalement matinale. Elle peut disparaître si l'effort est poursuivi, ce qui doit faire rechercher un syndrome myasthéniforme paranéoplasique.

Sur les muscles des membres, en plus de la myasthénie et des syndromes myasthéniformes, une fatigabilité à l'effort n'est pas rare au cours de certaines polymyosites ou des myopathies métaboliques. Une récupération complète entre les crises doit évoquer une paralysie périodique dysmétabolique notamment dyskaliémique. La faiblesse musculaire pendant les crises est généralisée, quelquefois localisée. Une thyrotoxicose et les hyperaldostéronismes peuvent également être à l'origine de déficits rapidement réversibles.

La *fatigabilité* diffère de la *fatigue* proprement dite (qui elle aussi est parfois un symptôme d'atteinte musculaire organique, mais plus souvent, comme la fibromyalgie, entre dans le cadre encore mystérieux de la fatigue chronique qui prédomine le matin et s'améliore au cours de la journée).

Le phénomène myotonique

Le phénomène myotonique, difficulté à décontracter les muscles, est parfois signalé spontanément. La difficulté à la décontraction musculaire encore dite « myotonie » est un symptôme d'appel très particulier qui est amélioré par les mouvements successifs (difficulté de desserrer les doigts qui s'atténue avec la répétition du mouvement). Le phénomène est diversement analysé par le patient selon la topographie qu'il affecte et l'intensité qu'il revêt.

Une myotonie est parfois généralisée mais ses expressions sont plus généralement parcellaires.

Aux membres inférieurs, les formes achevées de myotonie peuvent être responsables de chute d'une seule pièce, « en statue » au début de la marche, alors que si le mouvement est préparé pendant plusieurs minutes, la progression est possible. Ces sujets sont souvent considérés à tort comme des simulateurs et lorsqu'on reconstitue leur histoire pathologique, on retrouve avec une quasi-constance des punitions répétées lors des séances de gymnastique scolaire et aussi pendant leur service militaire. En effet, la chute initiale entraîne de sérieuses perturbations lorsqu'ils sont en rang, dans une file de soldats par exemple, et la normalisation secondaire contribue grandement à la méconnaissance de leur trouble par des non initiés. Même s'il n'y a pas de chute, les difficultés d'initiation motrice sont souvent décrites comme des paralysies.

Au tronc, la myotonie, plus rare, est quelquefois génératrice d'une dyspnée particulière, d'allure blockpnée.

Aux membres supérieurs, notamment à la main, le phénomène est bien analysé en général, car le patient est nettement conscient de cet effort nécessaire de décontraction, qui, au début du mouvement, demande quelques secondes et ensuite n'est plus nécessaire.

À la face, c'est généralement à la musculature palpébrale que la myotonie prédomine. Elle peut donner un faux blépharospasme. Existent également des phénomènes paramyotoniques (c'est-à-dire des myotonies « paradoxales » exagérées par l'exercice), déclenchés par le froid, la gêne motrice apparaissant lors de l'exposition à l'air froid ou l'engourdissement parétique de la langue lors de la consommation d'une glace.

Tels sont les symptômes très variés et souvent significatifs (évoquant telle ou telle variété d'atteinte musculaire) qui se dégagent lors du « parler avec les muscles », lorsqu'on écoute attentivement les doléances des patients. On ne doit pas pour autant négliger de poser des questions précises, tentant d'identifier avec certitude les symptômes précédents, ici encore en connaissant les difficultés d'expression de certains patients, un exemple courant avec des sujets d'origine maghrébine étant la réponse « un peu » à la question « vous sentez-vous capable de… ? ». Cette réponse doit être comprise comme peu, c'est-à-dire « j'en suis peu capable ». Ceci est un exemple parmi plusieurs.

Poser des questions précises

Selon les symptômes décrits précédemment par le patient, il convient – cela va de soi, selon leurs réponses – de demander quelques précisions. Par exemple si la question « où souffrez-vous ? » paraît mal signifiée, il convient de demander : « montrez avec un doigt où vous souffrez ».
On doit également questionner sur :

- l'installation et la progression des troubles en particulier pour l'enfant (à reconstituer lors de l'interrogatoire). Ainsi doivent être précisées les circonstances de la grossesse et de l'accouchement, l'absorption éventuelle de drogues, la perception des mouvements fœtaux par la mère. Une naissance anormale, l'impossibilité de crier, les difficultés de succion, de déglutition et d'alimentation sont des éléments d'importance. Les principales étapes du développement moteur sont parfois à décrire : station assise puis debout, marche, développement intellectuel ;
- l'histoire familiale doit dans certains cas être établie : consanguinité éventuelle, établissement d'un arbre généalogique, mise en évidence si possible d'un mode de transmission génétique ; recherche d'accidents anesthésiques révélateurs d'une hyperthermie maligne chez le patient ou dans sa famille.

Ainsi une ou quelques questions aboutissent à affiner les doléances des patients et vont guider les modalités d'examen (tableau II).

Tableau II - Approche d'un patient avec une atteinte myopathique : les six questions clés (*d'après RJ. Bahron et al., 2009*)

1. Le patient se plaint-il de signes « négatifs » ou « positifs » ? • « Négatifs » : faiblesse, fatigue, atrophie • « Positifs » : myalgies, crampes, contractures, hypertrophie
2. Horaires des troubles ressentis Permanents ou épisodiques, monophasiques ou récidivants, aigus, subaigus, chroniques, âge de début, évolution progressive ou stabilisée
3. Localisation de la faiblesse Proximale, distale, proximale et distale, nuque et paravertébrale, crânienne (faciale, oculaire, pharyngée)
4. Facteurs déclenchants Pendant ou aussitôt après l'exercice, après un exercice bref ou prolongé, après un exercice suivi par du repos, amélioré par l'exercice, après régime hydrocarboné, après médicament ou toxique
5. Histoire familiale Liée à l'X, autosomique dominante, autosomique récessive, transmission maternelle mitochondriale
6. Désordres associés Rash, fièvre, urines foncées, calvitie, cataracte, dysmorphies, retard mental, arthrite, connectivite, troubles cardio-pulmonaires, troubles intestinaux, neuropathie

Les points importants à retenir et les références bibliographiques sont regroupés à la fin de la première partie, page 41.

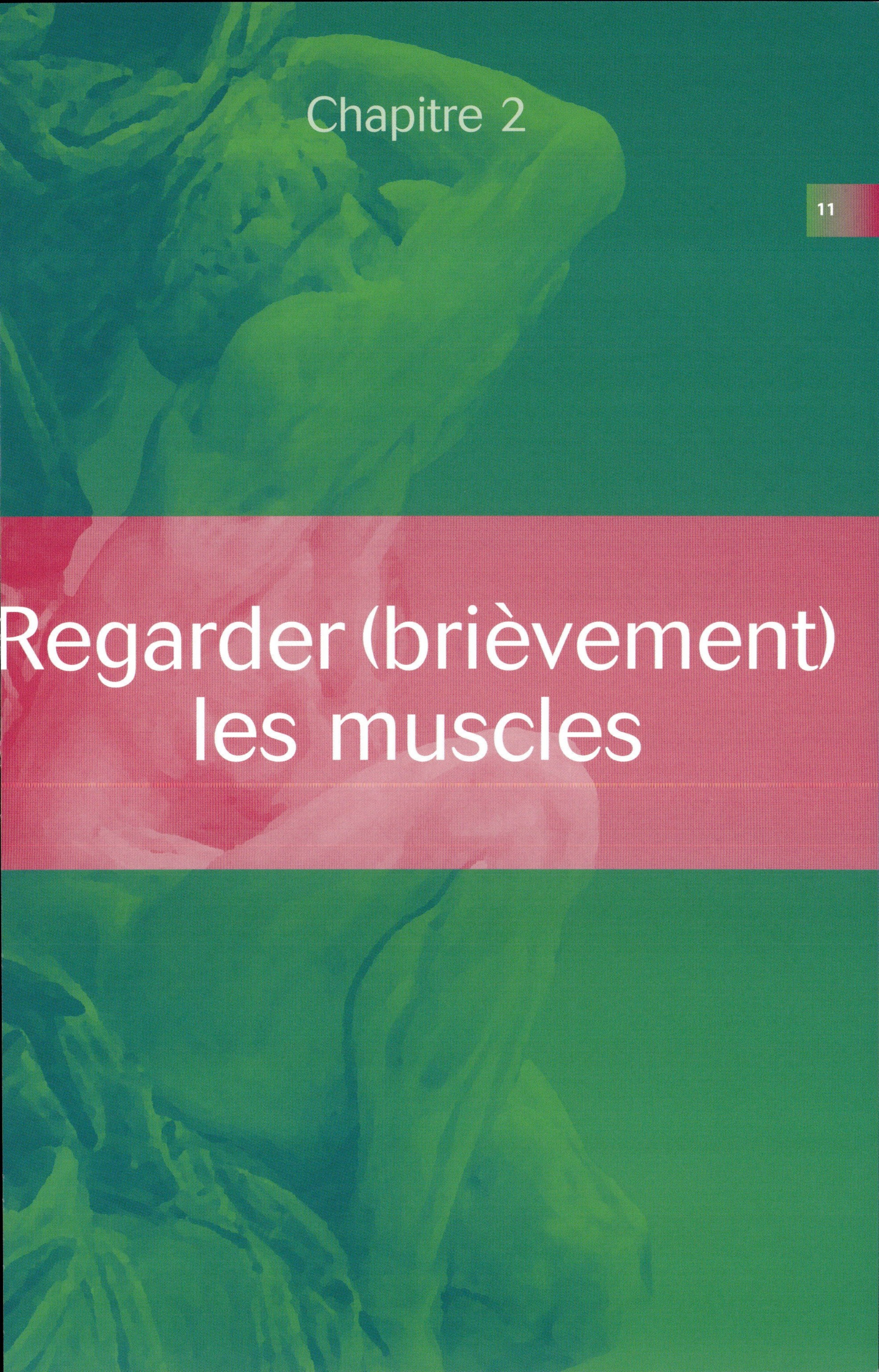

Chapitre 2

Regarder (brièvement) les muscles

Chapitre 2

Regarder (brièvement) les muscles

- Des manœuvres simples
- Conclusions de l'examen

Regarder (brièvement) les muscles

Cette étape peut être très rapidement entreprise et donner des renseignements essentiels – souvent le diagnostic – à condition de procéder à une inspection simple mais systématique des muscles lors de l'examen.

Des manœuvres simples

Elles apprécient visuellement l'amyotrophie et aussi la faiblesse des divers segments de muscles (tableau III).

Tableau III - Un examen musculaire détaillé et rapide fait de manœuvres simples
Debout :
• station sur les talons et sur les pointes • accroupissement et relèvement • extension, flexion, rotation du cou • abduction contrariée des membres supérieurs • fermeture et ouverture des paupières • sortie de la langue • exécution de quelques pas
Couché :
• lever les quatre membres • s'asseoir les bras croisés

On demande ainsi au sujet dévêtu :
- en position debout de :
  - se mettre sur la pointe des pieds puis sur les talons,
  - s'accroupir et de se relever,
  - serrer et de desserrer la main de l'examinateur,
  - maintenir étendus en abduction ses membres supérieurs que l'on essaie d'abaisser,
  - fermer et d'ouvrir les paupières,
  - sortir la langue,
  - faire quelques pas ;
- en position allongée sur le dos :
  - de lever simultanément les quatre membres et de les rabaisser,
  - puis de s'asseoir les bras croisés.

On apprécie alors la force d'extension, de flexion et de rotation des muscles du cou, ainsi que les muscles de l'abdomen.

Cet examen rapide et malgré tout systématique permet d'apprécier les éléments suivants :

- les muscles de *l'extrémité céphalique*, atrophie de la face, ptôsis, mobilité oculaire (fig. 1), atrophie et fasciculations linguales ;
- les muscles du *cou* : atrophie élective du sterno-cléido-mastoïdien, impossibilité de flexion au cours du syndrome de la colonne vertébrale rigide, de l'extension en cas de chute de la tête (figs. 2-4) ;

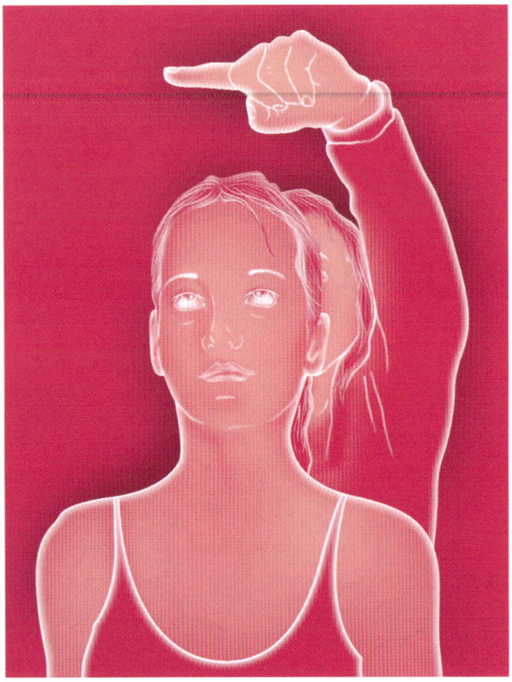

Fig. 1 - Mobilité oculaire et face.

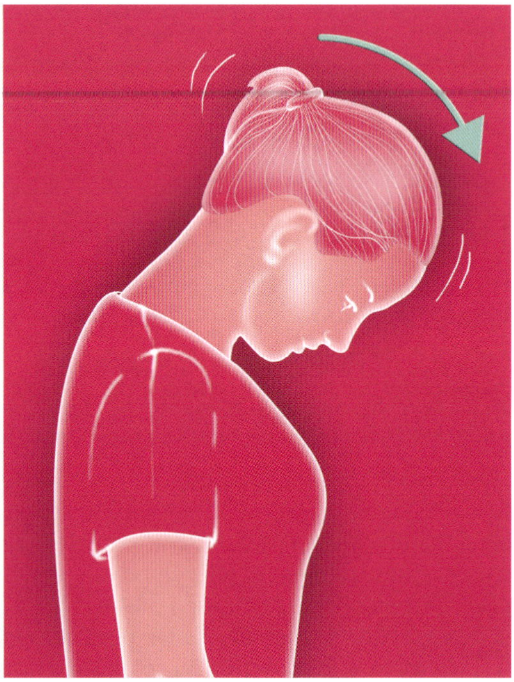

Fig. 2- Flexion.

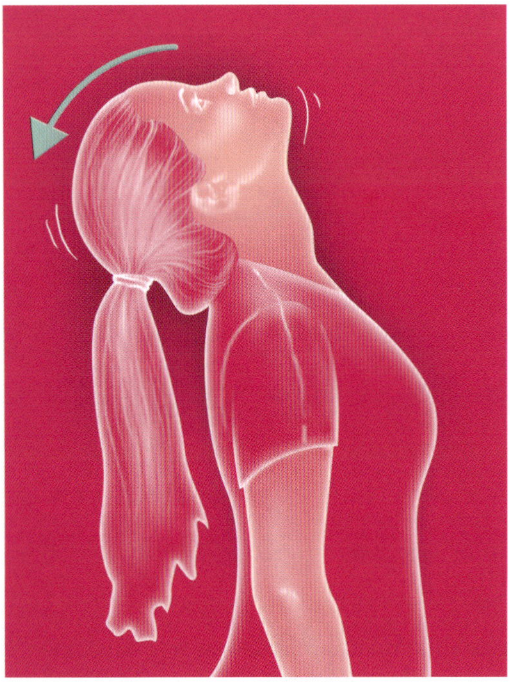

Fig. 3 - Extension.

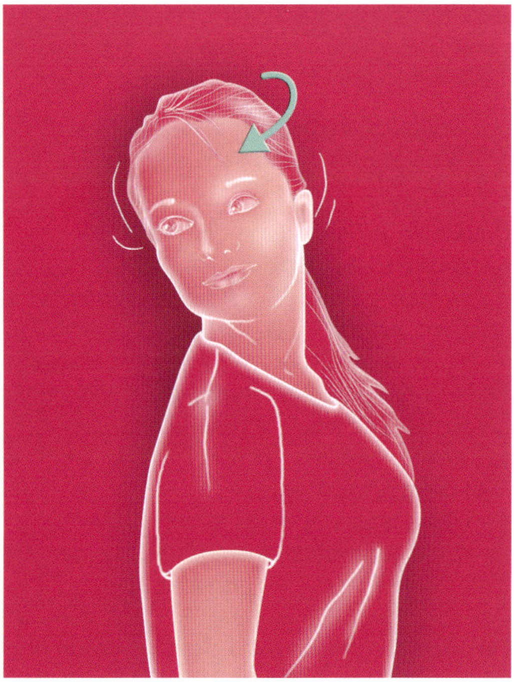

Fig. 4 - Rotation du cou.

- les muscles de la *ceinture scapulaire* avec décollement des omoplates (*scapulae alatae*), atrophie des biceps ou des pectoraux (figs. 5 et 6) ;

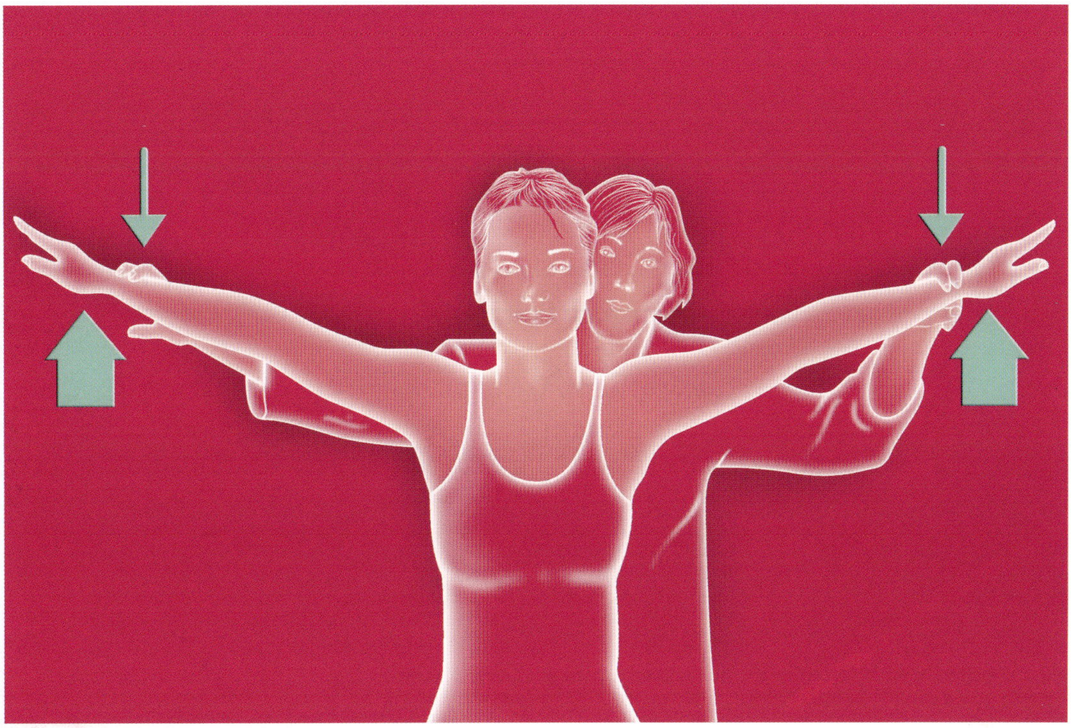

Fig. 5 - Abduction contrariée.

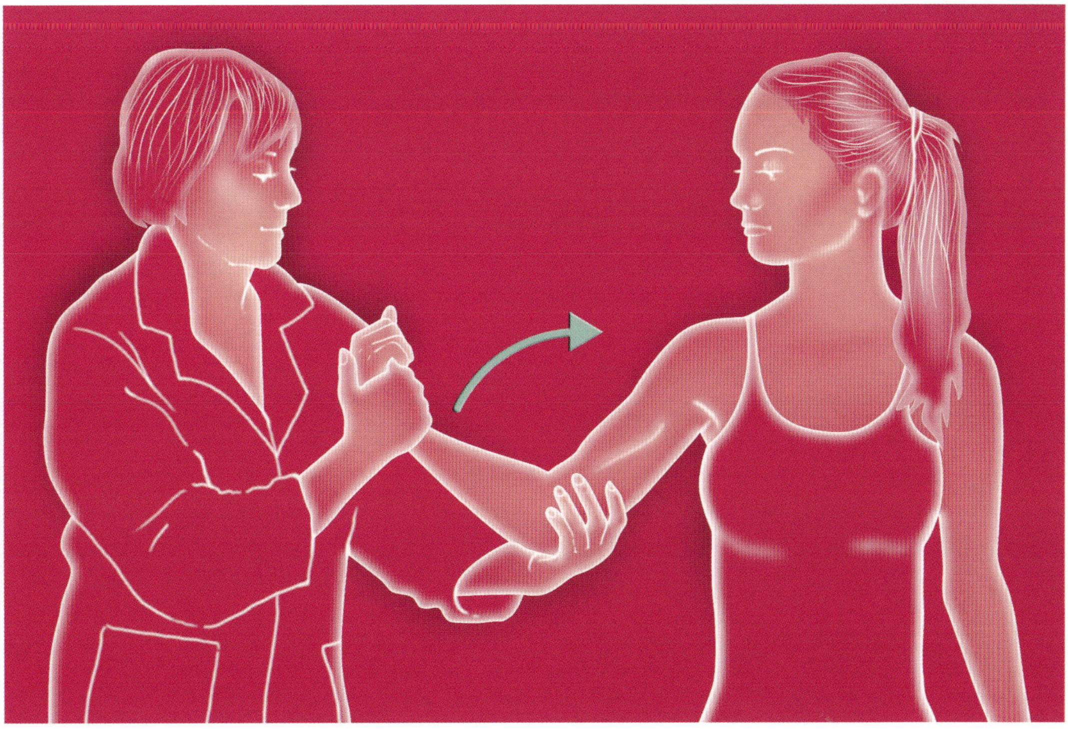

Fig. 6 - Biceps : la patiente ne doit pas « tricher » avec le long supinateur.

- les muscles de *la main*, en particulier l'atrophie de l'éminence thénarienne, la présence éventuelle d'une myotonie spontanée, et de percussion (fig. 7) ;
- l'atrophie du *quadriceps* avec ou sans *genu recurvatum* relevé après accroupissement (fig. 8) ;

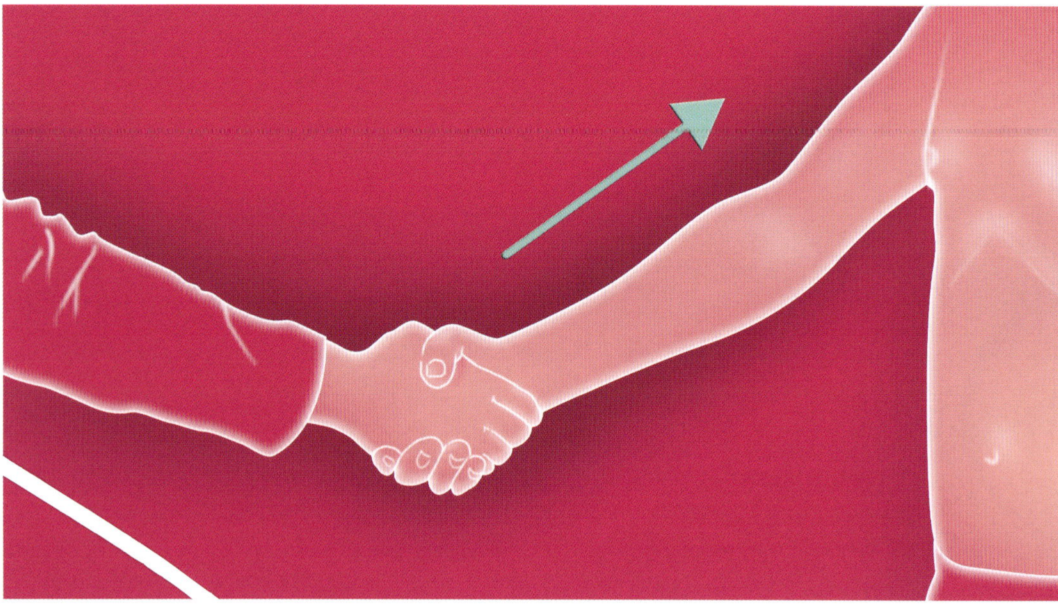

Fig. 7 - Recherche de la [illegible] distale du membre supérieur et de myotonie.

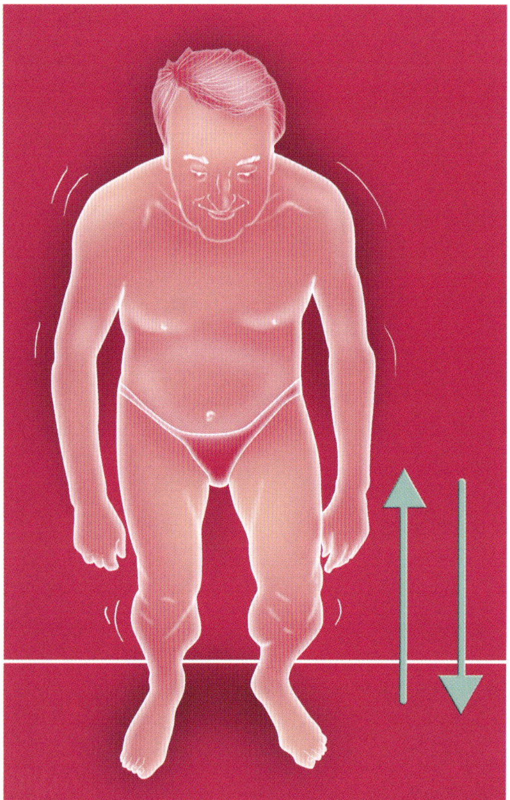

Fig. 8 - Relèvement après accroupissement.

- la faiblesse de la *ceinture pelvienne* identifiée par une démarche dandinante ainsi que lors de deux manœuvres : le lever des quatre membres en position couchée sur le dos (fig. 9) et le lever en station assise, bras croisés (fig. 10) ;

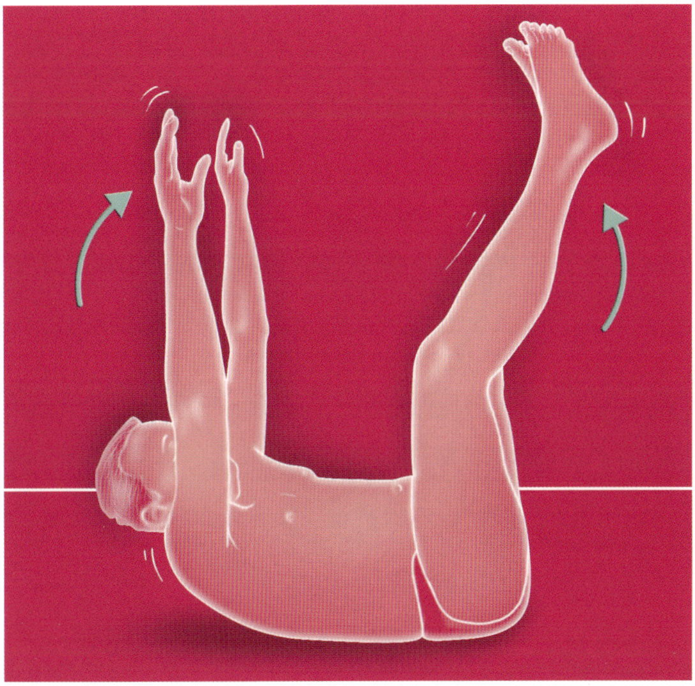

Fig. 9 - Sujet couché, lever des 4 membres.

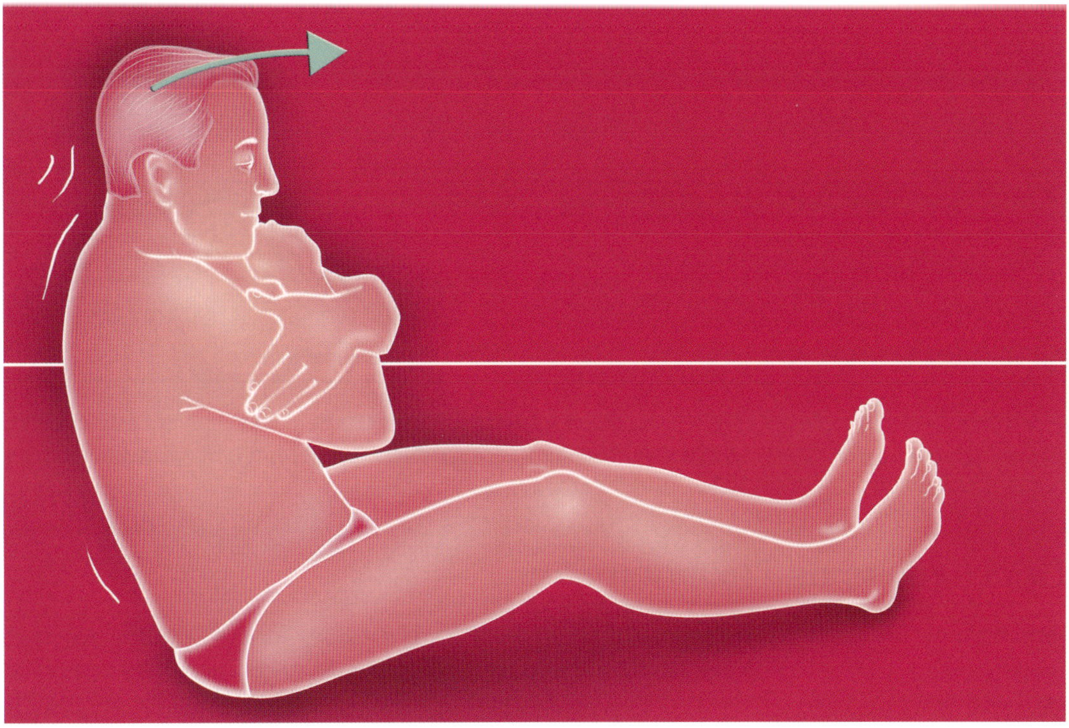

Fig. 10 - Relèvement en station assise, bras croisés.

- *l'atrophie des muscles distaux des membres inférieurs* avec ou sans steppage (figs. 11-14) ou inversement une *pseudo-hypertrophie* des mollets et des rétractions.

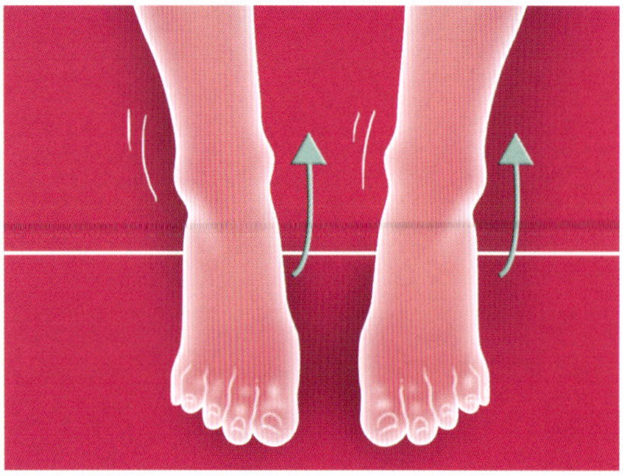

Fig. 11 - Station sur les pointes.

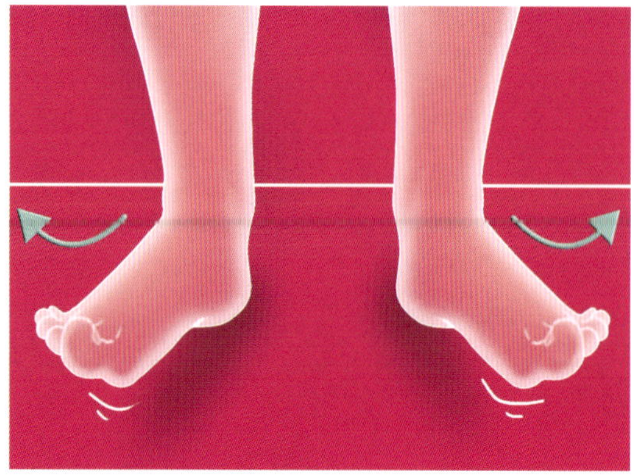

Fig. 12 - Station sur les talons.

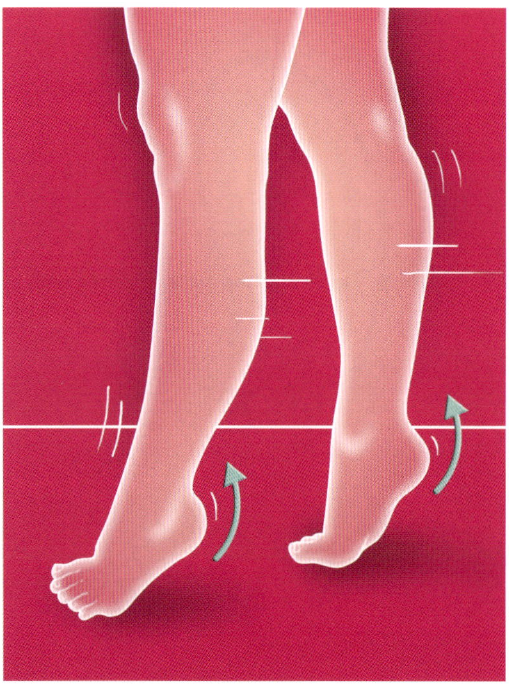

Fig. 13 - Marche sur les pointes.

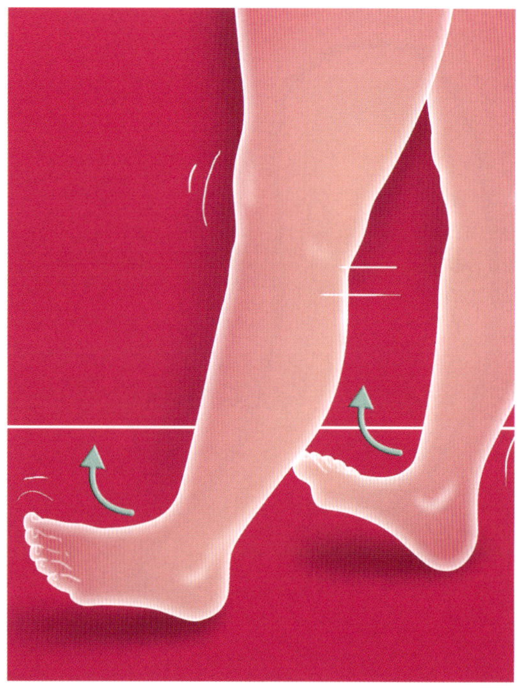

Fig. 14 - Marche sur les talons.

Il va de soi qu'au cours de cet examen des signes non directement musculaires peuvent être décelés, par exemple des fasciculations ou des tremblements évocateurs d'une atteinte nerveuse, des signes cutanés en faveur d'une myopathie inflammatoire.

Conclusions de l'examen

Ainsi la simple observation du malade, au repos, puis en action, étudiant surtout l'attitude générale, les altérations posturales, la démarche est d'une importance diagnostique essentielle. Elle peut quelquefois orienter d'emblée. Elle doit s'attacher avant tout à apprécier l'atrophie et le déficit musculaire.

Une atrophie musculaire

L'atrophie musculaire est souvent bien visible. Parfois elle doit être recherchée sous une adipose ou mise en évidence par des manœuvres de contraction. Sa répartition est à étudier avec précision, à la face, aux muscles du cou, des membres supérieurs, des membres inférieurs et du tronc, à la recherche d'un syndrome des ceintures.

L'atrophie des muscles de la *face* apparaît souvent au premier coup d'œil. Ainsi est hautement évocatrice de la maladie de Steinert une inexpressivité de la face avec ptôsis, atrophie des masticateurs et des sterno-cléido-mastoïdiens donnant un aspect décharné. L'« air de famille » des dystrophies myotoniques est souvent caractéristique.

La pathologie musculaire crée d'autres parentés (arbre décisionnel 1). Ainsi les dystrophies du type facio-scapulo-huméral donnent dans leurs formes achevées un faciès très particulier, très reconnaissable, peu mobile où les joues aplaties, la lèvre de tapir et surtout le « rire transversal » décrit par Landouzy et Dejerine évoquent aussitôt le diagnostic.

La myasthénie entraîne une attitude typique de tête rejetée en arrière avec ptôsis. Le ptôsis doit être précisé dans sa topographie. Il porte essentiellement sur la paupière supérieure, ce qui le sépare d'un blépharospasme dans lequel participe également la paupière inférieure. Le creusement des tempes et des masséters avec parfois un maxillaire inférieur tombant sont également évocateurs de myasthénie.

La recherche d'une atrophie de la *langue* doit être systématique. La présence – rare – d'un triple sillon longitudinal est quasi pathognomonique de myasthénie tandis que des fasciculations linguales orientent sur une atteinte neurologique.

L'étude des muscles du cou porte surtout sur les *sterno-cléido-mastoïdiens* (atrophie dans la maladie de Steinert et souvent dans les myosites à inclusions), les extenseurs et les fléchisseurs du cou. L'appréciation de l'atrophie se heurte parfois à des difficultés. Elle peut être masquée par une adipose, ou inversement marquée. On doit toujours préciser la topographie sélective d'une amyotrophie en particulier proximale, évocatrice d'une *myopathie myotonique* (PROMM) ou d'une atteinte diffuse et non systématiséetelle qu'on l'observe au cours des polymyosites.

Arbre décisionnel 1 - Valeur sémiologique des atteintes des muscles de la face

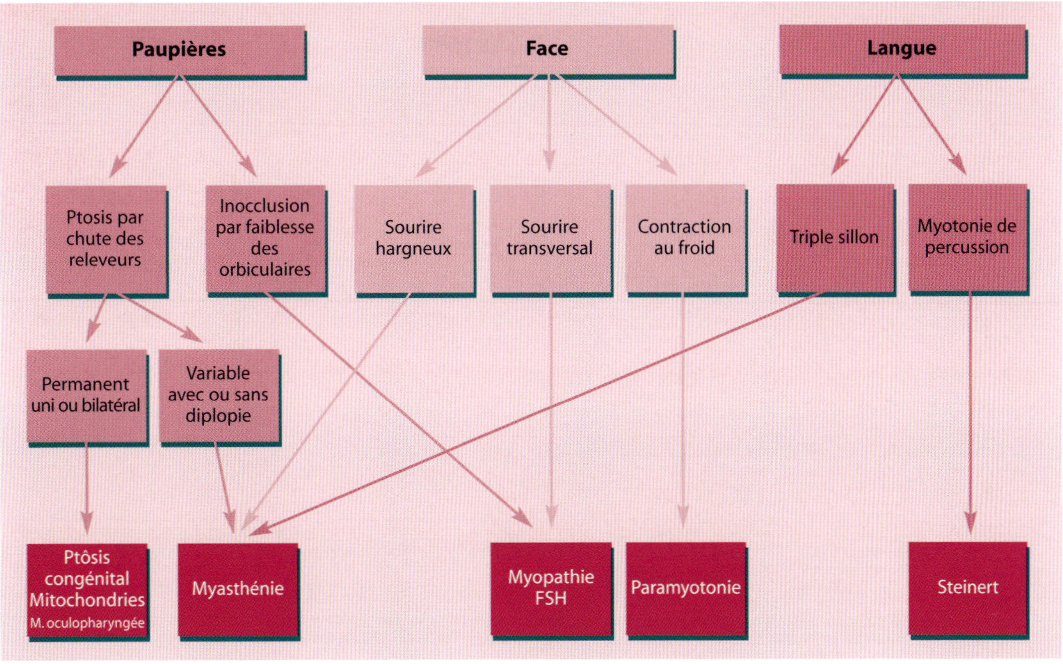

Inversement, une *pseudo-hypertrophie* est fréquente au cours des myopathies. Elle est constante sur les mollets au cours de la maladie de Duchenne. Elle peut s'étendre à d'autres muscles. Il s'agit parfois d'une *hypertrophie vraie*, souvent diffuse, en particulier dans la maladie de Thomsen et des myotonies congénitales. Une hypertrophie des masséters est parfois observée dans l'hyperthermie maligne.
Un cas particulier est celui d'une « boule » dans le biceps. Celle-ci peut être due à une rupture traumatique entraînant une rétraction du moignon musculaire sus-jacente à un creux dans le muscle. D'autres fois, la boule s'observe dans des dystrophies musculaires. Elle est fréquente au cours des dysferlinopathies et contraste avec un respect des muscles de la ceinture scapulaire.

Une faiblesse musculaire

L'évaluation du déficit est parfois malaisée. Elle doit tenir compte de la coopération du sujet et aussi de la douleur musculaire ou articulaire associée. Elle doit tenter d'objectiver une éventuelle fatigabilité myasthénique intermittente par les épreuves d'abduction ou d'accroupissement répétées.
Par ailleurs, une faiblesse simulée ou une paralysie hystérique sont quelquefois des diagnostics qui se posent. Dans l'appréciation de la force segmentaire, on peut se douter de l'inorganicité dans deux circonstances. D'abord, s'il y a une résistance initiale suivie d'un déficit brutal. Par ailleurs, hautement suspectes sont les contractions simultanées des agonistes et antagonistes. Ainsi, on aura soin dans l'étude de la contraction du biceps brachial de toujours palper le triceps. De même, le patient fait souvent des efforts assez caricaturaux pour peu d'effets.
Il faut savoir que les affections articulaires faussent l'examen, alors même qu'elles peuvent être responsables d'une amyotrophie par non-utilisation ou par atteinte musculaire liée à la maladie elle-même, par exemple au cours de la polyarthrite rhumatoïde. En fait, c'est bien plus souvent par défaut que par excès que le diagnostic pêche. En dehors d'un examen relativement orienté, pour peu que le patient soit alité, certains déficits peuvent parfois passer inaperçus. Un testing musculaire peut toujours être demandé. Il permet une cotation précise du déficit.
L'évaluation de la force de certains groupes musculaires doit être vérifiée (arbre décisionnel 2).

Arbre décisionnel 2 - Valeur sémiologique des atteintes des muscles cervico-brachiaux

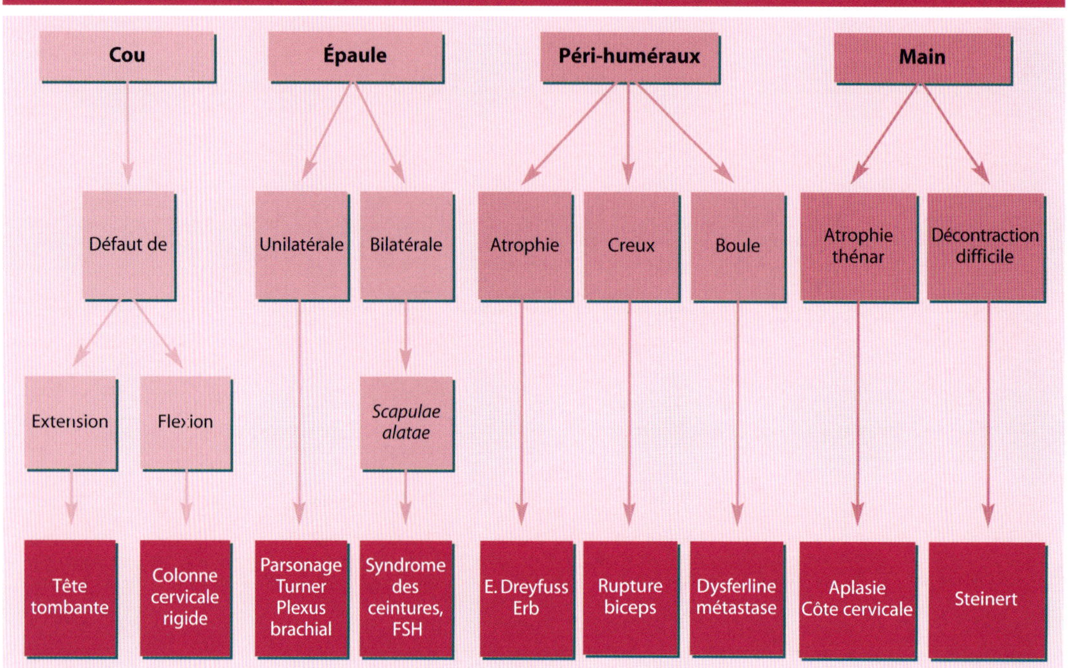

Le déficit bicipital

Un exemple courant peut être trouvé dans le déficit bicipital qui n'apparaît pas lors d'un premier examen. En effet, la force de ce muscle doit s'apprécier sur un mouvement flexion de l'avant-bras en supination. Or, il est habituel que les malades porteurs d'un déficit bicipital trichent inconsciemment en fléchissant le coude grâce à leur muscle long supinateur. Cette compensation est parfaitement décelable car l'avant-bras est alors dans une position intermédiaire entre la pronation et la supination et non plus en supination pure.

La main

L'appréciation d'une chute du poignet et des doigts est importante, en particulier au cours de la myosite à inclusions. Une atrophie diffuse distale du membre supérieur est fréquente dans la maladie de Steinert.

Le déficit de la ceinture pelvienne

Une *démarche dandinante* témoigne d'un déficit de la ceinture pelvienne. Lorsqu'un sujet normal pose un pied à terre, la contraction des abducteurs de hanche prévient l'inclinaison du bassin et aussi absorbe le choc. Si cette contraction fait défaut, un dandinement apparaît. Lors d'une atteinte plus globale, la démarche se fait en hyperlordose, le ventre en avant, les épaules en arrière (fig.15).

Le déficit du quadriceps

Lors d'un déficit du quadriceps – qui normalement stabilise le genou – ce dernier se place en recurvatum et dans une position d'hyperextension maintenue à chaque pas. Chaque fois que le talon touche le sol, le genou est brusquement projeté en arrière, ce qui stabilise l'articulation et évite un dérobement brusque (arbre décisionnel 3).

Arbre décisionnel 3 - Valeur sémiologique des atteintes des muscles de la partie inférieure du corps

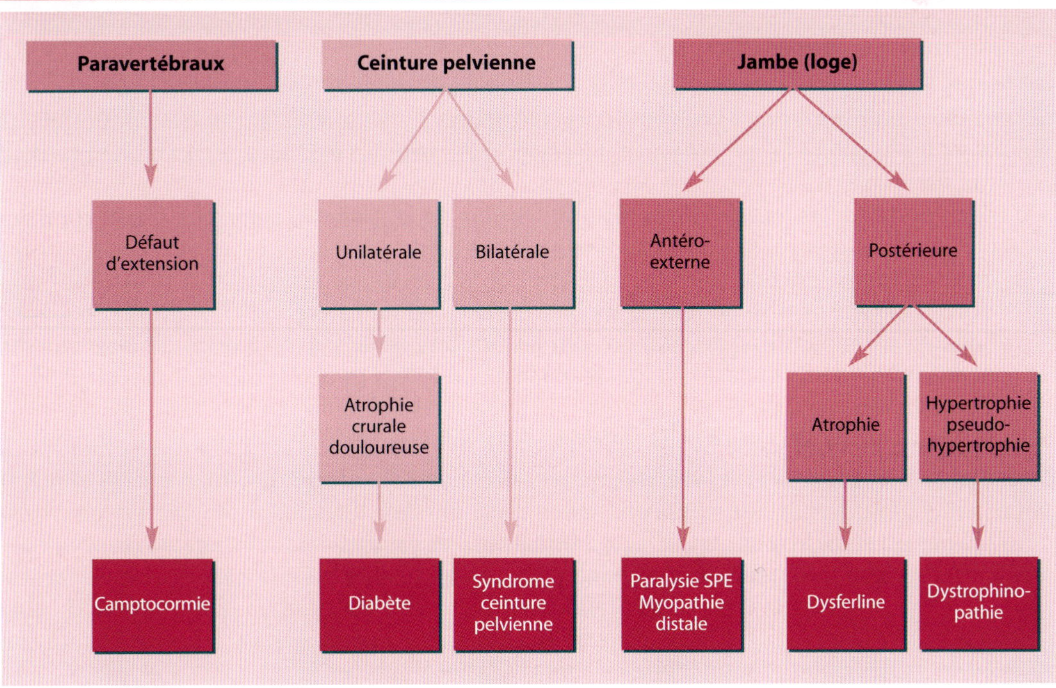

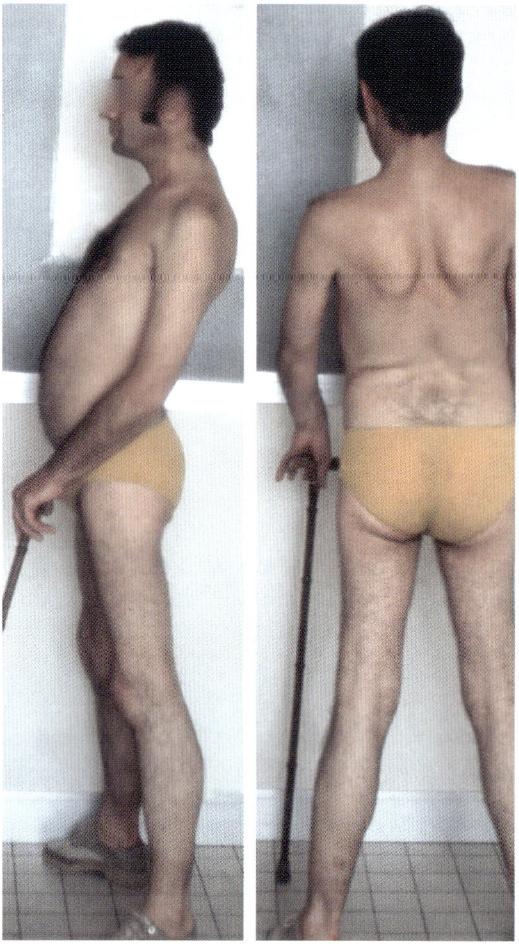

Fig. 15 - Myopathie des ceintures :
difficultés à se relever au cours des myopathies des ceintures.

Ci-dessous : signe du tripode, le patient prend un appui supplémentaire avec sa main.

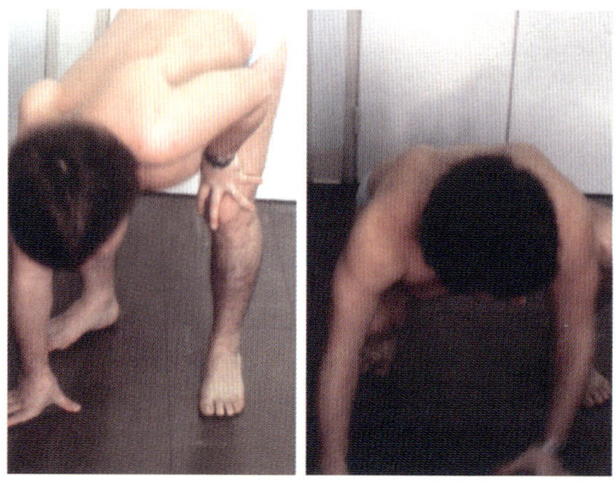

L'examen de la marche

S'objective également à la marche un steppage, entraînant, s'il est bilatéral, une démarche en « roi de comédie », ou d'autres fois, une gêne particulière due au fait que la face dorsale des orteils se retourne et traîne à terre, ce qui est souvent à l'origine de callosités et d'entorses. Le patient ne peut se mettre sur les talons.
Si le déficit porte sur les muscles de la loge postérieure de la jambe, la démarche est au contraire traînante et le sujet ne peut se dresser sur la pointe des pieds.
Si les deux compartiments de la jambe sont atteints, la cheville est instable et la marche souvent impossible, le malade ne pouvant porter son poids d'un pied sur l'autre.
Très atypiques enfin dans leur description sont les troubles de la marche d'origine hystérique qui échappent souvent à toute analyse de par leur variabilité et leur caractère souvent spectaculaire.

À la recherche du signe de Gowers (fig. 16)

L'accroupissement et surtout le *relèvement après accroupissement* sont des manœuvres d'intérêt primordial. Parfois, aucune de ces manœuvres n'est possible. L'accroupissement lui-même est remplacé par un effondrement brutal après lequel le sujet est totalement incapable de se relever, même s'il s'agrippe aux mains de l'examinateur. Lorsque le déficit de la ceinture pelvienne est moindre, le malade projette une jambe étendue en avant, son tronc fait un quart de tour du côté opposé et il prend appui sur la main correspondante. Puis, il continue à se retourner et tout son poids porte sur ses mains et ses genoux. Le corps est alors arqué. Les fesses sont surélevées.

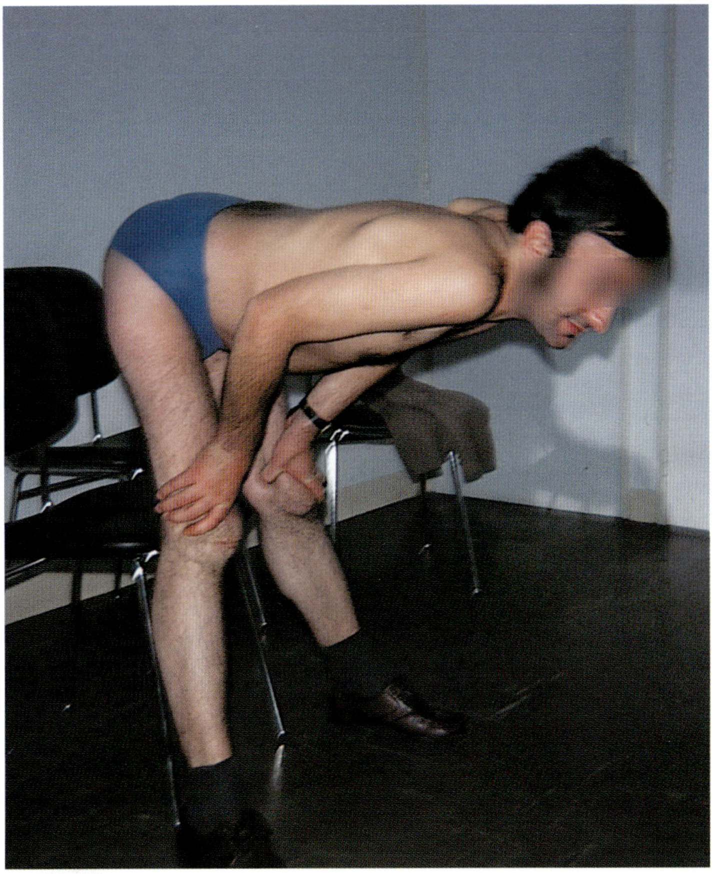

Fig. 16 - Signe de Gowers.

Lorsque le déficit est plus modéré, le sujet place une main sur une cuisse, l'appui au sol s'effectuant sur les deux membres inférieurs et sur une main. C'est le signe du tripode (fig. 16).
La *manœuvre de Gowers* étudie le relever après accroupissement. Le sujet s'accroupit puis doit se relever. Lorsqu'il ne peut se relever spontanément, mais doit prendre appui par les deux mains sur les deux cuisses pour le faire, c'est le classique signe de Gowers.

Il faut également savoir que chez un certain nombre de patients, des enfants en particulier, le déficit de la ceinture pelvienne est soupçonné dans une manière différente de se relever. L'enfant assis par terre se soulève sur ses mains posées sur le sol en arrière du corps, les genoux sont étendus et une poussée lui permet de s'accroupir puis de se relever. Ainsi ces manœuvres d'accroupissement et de relèvement s'accomplissent de façon souvent variée. Elles doivent être analysées dans leurs principaux temps – appui des mains au sol uni- ou bilatéral, appui des mains sur les cuisses, quart de tour du tronc. On doit toujours se garder de prendre pour une difficulté à s'accroupir ou à se relever une limitation – douloureuse ou indolore – liée à une atteinte du genou, en particulier à une gonarthrose évoluée. Lorsque la gonarthrose est unilatérale, la limitation de l'accroupissement est asymétrique et prédomine du côté atteint.
Enfin, en cas de déficit modéré et lorsqu'un doute persiste, il est préférable d'analyser l'acte de se relever à partir d'une position assise. Le sujet assis sur une chaise les bras croisés est incapable de se redresser. Pour le faire, il doit prendre appui des mains sur ses genoux ou sur les bords de la chaise. On doit également, dans cette manœuvre, observer la manière de s'asseoir, certains malades ne pouvant s'asseoir autrement qu'en se laissant tomber brutalement sur le siège. D'autres fois, le patient utilise ses mains pour soulever sa cuisse.

L'épreuve de montée sur une chaise est encore plus sensible. Le sujet pose un pied sur le siège (le dossier de la chaise étant maintenu par l'examinateur) et doit se redresser. Un déficit modéré de la ceinture pelvienne se manifeste par un certain retard à effectuer la manœuvre avec une hésitation en début de mouvement. À un degré de plus, une sorte de plongée de la hanche homolatérale qui s'abaisse et ne peut participer au relèvement est assez caractéristique.

Ces quelques exemples montrent la valeur des renseignements qu'offre un simple examen du malade et les déductions qu'on peut en tirer. Ainsi, un déficit musculaire diffus coexistant avec une atrophie modérée est évocateur de myopathies inflammatoires primitives. À l'inverse, une atrophie systématisée à tels ou tels groupes de muscles est significative de myopathie. Une atrophie proximo-distale est également fréquente dans des affections aussi variées que les dysferlinopathies ou les myosites à inclusions.

Ne pas oublier les rétractions (fig. 17)

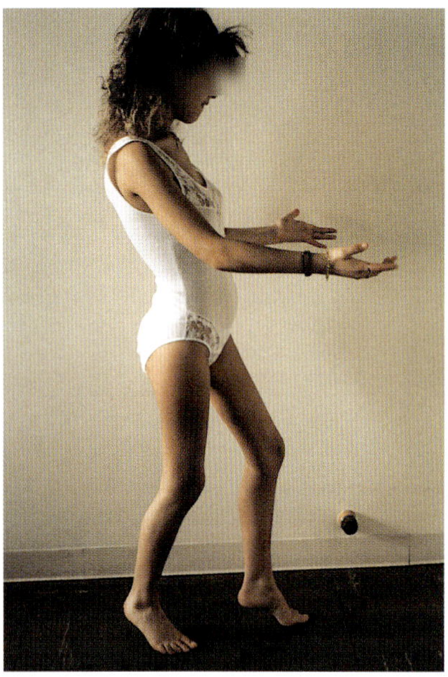

Fig. 17 - Rétraction musculotendineuse (coudes, poignets, genoux, tendons d'Achille).

Les *rétractions musculaires*, souvent dites à tort rétractions tendineuses, correspondent à un raccourcissement du muscle en l'absence de toute contraction active. Elles sont chroniques et il faut les distinguer de l'ankylose ou de la contraction volontaire par la palpation du muscle pendant l'étirement passif, si le muscle est accessible.

Elles peuvent apparaître dans beaucoup de maladies musculaires. Elles sont marquées surtout dans la maladie de Duchenne. Elles sont un des éléments (à côté du déficit huméropéronier et de la paralysie auriculaire) de la myosclérose progressive de la myopathie d'Emery-Dreifuss. La rare myosite fibreuse chronique inflammatoire est une forme particulière de polymyosite.

De telles rétractions constituent une gêne majeure à la rééducation et doivent être dépistées très tôt. Le raccourcissement musculaire survient rapidement dans les positions d'immobilité. Ainsi, une rétraction en flexion des hanches, des genoux, des coudes apparaît dans des délais très courts chez des malades en fauteuil roulant.

Savoir reconnaître une myotonie

La myotonie, parfois décelée dès l'interrogatoire doit être recherchée systématiquement. Elle peut être *spontanée*, survenant lors du mouvement volontaire, par exemple dans l'acte de serrer la main. Il est habituel qu'elle diminue puis disparaisse lors du mouvement.

Dans l'éventualité inverse, c'est-à-dire lorsqu'elle augmente avec la répétition du mouvement, il est convenu de parler de myotonie paradoxale ou de paramyotonie.

À la myotonie spontanée s'ajoute la myotonie *mécanique*, provoquée par la percussion du muscle et obtenue électivement sur les muscles de l'éminence thénar ou de la langue. On peut également la rechercher par percussion de l'avant-bras qui reste étendu plusieurs dizaines de secondes, puis retombe lentement.

Un diagnostic délicat, possible si l'on y pense est celui de myopathie myotonique proximale : une myotonie fruste, souvent à rechercher systématiquement, chez un sujet porteur d'une faiblesse proximale avec une atteinte particulière des muscles paravertébraux, caractérise alors la *myopathie myotonique proximale* (PROMM) encore dite DM2 par opposition à DM1, qui est la dystrophie myotonique de Steinert. Des signes systémiques frustes (cataracte, élévation des gamma GT…) sont

associés.Certaines formes de myopathies axiales (*bent spine syndrome*) en apparence isolées sont à rattacher à cette forme. La simple lenteur de la contraction et de la relaxation observée au cours de l'hypothyroïdie est une pseudomyotonie.
Un guide topographique schématique est présenté en tableau IV.

Tableau IV - Guide topographique

Plusieurs situations schématiques s'offrent au praticien en fin d'examen

Faiblesse proximale

- Aiguë/acquise : inflammatoire, endocrine, toxique
- Chronique/héréditaire/indolore : dystrophie des ceintures (avec nécrose, régénération, déficit en protéines sarcomériques ou sarcoplasmiques ; métabolique, mitochondriale), myopathie congénitale, myopathie myotonique proximale, déficit en maltase acide.

Faiblesse distale

- Dystrophie musculaire distale (tardive : Welander, Markesbery, Udd), précoce (Nonaka, Miyoshi, Laing), maladie de Steinert, myopathie myofibrillaire, myopathie héréditaire à inclusions, cas de myopathie congénitale

Atteinte proximale du membre supérieur, distale du membre inférieur (scapulo-péronière)

- Myopathie facio-scapulo-humérale, myopathie scapulo-péronière, Emery-Dreifuss, cas de myopathies congénitales adultes.

Atteinte distale membre supérieur, proximale membre inférieur

- Myosites à inclusions sporadiques (souvent asymétriques)

Faiblesse des muscles paravertébraux

- Extenseurs de la nuque, myasthénie, inflammatoire, myotonie dystrophique, facio-scapulo-humérale
- Camptocormie : *bent spine syndrome*

Ptôsis et ophtalmoplégie

- Ptôsis sans diplopie, Steinert, myopathie congénitale, myopathie oculaire mitochondriale, myopathie oculo-pharyngée
- Ptôsis avec diplopie, myasthénie, syndrome d'Eaton Lambert

Paralysie bulbaire (linguale, pharyngée, dysphagie, dysarthrie)

- Myasthénie, syndrome d'Eaton Lambert, myopathie oculo-pharyngée

Myalgie, faiblesse musculaire, myoglobinurie

- Liées à l'exercice : glycogénose (McArdle…), carnitine-palmityl-transférase, hyperthermie d'effort
- Sans relation avec l'exercice : hyperthermie maligne anesthésique, rhabdomyolyse (médicament, toxiques, infections)

Paralysies périodiques

- Canalopathies calciques (hypokaliémiques, Westphall), sodiques (hyperkaliémiques, Gamstorp), potassiques (Andersen), secondaires (hyperthyroïdie)

Rigidité, défaut de relaxation

- Améliorées par l'exercice : myotonies congénitales, canal chlore (Thomsen, Becker)
- Aggravées par l'exercice ou le froid : canalopathies sodium (adynamie-paramyotonie), syndrome de Brody
- Avec faiblesse permanente : Steinert, myopathies myotoniques proximales (DM2)

Autres signes musculaires à connaître

Le myoœdème

Le *myoœdème* est un bourrelet déterminé par la percussion du parenchyme musculaire. Il témoigne d'une atteinte métabolique profonde du muscle. Il doit être différencié des bourrelets physiologiques de contraction obtenus par fort pincement des muscles, par exemple, des biceps (fig. 18).

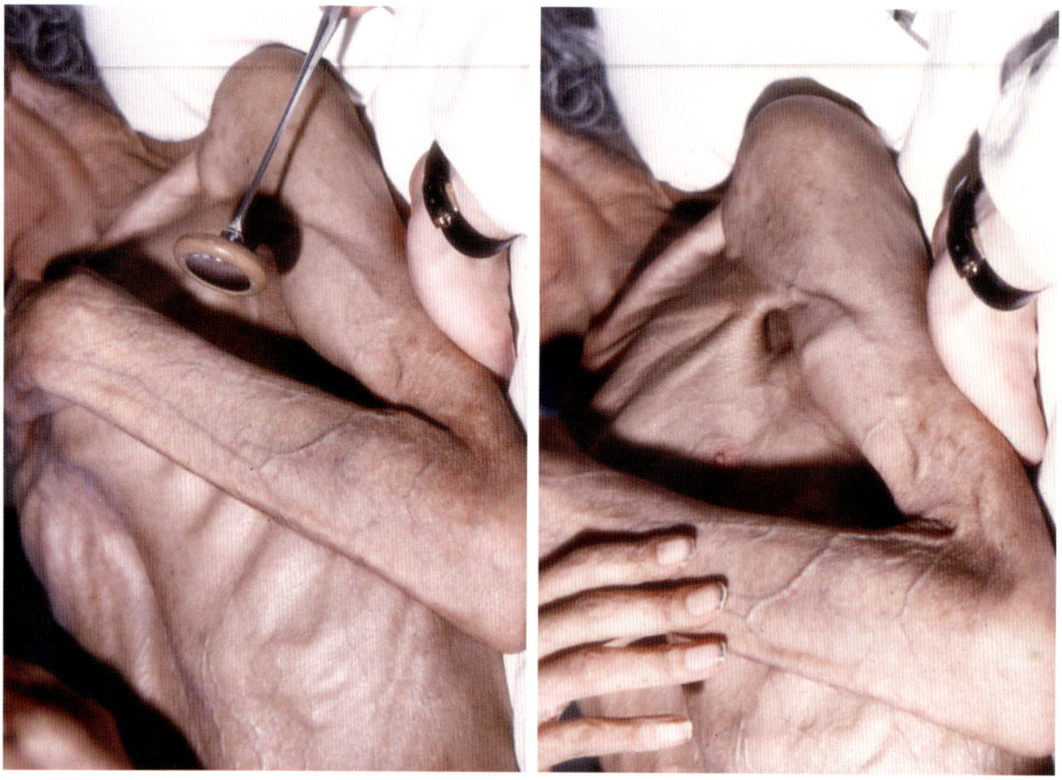

Fig. 18 - Myoœdème chez un sujet âgé dénutri. La percussion du biceps déclenche un bourrelet circulaire.

Les fasciculations

Elles attirent l'attention sur une atteinte d'origine nerveuse. Les fasciculations sont de petites contractions d'une petite portion de muscle indolores et volontaires, quelquefois ressenties par le malade comme des mouvements vermiformes, totalement irrégulières, affectant de petits groupes de fibres, spontanées, mais aussi provoquées par des chiquenaudes superficielles ou par l'application de glace. Elles signifient généralement une souffrance de la *corne antérieure de la moelle* et manquent habituellement dans les affections musculaires primitives, encore qu'elles soient parfois présentes sur un muscle en voie d'atrophie. Elles sont sans valeur si le muscle n'est pas relâché. Elles peuvent survenir par salves à la main en particulier chez le sujet normal, mais elles sont alors consécutives à un mouvement ou à une forte contraction. De même des fasciculations bénignes sont fréquentes chez les sujets anxieux.

Les myokimies

Les myokimies sont proches des fasciculations. Les déplacements des fibres intéressent plusieurs fascicules et se font dans le sens des fibres. Il s'agit de trains répétitifs de potentiels d'action causant une brève contraction tétanique de fibres appartenant à une même unité motrice. Elles ont un caractère *sinueux et ondulant* comparable à l'effet du vent sur un champ de blé. Leur origine est neurogène.

Le tonus musculaire

L'examen musculaire comporte l'appréciation du tonus, c'est-à-dire de la consistance des muscles, de l'extensibilité et de la passivité.

Dans la première enfance, ce temps de l'examen est essentiel (2). En effet, d'une part, un testing précis est difficile, voire impossible, d'autre part, l'atrophie est souvent masquée par l'adipose physiologique. C'est donc par les troubles du tonus et le retard postural que s'exprime la quasi-totalité des maladies du jeune âge. Chez le nouveau-né l'*hypotonie*, lorsqu'elle est sévère, se manifeste de façon très nette : rareté des mouvements spontanés, absence de l'attitude en flexion des membres. Si on tient l'enfant par les fosses lombaires, les membres inférieurs d'un côté, la tête et les membres supérieurs de l'autre s'inscrivent dans un arc de cercle. L'enfant est « mou » (fig. 19).

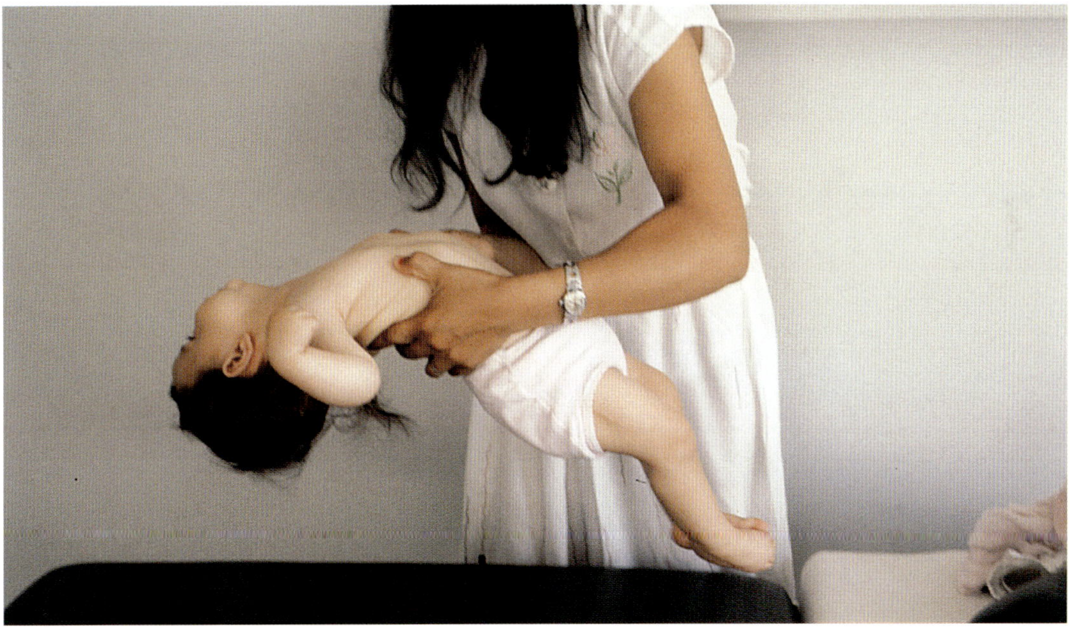

Fig. 19 - Hypotonie néonatale.

Les réflexes ostéotendineux

La recherche des réflexes est toujours de mise. Ils sont habituellement conservés au cours des myopathies sauf lorsque l'atrophie est trop importante (voir le tableau IV).

On voit ainsi la complexité de la sémiologie musculaire clinique, base essentielle du diagnostic.

Cette complexité même explique que les examens complémentaires ne doivent pas être systématiques mais hiérarchisés.

Le dosage de créatine-kinase (CK) est le plus souvent de mise. L'électromyogramme sépare habituellement les atteintes myogènes et neurogènes. L'imagerie et en particulier le scanner ou l'IRM musculaire donnent des aspects d'orientation parfois caractéristiques. La biopsie musculaire dont l'indication est toujours à discuter doit être de préférence chirurgicale et nécessite des techniques histoenzymologiques et immunohistochimiques. Enfin, la génétique est à la recherche de mutations en analysant l'ADN nucléaire et mitochondrial. Les résultats de ces techniques sont finalement interprétés en fonction de la clinique. Tous ces faits sont largement analysés dans les grands traités (1, 3, 8, 9, 10).

Les points importants à retenir et les références bibliographiques sont regroupés à la fin de la première partie, page 41.

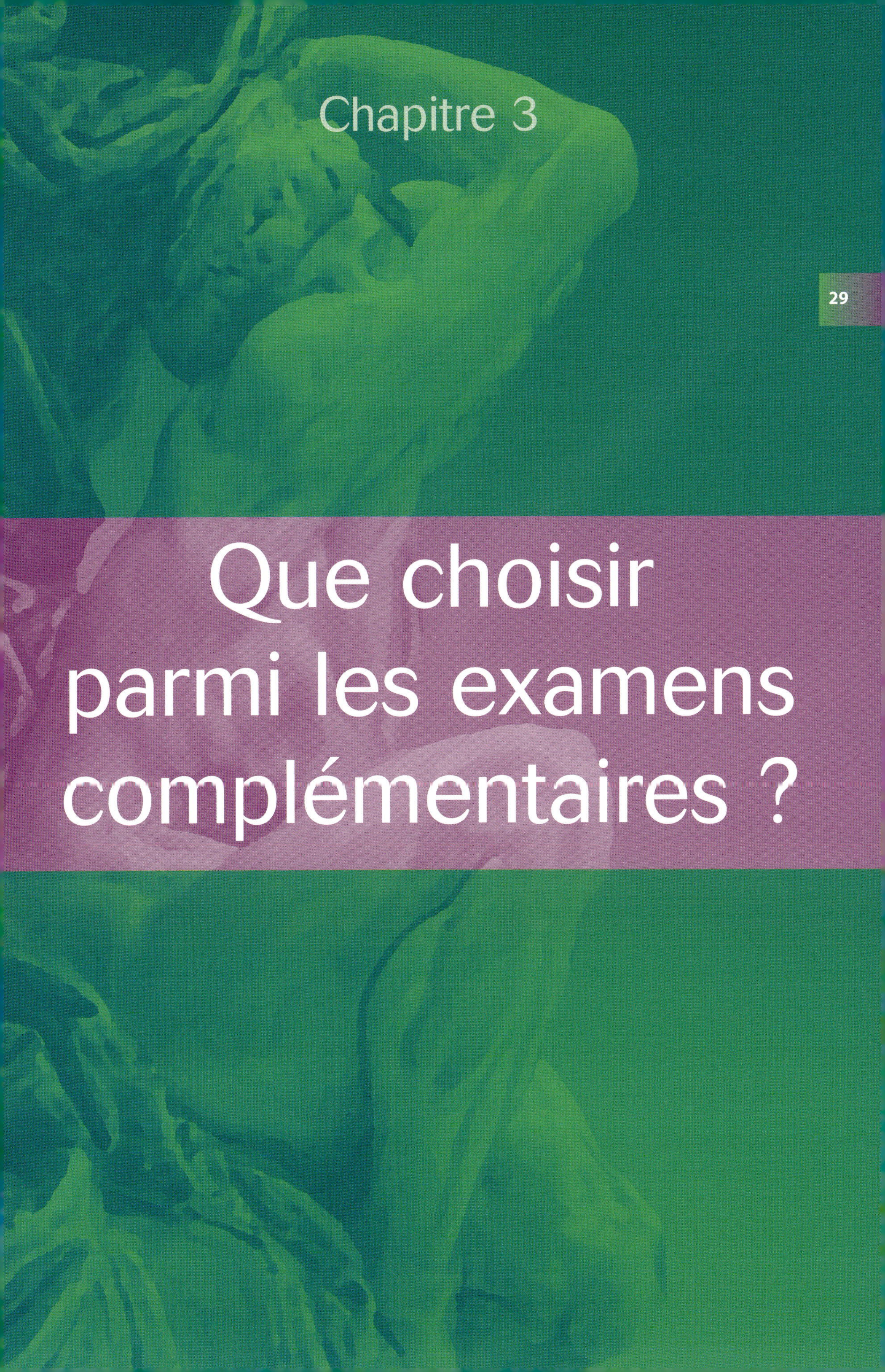

Chapitre 3

Que choisir parmi les examens complémentaires ?

Que choisir parmi les examens complémentaires ?

- Quand demander un dosage de l'activité des enzymes musculaires sériques ?
- Pourquoi demander un électromyogramme (EMG) ?
- Le scanner musculaire
- Faut-il demander une biopsie musculaire ?

Que choisir parmi les examens complémentaires ?

Ils doivent être choisis dans le but de *savoir quel apport ils vont procurer au diagnostic*. C'est dire qu'ils ne doivent pas être prescrits systématiquement. Il va de soi que les examens courants (notamment la vitesse de sédimentation et les témoins de l'inflammation) sont déjà un examen d'orientation important, de même que les examens usuels.

Les examens à visée proprement musculaire doivent donc être sélectionnés en vue d'un résultat attendu.

Quand demander un dosage de l'activité des enzymes musculaires sériques ?

En pratique, les enzymes de ce type sont nombreuses mais pour la plupart abandonnées au profit de la *créatine-kinase ou CK* (naguère appelée créatine-phosphokinase ou CPK).
Son activité est élevée en principe dans les atteintes directement musculaires accompagnées de nécrose. Cette élévation témoigne en effet d'une *fuite à travers une membrane musculaire lésée.* Ainsi les diverses maladies inflammatoires des muscles (myosites), dystrophies musculaires à certains stades (myopathies) ou tout autre facteur d'altération membranaire (rhabdomyolyse), s'accompagnent de cette anomalie enzymatique.

Seule une élévation isolée de l'aldolase (contrastant avec une créatine-kinase normale) caractériserait une forme de myosite diffuse avec manifestations systémiques et inflammation périmysiale cortico-sensible (5).
La lactacidémie d'effort sous-ischémique est utile en cas de trouble du métabolisme du glycogène. Elle ne s'élève pas lorsqu'un bloc enzymatique empêche la dégradation de ce dernier.

Pourquoi demander un électromyogramme (EMG) ?

Un EMG est à demander dans un but précis, le plus habituel étant la séparation entre une affection musculaire (*myogène*) ou nerveuse (*neurogène*), en sachant que des tracés mixtes à la fois myogènes et neurogènes s'observent dans diverses maladies musculaires, comme les myosites à inclusions et, paradoxalement, deviennent un élément en faveur de ce diagnostic.

Il convient d'orienter le spécialiste d'EMG en ne se contentant pas de prescrire la demande sur une ordonnance mais de spécifier quelles zones musculaires on souhaite explorer ou quelle hésitation diagnostique se pose au clinicien. De même, la recherche d'une myotonie (localisée ou diffuse) est à indiquer.

Électromyogramme normal (fig. 20)

Au repos, le muscle normal est silencieux, sans activité spontanée, sauf dans deux conditions :
- potentiels miniatures dans la région de la plaque motrice dus à la libération de quanta d'acétylcholine durant 1 à 3 millisecondes, de faible amplitude ;
- activité due à l'insertion de l'aiguille avec une brève (10 à 30 ms) activité électrique de potentiels de faible amplitude.

À la contraction volontaire, les unités motrices sont progressivement recrutées. Leur fréquence de décharge augmente, aboutissant à un tracé dit *interférentiel*, selon trois stades successifs :
- tracé simple, 1 à 2 potentiels à fréquence basse ;
- tracé intermédiaire, avec un nombre croissant de potentiels d'unité motrice qu'on individualise mal ;
- tracé interférentiel, avec oscillation de grande amplitude.

L'aspect des potentiels est diphasique, ou monophasique ou triphasique, avec quelques potentiels polyphasiques. L'amplitude est très variable, allant de 500 microvolts à 2 millivolts. La durée se situe entre 4 et 8 millisecondes.

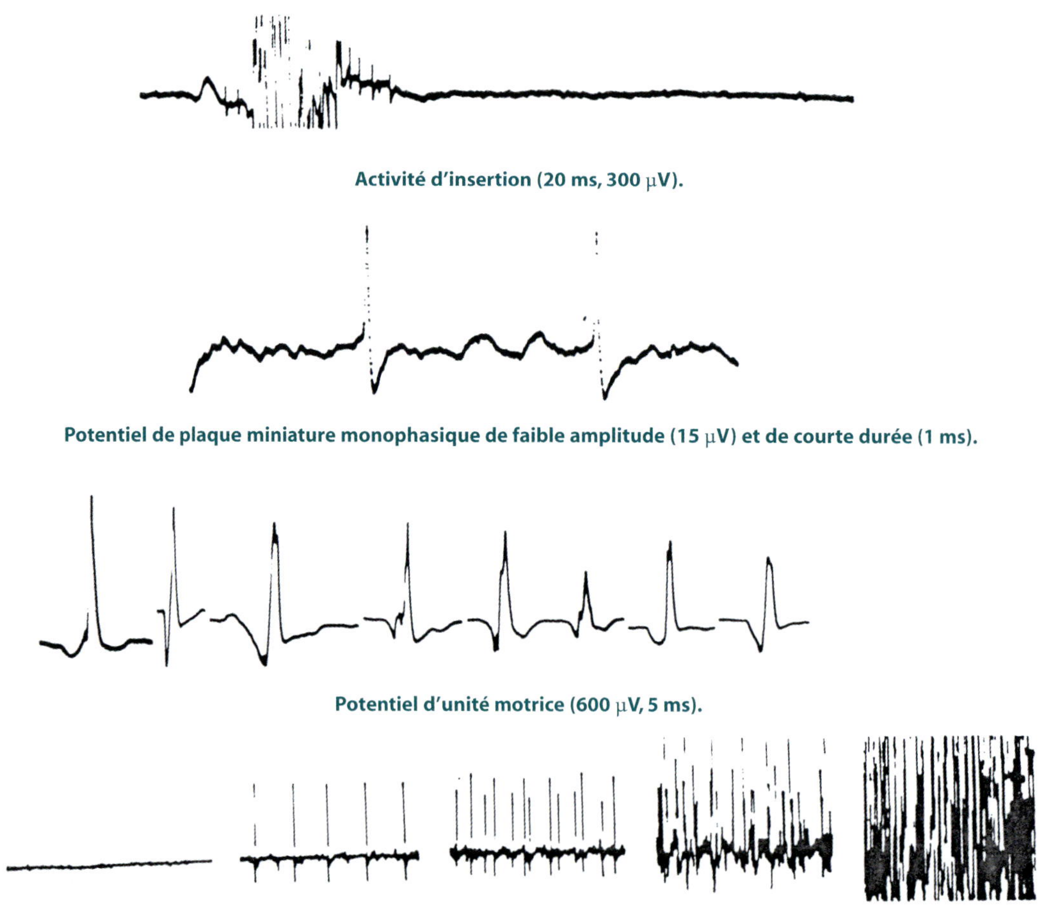

Activité d'insertion (20 ms, 300 μV).

Potentiel de plaque miniature monophasique de faible amplitude (15 μV) et de courte durée (1 ms).

Potentiel d'unité motrice (600 μV, 5 ms).

Recrutements aboutissant à l'interférence.

Photo : © Pr J-Ph Azulay

Fig. 20 - Électromyogramme normal.

Électromyogramme myopathique (fig. 21)

Il est habituellement caractéristique.

Au repos, c'est le *silence électrique* avec parfois des aspects neurogènes (fibrillations, potentiels lents positifs) dus à la fragmentation des fibres musculaires isolées de leur innervation, ou des aspects d'averses pseudomyotoniques.

À la contraction volontaire, les unités motrices sont sollicitées au maximum et un tracé interférentiel, trop riche, apparaît au début de la contraction. *Le contraste entre la richesse du tracé et la faiblesse du mouvement* est caractéristique. Les potentiels sont de durée brève (inférieure à 4 ms), d'amplitude diminuée, d'aspect souvent polyphasique. La sonorité est craquante et crépitante.

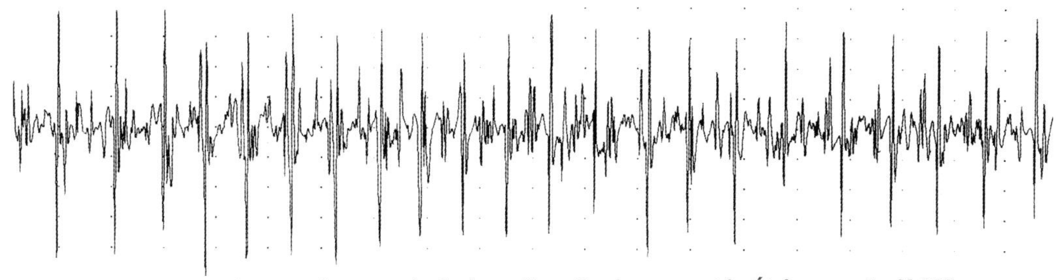

Tracé de dénervation : tracé pauvre de durée et d'amplitude augmentée. Étalonnage 1 mV, 100 ms.

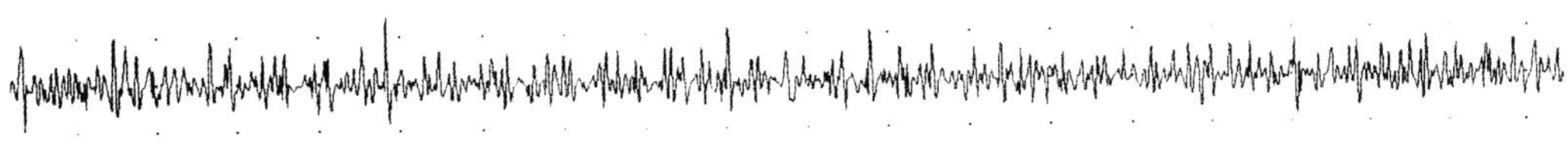

Tracé myopathique : potentiels brefs ou polyphasiques (étalonnage 2 mV, 80 ms).

Photo : © Pr J-Ph Azulay

Fig. 21 - Électromyogrammes pathologiques.

Électromyogramme de dénervation (fig. 22)

Il est fondamentalement différent.

Au repos, des activités spontanées sont présentes :

- d'abord potentiels de fibrillation diphasique ou triphasique avec déflexion initiale positive de durée brève (1 à 3 ms) et de faible amplitude (inférieure à 1 mV) pulsant entre 1 et 50 Hz ;
- les potentiels lents positifs (positive sharp waves) sont constitués d'une déflexion positive rapide (inférieure à 1 ms) suivie d'une phase négative prolongée de faible amplitude et d'une durée de 16 à 100 ms ;
- des averses pseudomyotoniques (décharges répétitives de complexes) de morphologie bizarre s'observent dans les processus anciens ;
- les potentiels de fasciculation naissent dans la corne antérieure de la moelle. Ils sont polyphasiques de longue durée (5-20 ms), d'amplitude entre 500 microvolts et 2 mV, répétés à une fréquence variable entre 3 et 5 Hz.

À la contraction volontaire, le tracé est appauvri en raison de la diminution des unités motrices. La fréquence de pulsation augmente à 25 Hz. L'amplitude est accrue, parfois géante.

L'électromyogramme montre également des anomalies propres à certaines variétés :

- averses myotoniques au cours des divers syndromes myotoniques ;
- aspects de baisse d'amplitude des potentiels après stimulo-détection répétitive au cours de la myasthénie.

Les vitesses de conduction nerveuses sont en principe normales.
Des techniques plus spécialisées comme la méthode de la fibre unique s'utilisent dans le diagnostic de la myasthénie.
En cas d'atteinte localisée – par exemple un steppage unilatéral – une exploration des vitesses de conduction nerveuse du nerf sciatique poplité externe est indispensable pour éliminer une compression dans la région de la tête du péroné.
Dans d'autres cas, par exemple de douleurs musculaires distales des membres inférieurs, la détermination des vitesses de conduction nerveuse motrice ou sensitive est nécessaire.
Dans une atrophie des muscles de la main, si l'on soupçonne une maladie de Steinert, la recherche de décharges myotoniques doit être demandée.

De même, sont à déterminer :

- la séparation entre une origine nerveuse ou autre dans une faiblesse distale surtout si elle est asymétrique ;
- la nature neurogène (syndrome de Parsonage et Turner) ou réflexe para-articulaire d'une amyotrophie douloureuse des muscles de la ceinture scapulaire ;
- l'origine inflammatoire (tracés mixtes) ou non inflammatoire (myogène ou neurogène) d'une atteinte asymétrique.

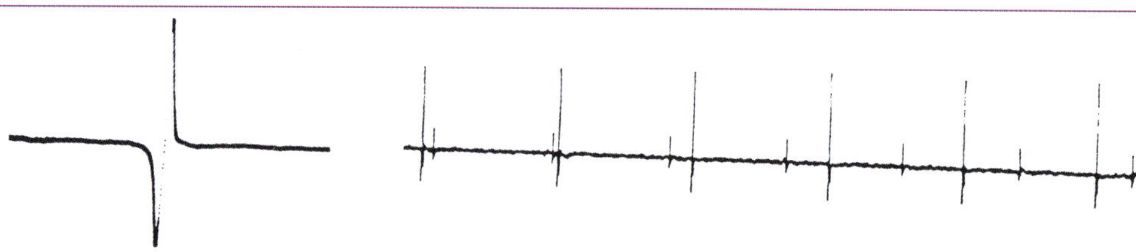

Potentiels de fibrillation biphasiques, durée 2 ms, amplitude 5 µV, déflection initiale positive. Pulse à 25 Hz – bruit de pluie sur un toit de zinc.

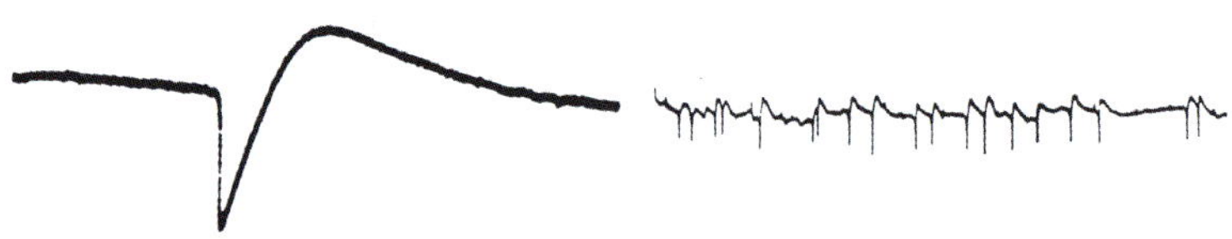

Potentiels lents positifs, déflection initiale positive rapide puis phase lente, s'organisent en trains de décharge (à droite).

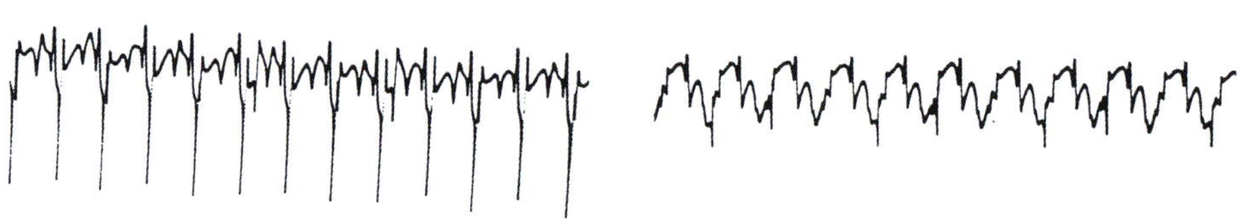

Averses pseudomyotoniques à début et à fin brusque.

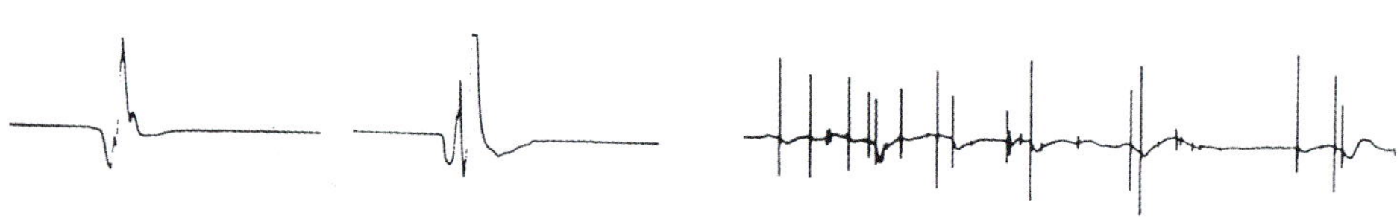

Potentiels de fasciculations polyphasiques répétés à fréquence variable.

Photo : © Pr J-Ph Azulay

Fig. 22 - Électromyogrammes de dénervation.

Le scanner musculaire

Il est un examen de débrouillage utile avant la biopsie musculaire (12).

Le scanner musculaire (fig. 23) ou encore l'imagerie de résonance magnétique nucléaire mettent en évidence des aspects évocateurs, mais aussi peuvent orienter sur le muscle à choisir pour la biopsie :

- un *contour conservé*, sous forme d'un fin liseré, des muscles atteints qui sont le siège d'une importante hypodensité régulière ou irrégulière donnant un aspect vide de la loge musculaire ;
- la *normalité de certains muscles* (en particulier à la cuisse, une densité normale du muscle couturier et du droit interne contrastant avec l'hypodensité des autres muscles) ;
- l'aspect myopathique est différent des images neurogènes où le contour musculaire est rétracté, sans atteinte sélective.

Le scanner est à demander à plusieurs niveaux : mollets, cuisses, fesses, lombes et éventuellement aux membres supérieurs.

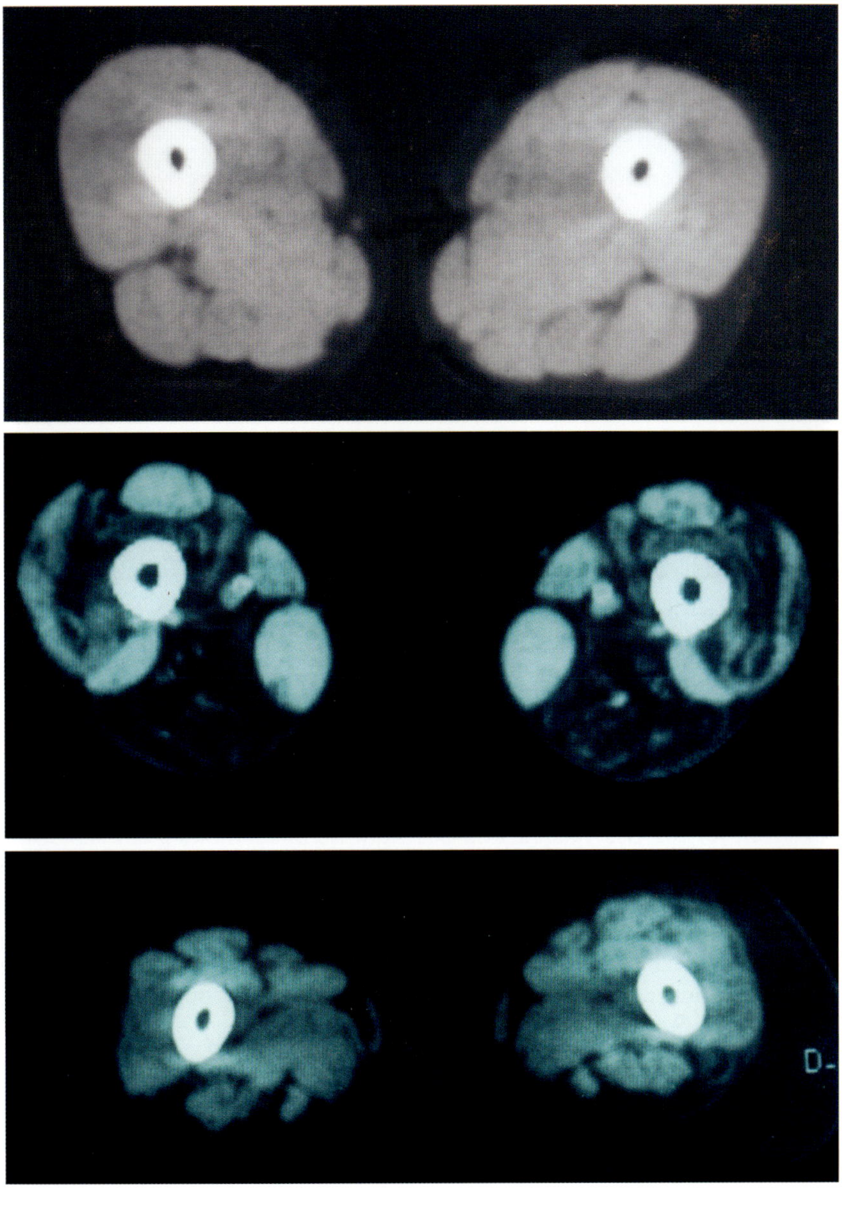

Fig. 23 - Scanner musculaire à mi-cuisse.

En haut : muscle normal.

Au milieu : aspect myopathique typique : contours normaux, muscles « vides ».
Droit interne et couturier conservés.

En bas : amyotrophie neurogène : contours rétractés, densité peu modifiée.

Faut-il demander une biopsie musculaire ?

Oui, mais ici encore dans des conditions très précises, en se demandant qu'en attendre et en spécifiant au pathologiste qui entreprend la biopsie le type de renseignements que l'on souhaiterait obtenir.
Elle doit être examinée si possible par un laboratoire spécialisé disposant des techniques les plus récentes (7, 4).

La biopsie, de *préférence chirurgicale*, se fait sous anesthésie locale sauf chez le petit enfant où l'anesthésie générale est souvent nécessaire.
Le muscle choisi est déterminé par la clinique, suffisamment pathologique pour que les résultats soient interprétables mais pas trop atteint pour qu'ils le restent et qu'elle ne comporte pas trop de fibrose ou d'adipose.

Il existe plusieurs techniques dont les résultats sont interprétés en fonction de la clinique et des examens complémentaires.

Histopathologie conventionnelle

Elle montre des *fibres atrophiques* arrondies et disséminées avec parfois des fibres hypertrophiques (fig. 24).

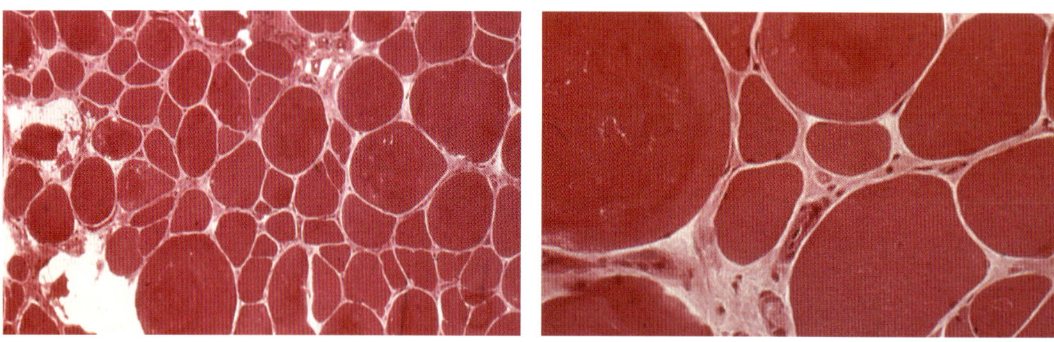

Photo : © Pr J-F Pellissier

Fig. 24 - Biopsie musculaire :
hématéine éosine. Aspect myogène, inégalité de taille des fibres, grosses fibres à contours arrondis.

La *nécrose* est la lésion de base associée à une régénération et à des segmentations.
Le trichrome de Gomori peut montrer des inclusions diverses ou des lésions propres aux *mitochondriopathies* (fibres rouges déchiquetées).

Sont également visibles, selon les cas, des vacuoles ou des signes d'inflammation. Le PAS (acide périodique de Schiff) colore les glycoprotéines, le noir Soudan colore les lipides, le rouge Congo l'amylose.

Il existe plusieurs types de fibres musculaires. Ils sont déterminés par l'activité ATPasique (adénosine triphosphatasique) des filaments fins et épais de myosine qui varie en fonction du pH d'incubation utilisé (fig. 25). Sur une coupe transversale sont visibles :

- les *fibres de type I à pH 4,35* : lentes, résistantes à la fatigue, oxydatives, riches en mitochondries et réseau capillaire ;
- les *fibres de type IIA visibles à pH 9,4* : rapides, résistantes, glycolytiques ;
- un *type IIB groupe des fibres visibles à pH 9,4* et faiblement à pH 4,35, rapides et peu résistantes.

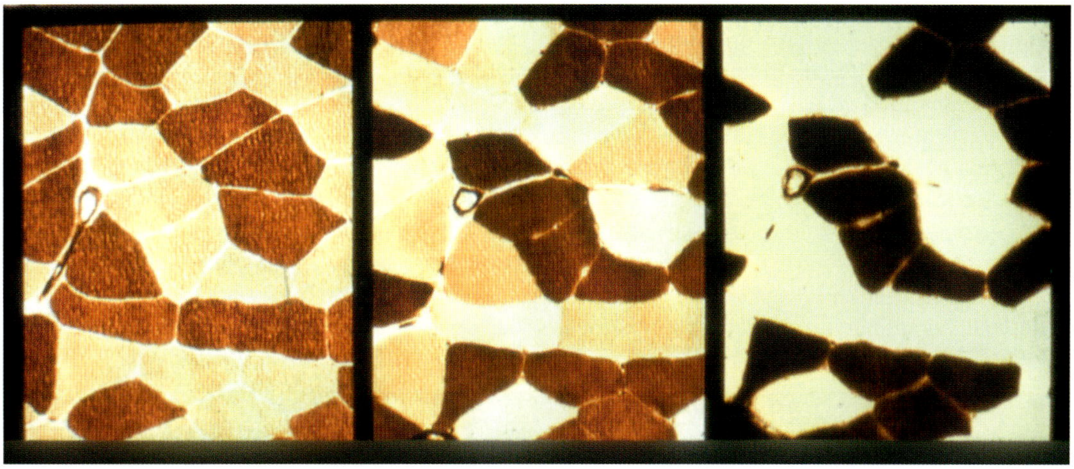

Fig. 25 - Typage des fibres musculaires par la technique ATPasique (Pr D. Figarella-Branger).
L'activité adénosine-triphosphatasique des myosines lentes ou rapides varie en fonction du pH.
À gauche : pH = 9,4. Les fibres de type IIB (rapides, peu résistantes) sont bien colorées.
Les fibres de type I sont pâles.
Au milieu : pH = 4,63. Les fibres de type I (lentes, résistantes) sont fortement colorées.
Les fibres de type IIA sont blanches ; les fibres de type IIB sont faiblement colorées.
À droite : pH = 4,3. Les fibres de type I sont très foncées.
Les fibres de type IIB sont faiblement colorées.

Histoenzymologie

Elle différencie, grâce aux techniques ATPasiques, les fibres de types I, IIA et IIB et leur répartition (groupée dans les dénervations, prédominant sur les fibres de type I dans les myopathies congénitales).
Elle étudie certaines enzymes de dégradation ou de régénération. Les techniques oxydatives colorent surtout les enzymes des fibres de type I et IIA :

- NADH-TR (nicotinamide - adénine - dinucléotide - tétrazolium réductase) appréciant le réseau intermyofibrillaire ;
- SDH (succinodéshydrogénase) complexe 2 de la chaîne respiratoire mitochondriale ;
- COX (cytochrome oxydase) complexe 4 de la chaîne respiratoire mitochondriale ;
- alpha-GPD (alpha-glycérophosphate déshydrogénase liée à la ménadione) teste l'activité oxydative des fibres de type II.

D'autres techniques enzymatiques testent la phosphorylase, les phosphatases acide et alcaline.

Microscopie électronique

Non systématique, elle recherche certaines inclusions spécifiques par exemple paracristallines (fig. 26).
Elle illustre les éléments morphologiques du muscle squelettique :

- **le sarcolemme** est la membrane qui entoure la fibre musculaire. Il est composé par deux éléments :
  - la *membrane cytoplasmique* ou plasmique, sarcolemme proprement dit, qui limite la cellule musculaire,
  - la *matrice extracellulaire* ou membrane basale qui entoure le sarcolemme à l'extérieur ;
- **les noyaux** très nombreux, à la périphérie de la fibre, sous le sarcolemme ;
- **les myofibrilles**, support de la contraction, striées du fait de l'alternance de disques sombres et de disques clairs (fig. 27). Les myofibrilles sont composées de *myofilaments fins (actine, tropomyosine, troponine)* et *de filaments épais de myosine* (en forme de bâtonnet avec deux têtes

globulaires). L'interaction d'actine et de la tête de myosine engendre la contraction grâce à l'énergie venue de la transformation d'ATP en ADP et en phosphore inorganique avec libération de calcium par le réticulum sarcoplasmique. La striation longitudinale est composée de sarcomères, situés entre deux stries Z, treillis complexe où se fixent les filaments fins d'actine.
Ceux-ci forment, des deux côtés de la strie Z, la bande I. Les disques sombres de myosine forment la bande A, elle-même divisée en deux par une bande claire : la bande H centrée par la bande M ;

- **les sarcomères** situés *entre deux stries Z* constituent l'unité fonctionnelle de la contraction. Lors de cette dernière, leur longueur diminue de 30 % (selon la théorie des filaments glissants) ;
- les mitochondries, fournisseurs d'énergie, sont situées sous la membrane plasmique et entre les myofibrilles ;
- des cellules satellites quiescentes sont situées sous la membrane basale et entrent en jeu lors de la régénération.

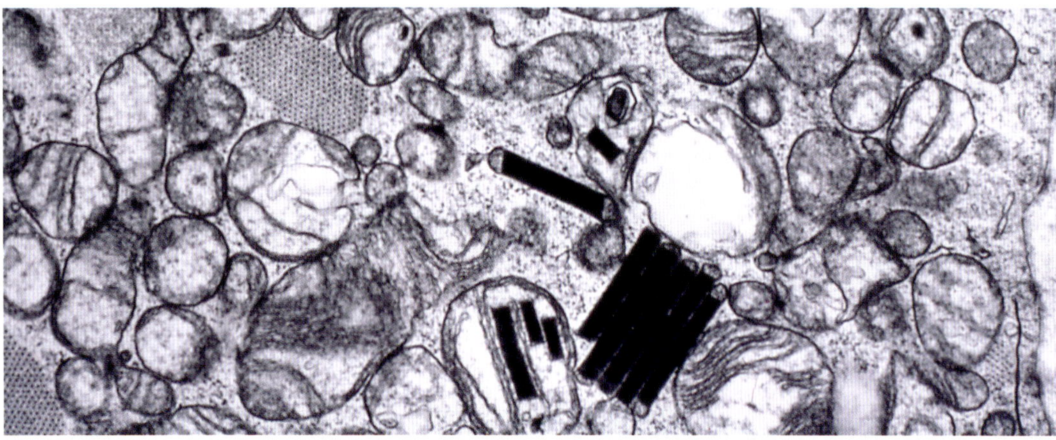

Photo : © Pr J-F Pellissier

Fig. 26 - Mitochondries géantes, inclusions paracristallines en microscopie électronique.

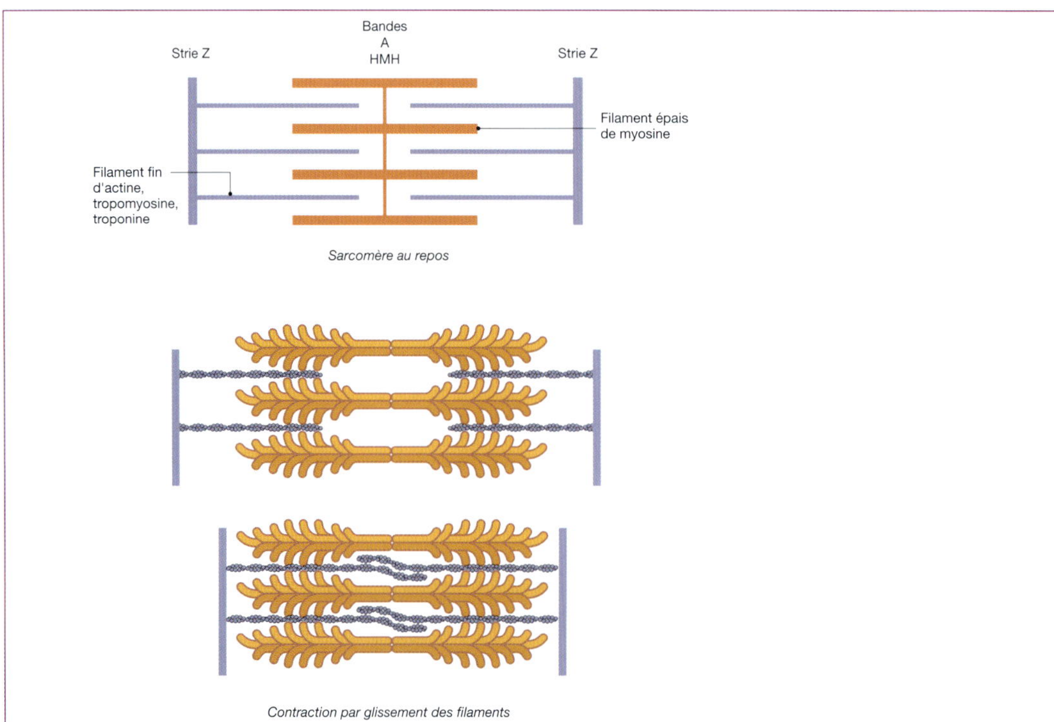

Illustration : © Global Média Santé

Fig. 27 - Les stries du sarcomère : les stries du sarcomère faites de filaments fins et épais sont visibles au repos.

Immunohistochimie

Les méthodes immunohistochimiques reconnaissent les protéines respectivement localisées dans le sarcolemme, le sarcomère, l'enveloppe nucléaire, la matrice extracellulaire. Leur connaissance est indispensable à l'approche actuelle des maladies musculaires (fig. 28).

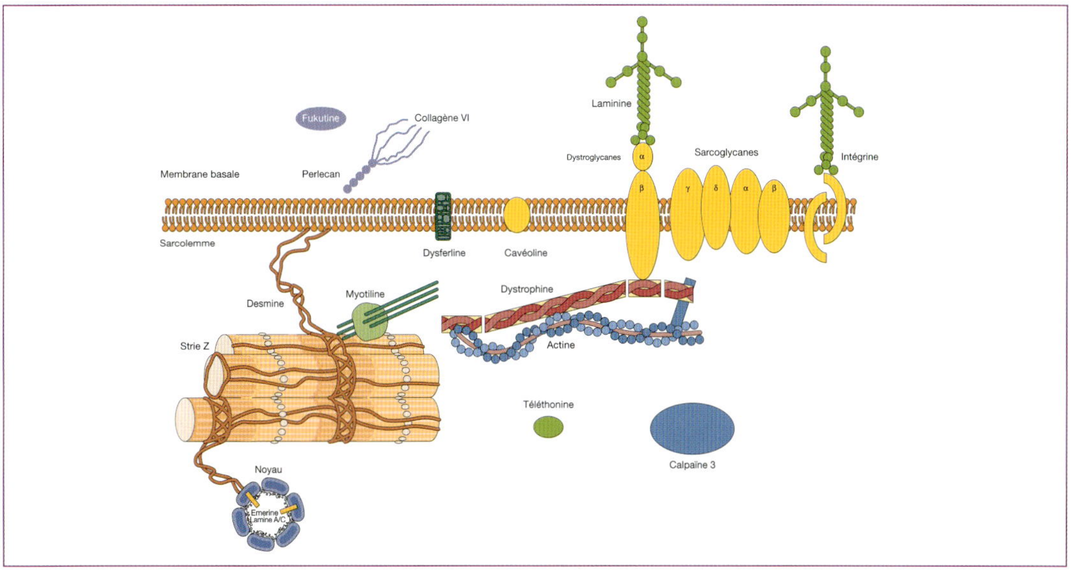

Fig. 28 - Protéines membranaires et sarcomériques.

Les protéines du sarcolemme

Les protéines du sarcolemme sont constituées par :

- la *dystrophine* comportant :
  - un domaine N terminal lié à l'actine ;
  - un domaine en bâtonnet (rod) également lié à l'actine ;
  - un domaine riche en cystéine lié au bêta-dystroglycane, lui-même lié à la laminine par l'intermédiaire de l'alpha-dystroglycane ;
  - un domaine C terminal également lié à l'actine par l'alpha-actinine et par d'autres protéines appartenant au complexe glycoprotéique lié à la dystrophine, notamment ;
- les *sarcoglycanes* alpha, bêta, gamma, delta, transmembranaires avec protéines de 35 à 50 kDa ;
- la *dysferline* avec un court domaine C terminal transmembranaire ;
- la *cavéoline*, petite invagination dans la membrane plasmique qui forme une sorte d'échafaudage.

Le déficit de l'une de ces protéines est à l'origine de myopathies.
Pour mémoire, d'autres protéines sont liées au sarcolemme : le sarcospan, les syntrophines, la dystrobrevine, l'oxyde nitrique synthétase par exemple.

Les protéines sarcomériques

- La *desmine*, filament intermédiaire de 53 kDa, unit la strie Z et le sarcolemme en transmettant une force de tension. Elle unit également deux stries Z entre elles.
- La *myotiline* interagit avec l'actine et l'alpha-actinine, elle a une certaine analogie avec la titine.
- La *téléthonine*, localisée au centre de la strie Z, est liée à la titine dans le contrôle de l'assemblage du sarcomère.
- La *titine*, sorte de long ressort tendu entre la strie Z et la myosine, s'opposant aux forces contractiles de celle-ci.
- La *calpaïne* est un cas particulier, c'est une enzyme cytoplasmique protéolytique dont le déficit est à l'origine d'une des plus fréquentes des myopathies des ceintures. Elle est localisée près de la titine.

Les protéines de l'enveloppe nucléaire

- *L'émerine* est localisée à la face interne de l'enveloppe nucléaire par son extrémité C terminale.
- Les *lamines A et C* forment un réseau, la lamine nucléaire, située dans l'enveloppe nucléaire. Elles jouent un rôle dans la stabilisation du noyau.

Les protéines de la matrice extracellulaire

- La *laminine* est une grande protéine en forme de croix liée à la dystrophine par l'intermédiaire des dystroglycanes. La laminine alpha2 correspond à la mérosine, déficiente dans les dystrophies musculaires congénitales. Elle est reliée à la dystrophine par les dystroglycanes.
- *L'intégrine* est un récepteur de la laminine dans la membrane plasmique jouant un rôle dans l'intégrité de celle-ci.
- La *protéine fukutine-like* est impliquée aussi bien dans certaines dystrophies congénitales que dans des myopathies des ceintures.
- Le *perlecan* (héparine sulfate protéoglycane) est un facteur de régulation de la croissance des fibroblastes. Il joue un rôle dans la connexion entre le sarcolemme et la membrane basale.
- Le *collagène VI* est également localisé dans la membrane basale.

Biochimie

Elle est réservée à la recherche d'une *myopathie métabolique*, glycogénose ou lipidose et à l'exploration de la chaîne respiratoire des mitochondries.

Génétique moléculaire

La recherche d'une *mutation* sur un gène se fait dans le tissu musculaire ou dans le sang. L'ADN nucléaire ou l'ADN mitochondrial sont analysés.
Les références à la version 2009 de la table des gènes des protéines et des chromosomes (6) sont mentionnées au cours des chapitres, de même que les mutations géniques, altérations protéiques et anomalies chromosomiques.

Techniques d'exploration fonctionnelle

La bicyclette ergométrique

La bicyclette ergométrique est un examen d'orientation permettant l'étude de divers paramètres métaboliques : capacité maximale aérobie, modification de la lactacidémie, rapport du volume ventilatoire avec la consommation d'oxygène et la production de gaz carbonique, débit cardiaque maximum, différence artério-veineuse d'oxygène.

La spectroscopie de résonance magnétique nucléaire

La spectroscopie de résonance magnétique nucléaire du phosphore 31 par aimants supraconducteurs est une exploration non invasive des métabolites phosphorés entreprise dans des laboratoires spécialisés. Le spectre obtenu comporte plusieurs signaux (phosphomonoesters, phosphate inorganique, phosphocréatine, groupements phosphate de l'ATP) et permet un calcul du pH. Lors d'un effort bref, une reconstitution immédiate de l'ATP se fait grâce à la phosphocréatine dont le pic diminue. Puis la phosphocréatine est régénérée grâce à une synthèse d'ATP par la phosphorylation oxydative intra-mitochondriale. Ainsi peuvent être étudiés les métabolismes glycolytiques et mitochondriaux. ■

Points importants à retenir

- L'entretien avec le patient, essentiel, nécessite de « décrypter » les plaintes avec précision :
  - siège, horaires, caractères des douleurs ;
  - séparer myalgies et crampes (avec une définition stricte de ces dernières éliminant les « fausses crampes ») ;
  - analyser la faiblesse des muscles et sa topographie ;
  - séparer fatigabilité et fatigue ;
  - reconnaître la myotonie, retard de décontraction.
- L'examen se limite à quelques manœuvres simples mais systématiques chez un sujet dévêtu. Il détermine selon les cas :
  - une atrophie localisée ou diffuse ;
  - la réalité et la topographie de la faiblesse d'un ou de plusieurs muscles ;
  - la présence ou non du signe de Gowers (relèvement après accroupissement).
- Le choix des examens complémentaires n'est pas systématique et doit répondre à certains buts :
  - dosage des enzymes sériques à la recherche d'une nécrose du muscle ;
  - électromyogramme myopathique (ou mixte) ;
  - scanner de type myogène ;
  - biopsie musculaire dont l'indication et le siège sont à discuter.

Références bibliographiques

1. Brooke MH (1976) A Clinician's View of Neuro-Muscular Diseases. William et Wilkins, Baltimore 225 p.
2. Dubowitz V (1978) Muscle Disorders in Childhood. Saunders, London 282 p.
3. Engel AG, Franzini-Amstrong C (1994) Myology, MacGraw-Hill, New York
4. Fernandez C, Figarella Branger D, Pellissier JF (2002) Biopsie musculaire. Encycl Med Chir 17-030-G-10
5. Henstman JD (2009) Isolated elevated aldolase as a marker of a myositis subtype: another branch to the polymyositis tree. J Neurol Neurosurg Psychiatry 80: 829
6. Kaplan JC (2009) The 2009 Version of the gene table of neuromuscular disorders. Neuromuscular Dis 19: 77-98
7. Karpati G (2002) Structural and Molecular Basis of skeletal Muscle Diseases. ISN Neuropath Press. Basel 312 p.
8. Karpati G, Hilton-Jones D, Griggs R (2001) Disorders of voluntary muscle, 7th ed., Cambridge Univ Press, 775 p.
9. Serratrice G, Roux H (1968) Leçons de pathologie musculaire. Maloine, Paris, 446 p.
10. Serratrice G, Pellissier J-F, Pouget J (1997) Les maladies neuromusculaires, 2e ed., Masson, Paris, 242 p.
11. Serratrice G (2008) Sémiologie musculaire. Rev Rhum 75: 111-7
12. Serratrice G, Salamon G, Jiddane M, *et al.* (1985) Résultats du scanner X musculaire dans 145 cas de maladies neuromusculaires. Rev Neurol 14: 404-12

Deuxième partie

Les diverses souffrances du muscle

Cette deuxième partie envisage, de façon schématique, les principales situations dans lesquelles un muscle manifeste une anomalie particulière, ce qui implique, des redites inévitables à travers les chapitres.

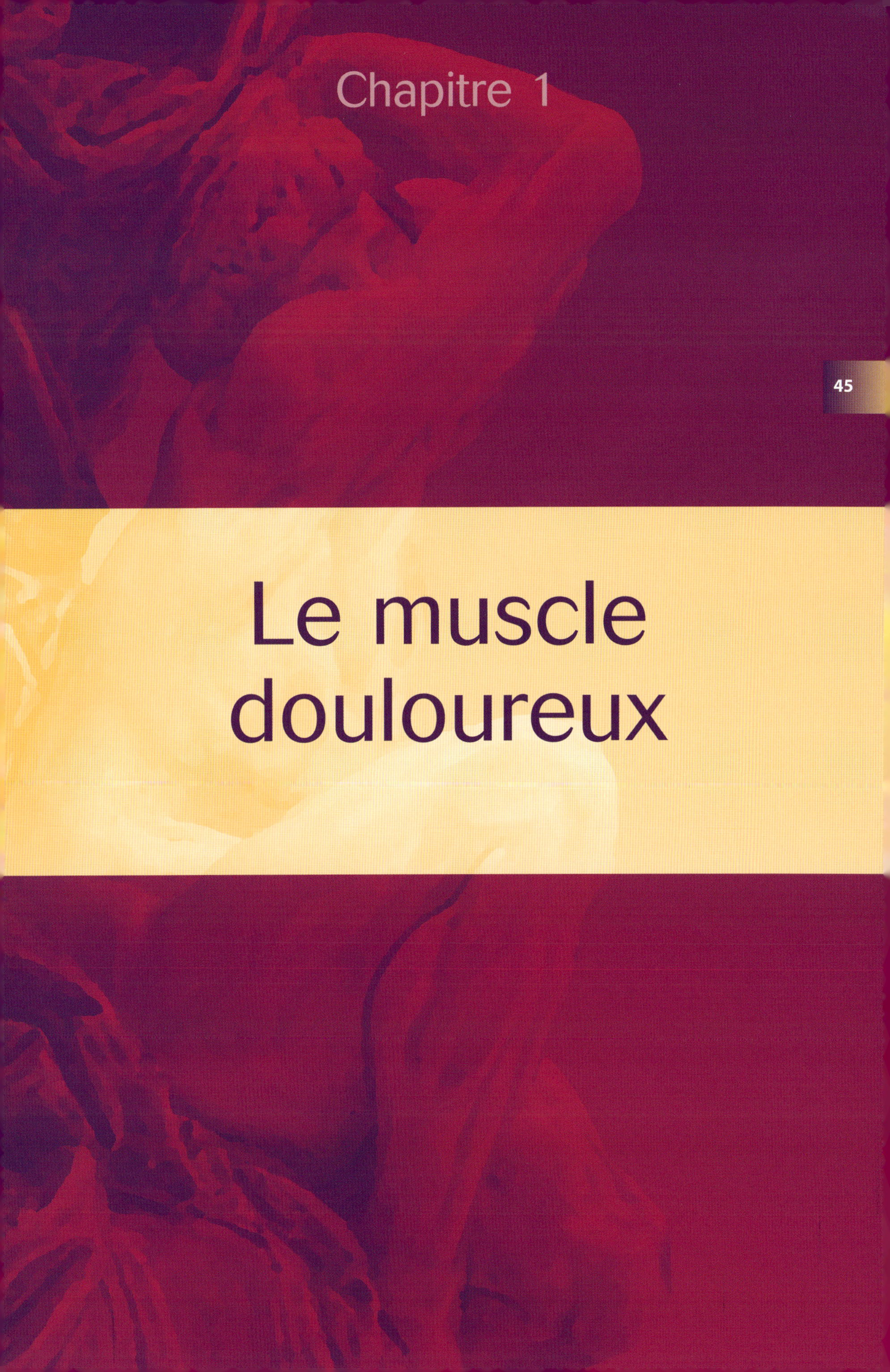

Chapitre 1

Le muscle douloureux

Chapitre 1

Le muscle douloureux

- Les myalgies diffuses
- La fibromyalgie, une appellation discutable mais consacrée
- Une plainte courante : la crampe musculaire
- Traitement des crampes

Le muscle douloureux : des myalgies pures aux fibromyalgies et aux crampes musculaires

Le muscle, composé de tissu musculaire et de fibres nerveuses motrices et sensitives, est un organe sensible qui devient douloureux dans diverses circonstances pathologiques, certaines évidentes – un état grippal par exemple – ou des maladies inflammatoires souvent systémiques ou de grandes destructions myolytiques.

Autrement dit, de nombreuses maladies musculaires qui se retrouveront plus loin sont susceptibles de s'accompagner de douleurs diffuses secondaires. Elles ne sont pas l'objet de ce chapitre qui distingue :

- les myalgies diffuses ;
- les fibromyalgies (terme impropre mais consacré) ;
- les crampes musculaires.

Les myalgies diffuses

Une myalgie est un état douloureux du muscle évoluant de façon chronique, soit diffuse, soit localisée à une partie de la musculature. Cette conception restrictive élimine volontairement les diverses myalgies localisées, les myalgies sportives, les participations musculaires aux douleurs d'origine ostéoarticulaire, nerveuse ou traumatique. De même, le coup de fouet, les courbatures, les douleurs de fatigue prédominant sur les muscles posturaux posent des problèmes trop différents pour être envisagés ici. En revanche, devant un malade venu consulter pour des myalgies persistantes, diffuses, touchant à l'ensemble ou à une partie de la musculature, il convient de déterminer si la douleur relève d'une cause organique, le plus souvent inflammatoire, ou s'il s'agit de myalgies fonctionnelles.
Parmi les myalgies diffuses (17), à côté des douleurs d'origine inflammatoire étudiées ailleurs et répondant à des critères précis, *un nombre très important ne relève pas d'une cause décelable et entre dans le cadre des myalgies fonctionnelles.*

Dans ces cas, l'interrogatoire précise bien le point de départ musculaire et non articulaire ou osseux, de la douleur. Celle-ci est décrite comme un endolorissement, une gêne profonde, une torsion, un engourdissement, mais parfois elle comporte une note superficielle et s'accompagne d'une sensation de morsure, de brûlure superficielle ou d'hyperesthésie. Elle est souvent donnée comme permanente encore qu'elle ne réveille pas le malade. Elle n'est habituellement pas exagérée par l'acte. Elle résiste aux antalgiques et aux anti-inflammatoires aussi bien qu'aux thérapeutiques physiques. Bien qu'elle soit souvent associée à une impression de faiblesse, elle n'a pas de caractère myasthéniforme et les anticholinestérasiques ne l'influencent pas. Il est enfin des cas où la douleur ne peut être qualifiée de musculaire pure, en raison d'une certaine imprécision de langage faisant qu'elle s'intègre dans un état polyalgique diffus et imprécis. Parfois les patients décrivent la douleur comme ayant une composante migratoire : elle rampe, remonte, s'infiltre, pénètre la profondeur des membres mais, en aucune façon, il ne s'agit d'irradiations vraies.

L'examen fait apparaître certains éléments assez constants. Ainsi la mobilisation des segments de membres ne reproduit pas la douleur, alors que la palpation et la pression musculaire sont parfois sensibles.
Parfois c'est le corps musculaire qui est sensible en telle ou telle zone, souvent la région d'insertion tendineuse, parfois le tissu sous-cutané. Mais l'élément le plus important, donné par l'examen, est l'absence de faiblesse musculaire vraie, en particulier proximale. Il va de soi que, lorsqu'on a la conviction d'un déficit musculaire associé, une étiologie organique est beaucoup plus vraisemblable. Parallèlement, la trophicité musculaire est normale et il n'existe aucun myoœdème. Par définition, tous les examens complémentaires sont normaux y compris les épreuves d'effort. Aucune anomalie biochimique ou morphologique n'est détectée. Toute myalgie secondaire, enzymatique ou inflammatoire notamment, est censée avoir été éliminée.

Étiqueter ces formes reste hypothétique. Dans un tiers des cas environ, il est probable que l'origine de la douleur soit purement psychique et ait la signification d'une dépression masquée ou de la somatisation d'un conflit. Les arguments sont la coexistence de manifestations d'ordre névrotique et exceptionnellement psychotique, la survenue sur une structure particulière (souvent anxieuse et obsessionnelle, parfois paranoïaque, rarement hystérique, un fond dépressif latent étant très fréquent), l'amélioration par les tricycliques. Parfois, avec la chronicité des troubles, un élément utilitaire se surajoute.
Mais dans beaucoup de cas, *aucune étiologie* ne peut être sérieusement retenue, ces myalgies diffuses survenant chez des adultes, apparemment indemnes de tout désordre psychique. Il peut évidemment s'agir d'une anomalie biochimique ou moléculaire non encore identifiée par les techniques actuelles. Il peut également s'agir de phénomènes purement subjectifs s'ajoutant aux diverses douleurs dites fonctionnelles, céphalées, rachialgies, polyalgies diverses. Par analogie avec les céphalées dites de tension, pourrait être invoqué un facteur de tension musculaire, mais encore faudrait-il qu'il soit prouvé, le seul mécanisme plausible et non retrouvé depuis ayant été le défaut d'un facteur de relaxation normalement libéré par le réticulum sarcoplasmique.
D'ailleurs ces incertitudes se retrouvent dans les dénominations successives attribuées à de tels cas : fibrosite, fibromyosite, myofasciite, tendomyose, myogélose, syndrome douloureux des fascia, polyentésopathie, syndrome polyalgique idiopathique diffus.
Les termes de myalgie épidémique ou plus tendancieux encore d'encéphalomyélite myalgique bénigne sont parfois utilisés pour décrire un type particulier de myalgie, survenant spécialement dans le personnel infirmier féminin.
Ces termes dont l'implication organique est extrême sont cependant très controversés. En effet, s'ils témoignent, selon certains, d'une infection du système nerveux central et des muscles, ils sont selon d'autres le résultat d'un état psychologique, véritable contagion hystérique, entretenue par le personnel médical. En fait, le terme le plus utilisé actuellement est celui de fibromyalgie primitive.

La fibromyalgie, une appellation discutable mais consacrée

La *fibromyalgie* est un état douloureux plus ou moins diffus des muscles, *sans substratum organique et sans explication physiopathologique définitive*. Néanmoins, cette appellation proposée en 1977 au Canada est consacrée malgré l'absence de toute inflammation du tissu fibreux. Elle reposait curieusement sur la description de points douloureux à la pression et sur l'association de troubles du sommeil et de fatigue, anomalies également inorganiques.
D'innombrables travaux, en particulier à la recherche de critères, ont dès lors été consacrés à ce trouble éminemment fonctionnel. Cela aboutit à la question de savoir s'il est légitime d'en faire une maladie avec les conséquences médico-sociales qui en découleraient. D'ailleurs il est significatif que deux classifications s'opposent, l'une considérant qu'il s'agit d'anomalies de l'appareil locomoteur, l'autre la rangeant parmi les troubles psychiatriques « somatoformes » (14).

Reste la prévalence importante dans la population adulte : 1,3 % en Europe, 2 % aux États-Unis avec une considérable fréquence féminine (dépassant 80 % des patients).

Le diagnostic d'une maladie purement fonctionnelle, sans signes biologiques ni lésions anatomiques, se fait sur l'appréciation de la douleur.

Douleur spontanée

La plus importante à déterminer est la douleur spontanée :
- étendue et diffuse, plus ou moins permanente ;
- localisée à la région cervico-scapulaire et s'étendant au dos et aux membres ;
- aggravée par le stress moral ou physique et par le froid ;
- associée à deux éléments connexes et significatifs :
  - une insomnie avec sommeil non réparateur (90 % des cas),
  - une fatigue à prédominance matinale dont la signification est développée dans le chapitre suivant ;
- également associée à d'autres syndromes essentiellement subjectifs, colopathie, céphalées chroniques, douleurs temporo-mandibulaires, cystalgies, douleurs pelviennes, hypotension, paresthésie distale, syndrome des jambes sans repos.

Douleur provoquée par la pression

Elle représente un critère traditionnel actuellement remis en cause.
La recherche de points douloureux à la pression est considérée par beaucoup comme un authentique critère (tableau V), malgré la subjectivité que peut comporter un tel examen – ce qui a été reconnu par ceux mêmes qui l'avaient préconisé « *stop using these criteria* » (Wolfe, 2003).

Il est toutefois habituel de les mentionner.

Tableau V - Les points douloureux de la fibromyalgie

Pression de 4 kg par cm² avec l'index (soit blanchiment de la pulpe de l'ongle)

18 points dont 11 au moins sont nécessaires au diagnostic

- occipital
- cervical bas
- trapézien
- sus-épineux
- deuxième côte
- épicondyle
- fessier
- trochantérien postérieur
- genou bord interne

Ces critères proposés par Wolfe (en 1986) sont critiqués par lui-même (2003) car variables, sensibles au degré d'anxiété et éventuellement à abandonner.

Vérifier la normalité des examens complémentaires

Vitesse de sédimentation, créatine-kinase sérique, sérologie rhumatoïde sont à vérifier. Une biopsie musculaire n'est pas utile habituellement. Il convient d'éliminer toute maladie organique associée.

Quelques formes rares sont à connaître

La forme masculine ne dépasse pas 10 à 12 % des cas. Elle a parfois un retentissement social excessif. Les formes de l'enfant sont connues. Certains tableaux fibromyalgiques coexistent parfois avec des maladies systémiques (polyarthrite rhumatoïde, lupus érythémateux, syndrome de Gougerot-Sjögren).

À la recherche de l'explication d'une maladie chronique purement subjective

L'évolution est en effet le plus souvent chronique, peu sensible aux mesures mises en œuvre et limitant le plus souvent les capacités fonctionnelles, entraînant un handicap variable d'un malade à l'autre.

De nombreux travaux ont essayé d'éclaircir cette maladie mystérieuse. Toute idée d'une atteinte musculaire organique primitive a été définitivement abandonnée.

Des hypothèses neuro-endocriniennes nombreuses mais contradictoires ont envisagé des modifications nycthémérales du cortisol, une perturbation de la synthèse de l'hormone de croissance lors des anomalies du sommeil créant un déficit en IGF1 (*insuline growth factor 1*).

L'explication actuellement la plus plausible est celle d'un *abaissement du seuil de la perception douloureuse*. Elle repose sur certains arguments :

- amplification sensorielle : hyperacousie, hypersensibilité vestibulaire ;
- diminution de l'effet de régulation nociceptive de la sérotonine sur la corne postérieure de la moelle épinière et des voies supra-spinales de la douleur ;
- biologiquement :
  - diminution du taux de sérotonine dans le sérum,
  - diminution de son métabolite 5 HIA (5 hydroxy-indol-acétique) dans le liquide céphalorachidien,
  - anomalie du promoteur du gène de transport de la sérotonine.

Ces hypothèses semblent se confirmer par diverses *explorations cérébrales* :

- diminution du flux sanguin dans le thalamus et le noyau caudé par TEP (tomographie par émission de positons) ;
- augmentation du traitement cortical et sous-cortical de la douleur par imagerie de résonance magnétique fonctionnelle.

Ces résultats pourraient favoriser la notion de la participation des centres supra-spinaux dans la perception douloureuse et dans les troubles associés (sommeil, fatigue)...

Les propositions thérapeutiques sont multiples mais souvent peu efficaces

Anti-inflammatoires, antalgiques sont décevants. Les antidépresseurs sont plus souvent utilisés : amitryptiline, antidépresseurs tricycliques semblant agir par une modulation centrale de la douleur plutôt qu'en tant qu'antidépresseur.

Cependant la douleur elle-même est relativement moins améliorée que les symptômes associés (sommeil, fatigue). D'autres molécules inhibant la recapture de la sérotonine sont proposées (duloxétine, ventafaxine, milnacipran) avec une certaine efficacité. Quant à l'effet antalgique de certains anti-épileptiques (prégabaline), ils s'accompagnent d'effets secondaires.

D'autres méthodes non médicamenteuses peuvent avoir un certain intérêt (exercice aérobie, biofeedback, thérapie cognitive et comportementale, relaxation, acupuncture).

En résumé la fibromyalgie, *maladie essentiellement fonctionnelle*, est une réalité clinique qui, cependant, en l'absence de lésion objective, ne peut donner systématiquement droit à la reconnaissance d'une invalidité, ni d'une maladie de longue durée. Le diagnostic expliqué au patient n'aggrave pas ses troubles et le maintien d'une activité professionnelle est souhaitable.

Une plainte courante : la crampe musculaire

Ce symptôme, en apparence banal, est d'une extrême fréquence, parfois bénin, parfois plus sévère, parfois même invalidant, en particulier chez un sujet âgé. Il est parfois imparfaitement décrit par le patient, il doit faire l'objet d'une description stricte (18).

Une définition stricte

Les *crampes musculaires* sont définies cliniquement par une contraction *involontaire brutale et douloureuse d'un segment de muscle, d'un muscle ou de plusieurs muscles durant quelques secondes à quelques minutes, accompagnée d'un durcissement intramusculaire focal palpable* (fig. 29). L'étirement du muscle ou la contraction de son antagoniste amènent souvent un soulagement. La traduction électromyographique (fig. 30) de la contraction involontaire est une *décharge répétitive à haute fréquence* (200 à 300 Hz) de potentiels d'unités motrices. Le nombre d'unités motrices activées augmente progressivement lors de la crampe puis est suivi d'une décharge irrégulière précédant la fin de la crampe et le retour par tracé électrique à la normale.

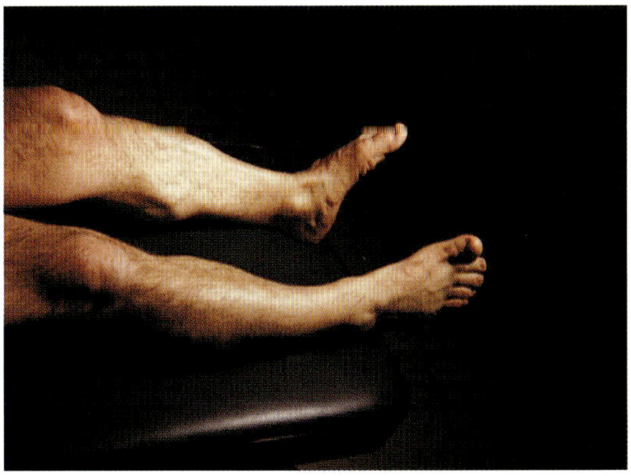

Fig. 29 - Crampe violente du mollet gauche qui se creuse avec hyperflexion du pied gauche.

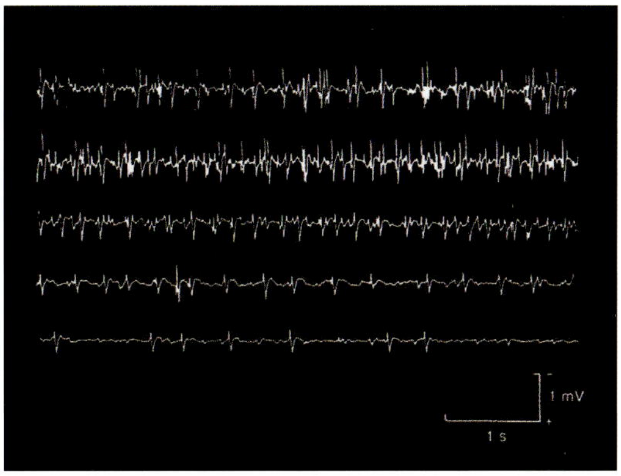

Fig. 30 - Tracé de crampe.

Une crampe essentielle, encore dite bénigne ou commune, doit être différenciée d'une crampe secondaire, elle-même consécutive à des causes variées, soit bénignes soit sévères, l'exemple le plus fréquent et le plus grave étant la sclérose latérale amyotrophique. Les *crampes essentielles* sont d'une grande fréquence dans la population générale, atteignant parfois 90 % de cette dernière. Elles sont particulièrement observées chez le sujet âgé et dans le troisième trimestre de la grossesse au cours de laquelle, malgré l'usage, il est impropre de les considérer comme essentielles.
On doit donc faire préciser le siège de la crampe. (Par exemple, porte-t-elle constamment sur un mollet, ou est-elle diffuse ? Est-elle diurne ou surtout nocturne, déclenchée par certains gestes, toujours les mêmes ou un effort ? Comment est-elle améliorée ? L'acte de marcher ou de se lever la calme-t-elle s'il s'agit d'une crampe nocturne ?)

L'appellation de crampes, phénomène moteur et sensitif, doit donc être stricte, correspondant à la définition précédente. Mais elle n'est pas toujours respectée et le terme de crampe est appliqué à des états très différents les uns des autres (tableau VI).

Tableau VI - Symptômes ne correspondant pas à des crampes authentiques

- Les *myalgies pures*, très fréquentes, décrites au début de ce chapitre vont de la douleur musculaire simple à la fibromyalgie sans *substratum* anatomique.
- Les *spasmes musculaires*, contractions involontaires habituellement dues à une activité nerveuse comme le spasme hyperalgique du syndrome de l'homme raide.
- Les mal nommées « *crampes professionnelles* », dont l'exemple le plus courant est la crampe des écrivains, qui sont des dystonies de fonction.
- Les *crampes d'effort*, également mal nommées car ne s'accompagnant jamais d'activité électrique. Il s'agit en fait de contractures musculaires liées le plus souvent à un trouble du métabolisme glycolytique illustré par la maladie de McArdle due à un déficit en phosphorylase musculaire (étudiées plus loin).
- Ne sont pas à retenir les *contractures antalgiques* au cours desquelles la douleur précède habituellement la rigidité musculaire ; cette dernière ayant pour effet de bloquer la douleur par le mécanisme d'un réflexe nociceptif, les contractures rachidiennes étant les plus fréquentes.
- Enfin les appellations de myogélose, points gâchettes, cordons palpables, zones indurées, zones nodulaires, fibromyosites sont des termes dont l'utilisation n'est pas justifiée. Ils tendent à définir un état douloureux des muscles qui sont cependant normaux cliniquement, mais aussi du point de vue électromyographique et biopsique. Ces termes qui ne reposent sur aucun *substratum* prouvé s'appliquent souvent à des états psychogéniques et sont totalement indépendants des crampes essentielles.

Les crampes essentielles

Les crampes essentielles, crampes vraies, sans cause apparente surviennent à tout âge (13), chez les adolescents et *plus particulièrement chez les sujets âgés* chez lesquels il s'agit très souvent de *crampes nocturnes*. Les crampes apparaissent ainsi au repos, éveillent le patient, siègent sur les muscles du mollet, parfois des pieds et de la racine des membres inférieurs en particulier des adducteurs. La douleur est insupportable, à type de broiement. La contraction violente entraîne un durcissement du muscle qui se tend et devient d'une dureté ligneuse (tableau VII).

Cette diminution de volume se fait sous forme d'un creusage du muscle formant une véritable fossette profonde à bords réguliers ou encore d'une rétraction plus ou moins sinueuse de la peau. L'apparition est soudaine, si le début est nocturne, le muscle peut rester endolori pendant plusieurs heures. Des crampes violentes peuvent arracher des insertions tendineuses distales et, laissant persister des douleurs permanentes, sont considérées à tort comme des gonalgies. La palpation des muscles de la cuisse éveille parfois des douleurs persistantes et peut évoquer le diagnostic.

Tableau VII - Sémiologie des crampes essentielles

- Douleur aiguë du mollet, surtout unilatérale, durant quelques minutes à quelques heures.
- Contraction palpable d'un segment du muscle, d'un muscle ou d'un groupe de muscles pendant la crampe.
- Endolorissement souvent persistant pendant quelques heures.
- Amélioration par étirement du muscle.

Décharges de potentiels d'unité motrice à haute fréquence sur l'électromyogramme pendant la crampe

Facteurs de déclenchement

Les facteurs de déclenchement de la crampe sont mal connus. Toutefois, certains sont parfois déterminés – notamment *posturaux*. Par exemple, une posture inhabituelle prolongée, accroupissement, abduction des cuisses lors d'un long trajet en motocyclette peuvent être suivis de crampes nocturnes dans les territoires étirés. Un exercice nouveau peut également déclencher des crampes persistant pendant quelques jours ou quelques semaines. Les crampes vraies sont à ne pas confondre avec les crampes d'effort signalées précédemment et imparfaitement nommées puisqu'il s'agit de contractures d'exercice sans activité électrique. De même, des exercices intensifs peuvent être à l'origine de crampes par déshydratation, par accumulation intramusculaire de métabolites, par anomalies électrolytiques. Chez le marathonien, un surmenage musculaire peut être à l'origine de myolyse avec myoglobinurie. Un muscle âgé peut être rendu susceptible à des crampes d'exercice par plusieurs mécanismes : perte modérée de motoneurones de la corne antérieure de la moelle par le phénomène antérieurement dénommé téphromalacie, diminution des télomères, réduction d'activité des cellules satellites musculaires, raréfaction des capillaires avec ischémie, altération des complexes de la chaîne respiratoire des mitochondries, foyers ectopiques en relation avec une déshydratation locale. Les crampes de la grossesse sont souvent classées à tort parmi les crampes essentielles puisqu'elles surviennent dans le 3ᵉ trimestre de la gestation, chez 30 % des femmes et sont dues à une hypo-osmolarité.

Examens complémentaires

Parmi les examens complémentaires utiles, le dosage de la *créatine kinase* sérique doit être normal ou peu augmenté en cas de crampes essentielles.

L'électromyogramme très rarement entrepris lors de la crampe enregistre la survenue involontaire d'une *décharge répétitive de potentiels d'action* d'unités motrices pulsant à haute fréquence (supérieure à 150 Hz) dans une portion étendue de muscle, habituellement associée à une contraction musculaire douloureuse. La fréquence de la décharge et le nombre de potentiels d'unité motrice augmentent progressivement lors du développement de la crampe puis se réduisent peu à peu disparaissant lorsque la crampe cesse. L'électromyogramme est normal entre les épisodes de crampes essentielles, mais son utilité est d'éliminer une atteinte grave de la corne antérieure de la moelle comme la sclérose latérale amyotrophique. Les crampes sont souvent accompagnées de fasciculations au début ou dans leur déroulement.

Une décision délicate qui mérite une discussion préalable est celle de l'indication d'une biopsie musculaire, décision douloureuse (*a painful decision*) car il est difficile de savoir à l'avance si elle sera informative. Néanmoins, il paraît logique d'entreprendre cet examen chez des sujets particulièrement handicapés par des crampes essentielles qui ne font pas leur preuve et qui constituent un handicap dans la vie courante, en sachant qu'en cas de négativité on en reviendra au diagnostic de crampes essentielles et à un traitement purement symptomatique.

Comment évoluent les crampes

L'évolution des crampes essentielles est mal connue. Chez le sujet jeune chez lequel elles sont souvent secondaires à un exercice inhabituel de par la position qu'il entraîne ou de sa durée prolongée, les crampes cessent en général après quelques jours de repos. Chez le sujet âgé, les crampes surviennent parfois par périodes et sont mal ressenties par le patient. Le déclenchement de ces périodes peut être favorisé par un déséquilibre alimentaire, une fatigue inexpliquée ou un facteur nerveux, les relations avec le sommeil étant signalées précédemment.

On ne connaît pas d'études à long terme sur l'évolution des crampes essentielles, en particulier par l'analyse de cohortes. D'une manière générale, les crampes bénignes deviennent rarement invalidantes et permettent une activité physique normale. Elles n'ont pas de relation avec les contractures d'effort.

La rare « *maladie des crampes* » de Wernicke et Wilder est un véritable état de mal survenant chez les hommes adultes après un épisode de surmenage.

Le *syndrome de Satoyoshi*, très rare, associe des spasmes musculaires douloureux, des anomalies osseuses, une diarrhée, une aménorrhée et une alopécie. Les crampes intermittentes sont groupées en accès, d'abord sur les membres, puis diffus, créant un opisthotonos. L'origine serait une hyperexcitabilité du motoneurone. L'association de phénytoïne, de quinine et de chlorpromazine est active. Une origine immunologique est possible et certains cas ont été améliorés par tacrolimus et corticostéroïdes.

Les formes héréditaires de crampes généralisées de transmission autosomique dominante sont connues avec des crampes sévères débutant dans l'adolescence. Le taux de créatine-kinase est modérément élevé.

Le syndrome AHNAC associe à des crampes musculaires une angiopathie, une néphropathie et un anévrisme, ce syndrome héréditaire est dû à une mutation COL4A1 (16).

Les crampes secondaires sont à reconnaître impérativement

En effet, elles sont parfois révélatrices d'affections sévères comme la sclérose latérale amyotrophique au cours de laquelle elles sont souvent inaugurales et diffuses surtout chez le sujet âgé, puis disparaissent peu à peu avec l'évolution (15).

Crampes diffuses par atteinte du neurone moteur

Les fasciculations bénignes

Le syndrome *crampes-fasciculations bénignes*, syndrome d'hyperexcitabilité neuromusculaire, est fait de douleurs et de crampes localisées aux membres inférieurs, exacerbées par l'exercice. Des fasciculations des membres s'accompagnent de myokimies. L'hyperexcitabilité nerveuse « modérée » s'accompagne d'*after discharges* (décharges suivant la stimulation nerveuse) sur l'électromyogramme mais sans activité véritablement continue des unités motrices.

La prescription de carbamazépine améliore partiellement les symptômes. Ces formes sont à séparer des fasciculations avec électromyogramme normal excepté lors des crampes, correspondant aux fasciculations des sujets anxieux très fréquentes et souvent transitoires.

Dans certaines formes apparaît une hypertrophie musculaire qui serait consécutive à l'hyperactivité. Le syndrome crampes-fasciculations bénignes relève d'une canalopathie potassique comme les autres formes de neuromyotonie vers lesquelles elles peuvent évoluer (formes pseudomyotoniques, formes rigides, maladie de Morvan avec manifestations centrales).

Les fasciculations malignes

Soupçonner une *sclérose latérale amyotrophique* devant un tableau de crampes musculaires est un acte grave.

Dans ce cas, les crampes sont souvent inaugurales, surtout chez le sujet âgé, puis disparaissent peu à peu avec l'évolution. Le tableau au début peut être celui de fasciculations bénignes. Les principaux éléments pouvant attirer l'attention sont la faiblesse et l'amyotrophie progressives d'un membre supérieur, la diffusion des fasciculations notamment à la langue, des signes pyramidaux, hyperréflexie, signe de Babinski, une participation bulbaire, des tracés neurogènes en trois territoires sur l'électromyogramme, la rapidité de l'aggravation.

Autres atteintes de la corne antérieure de la moelle

Une autre forme beaucoup moins grave, bulbo-spinale, le *syndrome de Kennedy* lié à l'X, comporte des crampes, d'importantes fasciculations, un tremblement d'attitude, une gynécomastie et un déficit proximal, il est en rapport avec une mutation du gène des récepteurs aux androgènes.

Une forme bénigne survenant chez des sujets ayant eu précédemment une poliomyélite antérieure aiguë a pour intérêt d'indiquer qu'un dysfonctionnement mineur du motoneurone peut être à l'origine de crampes et de fasciculations sans gravité.

Les autres formes secondaires

Elles sont résumées dans le tableau VIII.

Tableau VIII – Autres formes secondaires
Atteinte radiculaire ou plexique • Névralgie cervico-brachiale avec parfois myokimies post-radiques • Neuropathie périphérique • Neuromyotonie par canalopathie potassique
Atteinte du motoneurone • Sclérose latérale amyotrophique • Amyotrophie bulbo-spinale type Kennedy • Syndrome post-poliomyélitique
Troubles métaboliques • Grossesse (3ᵉ trimestre) • Hypothyroïdie (crampes vraies ou retard de relaxation) • Urémie : 50 % des cas • Cirrhose
Déplétion aiguë extracellulaire • Crampes de chaleur avec hyponatrémie • Venin de serpent
Médicaments Statines, clofibrates, bêta-adrénergiques, salbutamol, terbutaline, diurétiques, morphine, nifédipine, phénothiazine, pénicillamine, acide nicotinique

Enfin, certaines crampes surviennent lors de certains retards de relaxation myotonique au cours de canalopathies chlore (myotonies congénitales) ou sodium (paramyotonies) ou syndrome de l'homme raide avec anticorps anti-GAD et aussi dans le tétanos où des crampes douloureuses du dos et de l'abdomen précèdent une contracture diffuse avec trismus.
Les ondulations musculaires du *rippling muscle syndrome* s'associent à des crampes et à des myalgies.

Traitement des crampes

Le traitement des crampes repose sur des méthodes physiques empiriques d'étirement et surtout sur les effets incontestés de la quinine.

Traitement symptomatique

- Étirement du muscle.

Quinine

- Principe actif ayant fait l'objet du plus grand nombre d'études dans les crampes essentielles,
- Posologie recommandée : 160 à 480 mg par jour à réduire ou à arrêter selon l'amélioration,
- Efficacité supérieure au placebo.

Autres traitements pharmacologiques

- Anticonvulsivants, toxine botulique, vérapamil.

Une crampe isolée ne justifie pas de traitement. Les principales situations devant un muscle douloureux sont présentées dans l'arbre décisionnel 4. ■

Arbre décisionnel 4 - « Le muscle douloureux »

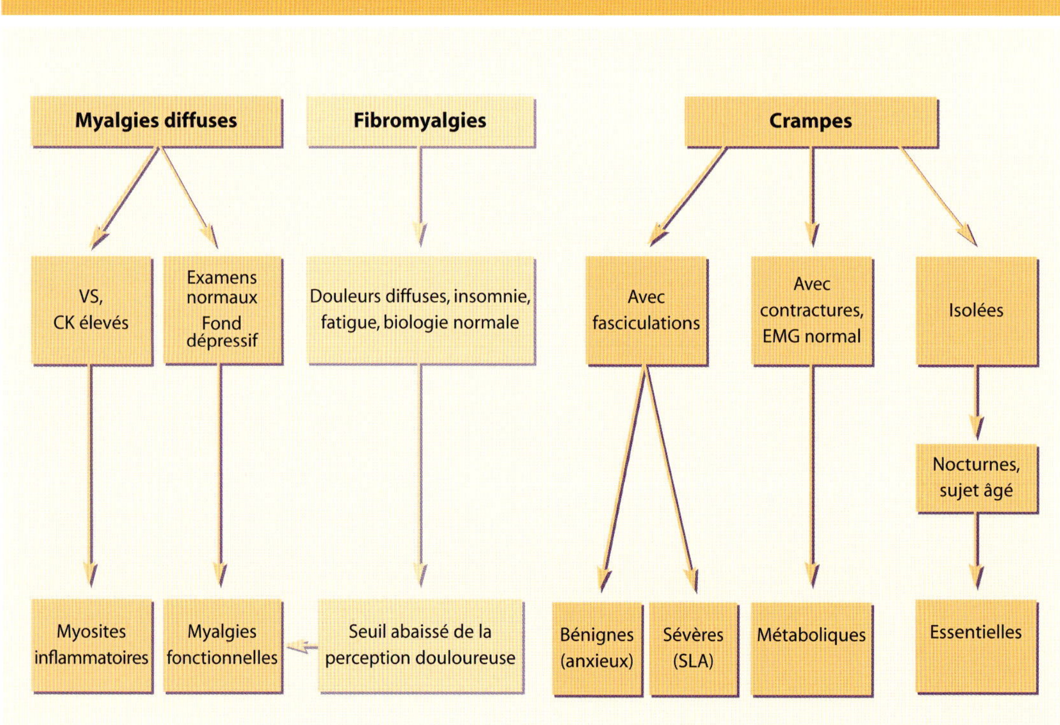

Points importants à retenir

- Les myalgies pures sont très fréquentes, tantôt secondaires (surtout inflammatoires) tantôt primitives sans substrat organique. Ces dernières se rapprochent des fibromyalgies également inorganiques, accompagnées d'insomnie et de fatigue chronique probablement liées à un abaissement du seuil de la perception douloureuse.
- Les crampes musculaires sont des contractions brutales et douloureuses avec durcissement, à séparer des crampes métaboliques (qui sont des contractures d'effort) ou des crampes professionnelles (qui sont des dystonies de fonction).
- Les crampes vraies sont parfois graves (crampes et fasciculations par atteinte de la corne antérieure de la moelle : sclérose latérale amyotrophique).
- Les plus fréquentes sont les crampes essentielles surtout nocturnes et apparaissant chez le sujet âgé. Le seul traitement médicamenteux actif est la quinine.

Références bibliographiques

13. Abdulla AJ, Jones PW, Pearce WR (1999) Cramps in the elderly. Int J Clin Pract 53: 494-6
14. Menkes CJ, Godeau P (2007) La fibromyalgie. Bull Med Acad 191: 143-8
15. Miller TM, Layzer RB (2005) Muscle cramps. Muscle nerve 32: 431-42
16. Plaisier E, Gribouval O, Alamovitch S, *et al.* (2007) Col 4A1 Mutations and hereditary angiopathy, nephropathy, aneurisms and muscle cramps. New England J Med 357: 2887-95
17. Serratrice G, Gastaut JL, Pellissier JF (1980) À propos de 210 cas de myalgies diffuses. Sem Hop Paris 56: 1241-4
18. Serratrice G (2008) Les crampes musculaires essentielles. Rev Neurol Paris 164: 416-25

Chapitre 2

Le muscle fatigable

Chapitre 2

Le muscle fatigable

- L'intolérance musculaire à l'effort
- Le syndrome de fatigue chronique
- Fatigabilité intermittente
  et syndromes myasthéniques

Le muscle fatigable : de l'intolérance à l'effort à la fatigue chronique et à la myasthénie

Le muscle, dans des conditions physiologiques, est capable de résister à l'effort grâce au jeu combiné des fibres de type II glycolytiques et de type I oxydatives et aussi grâce à la production d'énergie par les sucres, les graisses et les protéines, par l'intermédiaire des mitochondries (tableau IX)

Tableau IX - Production d'énergie

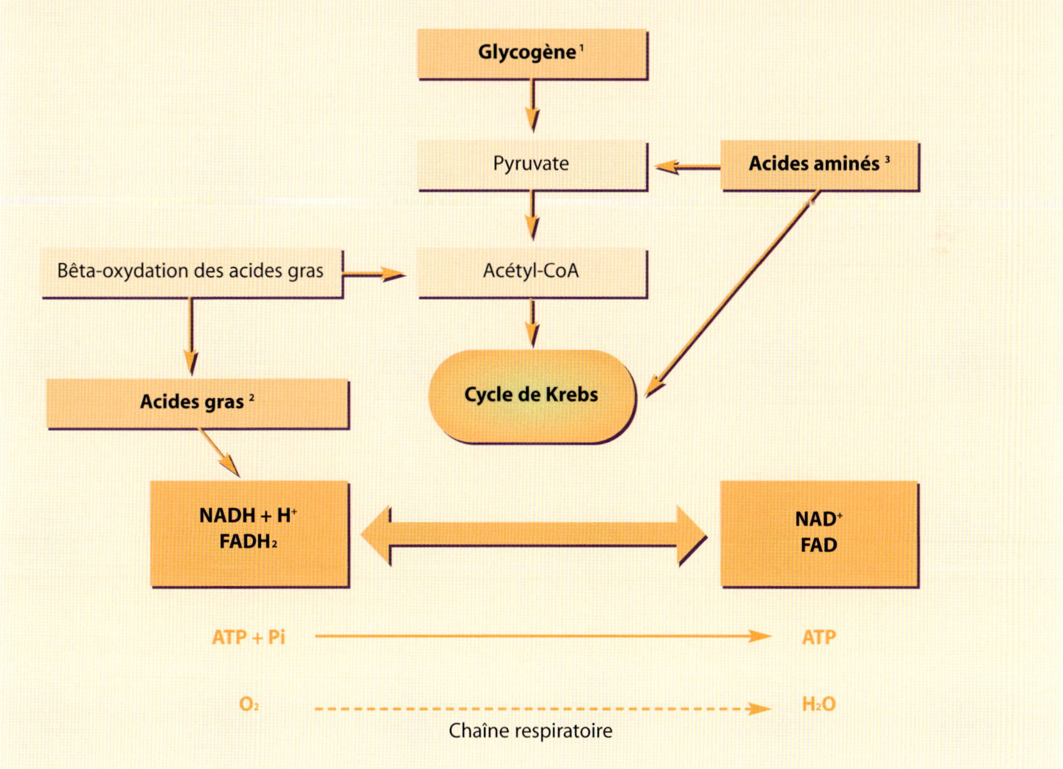

1 par les sucres, 2 par les graisses, 3 par les protéines, à l'intérieur des mitochondries grâce à l'acétyl-CoA.

Dans certaines circonstances, ce système presque parfait s'altère et des symptômes d'intensité variable apparaissent.

L'intolérance musculaire à l'effort

Les causes de l'intolérance musculaire à l'effort sont de mieux en mieux connues. Le *déficit en phosphorylase de la maladie de McArdle* a été anciennement établi. D'autres blocs de la voie glycolytique se sont ajoutés. Puis *les anomalies mitochondriales* ont constitué un autre groupe. Récemment, divers syndromes d'intolérance à l'exercice ont été rattachés à une insuffisance de régulation du passage du calcium dans la membrane du réticulum sarcoplasmique, en particulier dans des cas sporadiques d'hyperthermie maligne, avec ou sans hyperthermie. Une forme fruste de dystrophinopathie s'exprime par des myalgies d'effort avec myoglobinurie. La myopathie myotonique proximale comporte également des douleurs à l'exercice. D'autres syndromes, comme le déficit en AMP désaminase ou la myopathie avec agrégats tubulaires, sont de spécificité discutable. Ces faits ont une importance pratique impliquant des examens spécialisés en présence d'un cas d'intolérance à l'exercice avec ou sans myoglobinurie (37).

Les symptômes sont d'intensité variable

L'intolérance physiologique à l'effort

Elle est difficile à quantifier, néanmoins l'expérience montre qu'un certain nombre de patients venant consulter pour des courbatures après un effort inhabituel ou pour des crampes survenant lors d'un exercice violent ne sont pas porteurs d'une affection musculaire.
Cette notion est importante en pratique. Certains sportifs voient leurs performances se réduire parce que leur entraînement est insuffisant. Un autre type de patient est représenté par des sujets ayant constamment pratiqué un sport pendant leur existence mais chez lesquels les capacités musculaires physiologiques diminuent vers la quatrième ou la cinquième décennie. Souvent, ils admettent difficilement cette altération fonctionnelle qui n'entre cependant pas dans un cadre pathologique. Dans d'autres cas, un effort excessif chez un sujet sans anomalie métabolique sous-jacente mais non entraîné peut provoquer une myoglobinurie avec taux élevé de créatine-kinase sérique. Un tel épisode, dépourvu de gravité, est sans lendemain.

L'effort pathologique

L'effort est susceptible d'entraîner des symptômes et des signes musculaires : myalgies, crampes surtout, lorsque l'énergie indispensable n'est plus fournie par la dégradation des glucides ou des lipides du fait d'un déficit enzymatique ou encore d'une anomalie du métabolisme des mitochondries. De telles manifestations sont étiquetées « intolérance à l'effort », « intolérance à l'exercice ».
L'effort déclenchant, d'intensité variable, se situe entre deux extrêmes : effort bref et intense comme une course après un autobus, effort moindre mais prolongé comme une marche sur une plage de sable sec ou l'ascension d'un chemin abrupt. Parfois, un exercice modéré est possible ou même un exercice violent à condition qu'il soit intermittent. Ainsi, certains sujets sont capables de jouer au tennis alors que le football entraîne plus souvent des douleurs. Enfin, la sémiologie d'effort, souvent fruste dans l'enfance, s'exagère à l'adolescence et devient maximale à l'âge adulte.
Au minimum, ce sont des *sensations d'endolorissement* diffusées à l'ensemble de la musculature ou localisées, survenant lors d'un effort minime, et persistant de façon prolongée après l'effort. Une impression de fatigue accompagne la douleur. Parfois cependant, la poursuite de l'effort est possible après un court repos. C'est le phénomène du « second souffle ».
À un degré de plus, *myalgies et crampes* s'installent au maximum. Il se constitue un véritable *syndrome d'intolérance à l'exercice au cours duquel la sémiologie est majeure* associant aux myalgies une faiblesse musculaire. On parle alors de claudication intermittente musculaire. Elle est marquée par la survenue d'une faiblesse musculaire obligeant le sujet à s'arrêter. À l'extrême, les membres inférieurs

se dérobent, entraînant une chute. D'autres fois, ils s'enraidissent. Cette raideur porte parfois sur les membres supérieurs et même la face. Dans tous les cas, la poursuite de la marche est impossible.
Enfin la *myoglobinurie d'effort* est la forme majeure de l'intolérance à l'effort, elle est le témoin d'une rhabdomyolyse qui traduit la nécrose musculaire, plus ou moins diffuse. Parfois, un gonflement musculaire survient soit sur les mollets, soit dans une loge musculaire à l'avant-bras, à la loge antéro-externe de la jambe et est à l'origine d'un syndrome de loge dû à une compression ischémique, notamment dans la loge antéro-externe de la jambe (syndrome tibial antérieur), nécessitant parfois une incision de l'aponévrose. La myoglobinurie signe la *nécrose musculaire* et la lésion des membranes. Les urines deviennent de coloration foncée, rouge, dès que l'excrétion de myoglobine dépasse 250 g/mL. Dans des cas extrêmes avec nécrose massive, survient une fuite sérique de phosphates, de potassium, de créatinine, de carnitine et d'enzymes sarcoplasmiques comme la lacticodéshydrogénase. La complication majeure, liée à la précipitation intratubulaire de la myoglobine, est une nécrose tubulaire aiguë avec anurie.

Le diagnostic d'intolérance à l'effort n'est pas toujours évident

Les fausses intolérances à l'effort doivent d'abord être différenciées. La fatigabilité myasthénique a habituellement des localisations évocatrices et n'est pas douloureuse. La cataplexie, qu'elle soit d'origine hystérique, frontale ou narcoleptique, survient plus souvent spontanément qu'à l'effort. Certains troubles de la marche chez des sujets âgés sont majorés par l'exercice, en particulier la brachybasie, mais leur sémiologie est aisément reconnue.
Deux diagnostics différentiels sont à connaître, l'un fréquent, l'autre rare mais caractéristique.
Un diagnostic porté le plus souvent par excès est celui de **canal lombaire étroit**. Certes l'étroitesse du canal lombaire est une cause, rare, de claudication intermittente radiculaire dont la sémiologie, très particulière, est un syndrome de la queue-de-cheval avec notamment des troubles urinaires, survenant lors de l'exercice et disparaissant au repos. Mais l'expérience montre que de nombreuses intolérances à l'effort d'origine musculaire, à forme de myalgies ou de crampes à l'exercice, sont rattachées à tort à la présence radiologique d'une étroitesse du canal rachidien lombaire qui, le plus souvent, ne joue aucun rôle dans la production des symptômes et qui, *parfois, a été inutilement l'objet d'une intervention chirurgicale.*
Dans le cas de la **maladie de Fabry**, les patients décrivent des douleurs des extrémités non seulement inférieures mais également supérieures apparaissant lors d'efforts même minimes. Les douleurs s'accompagnent d'une sensation de chaleur brûlante. L'association à une hypohydrose, habituelle, évoque une maladie de Fabry. Souvent méconnue dans sa nature, la sémiologie initiale comporte, chez un garçon, des douleurs des extrémités inférieures et supérieures, survenant lors d'un effort minime : marche, montée d'une pente légère. La douleur, intense, parfois intolérable, s'accompagne d'une sensation de brûlure exacerbée par la chaleur et l'alcool, améliorée par l'eau froide. Une hypohydrose ou une anhidrose est fréquemment présente et l'absence de sudation est caractéristique. Les signes associés, *angiokératomes* abdominocruraux (fig. 31) et *dépôts cornéens*, s'ajoutent à la constatation d'un déficit en alpha-galactosidase A pour affirmer le diagnostic. L'hérédité récessive est liée à l'X (Xq22).
Les anticomitiaux (hydantoïne, carbamazépine) calment habituellement les douleurs.

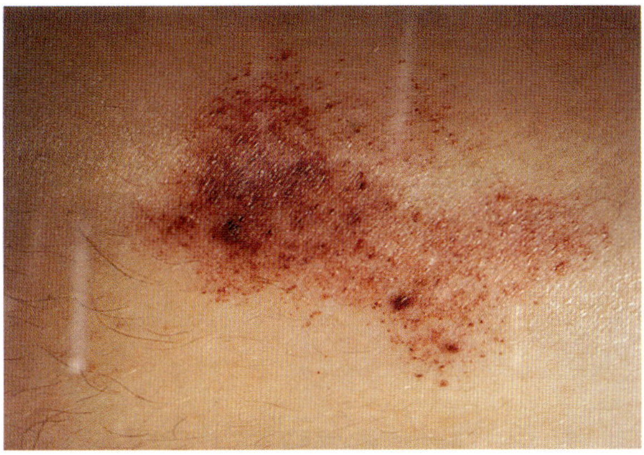

Fig. 31 - Angiokératomes caractéristiques de la maladie de Fabry.

Quels examens ?

Ces causes ayant été éliminées, quelques examens sont à demander : recherche de myoglobinurie, lactacidémie d'effort (celle-ci ne s'élevant pas en cas de blocage de la voie glycolytique).
Dans beaucoup de cas, c'est la *biopsie musculaire* qui guide directement le diagnostic : présence de dépôts de glycogène dans le déficit en enzymes glycolytiques, fibres rouges déchiquetées (*ragged red fibres*) en cas de mitochondriopathie, analyse biochimique du fragment (par exemple étude des complexes de la chaîne respiratoire mitochondriale), recherche de mitochondries anormales en microscopie électronique.
Cependant la présence, par exemple, de certaines anomalies mitochondriales n'a pas forcément une signification pathologique, en particulier chez un sujet âgé chez lequel l'activité de la chaîne respiratoire décline. Les fibres musculaires colorées par le cytochrome oxydase se raréfient, des délétions de l'ADN (acide désoxyribonucléique) mitochondrial apparaissent, des aspects de fibres rouges déchiquetées sont visibles en petit nombre.
Enfin, une étude de génétique moléculaire est justifiée dans les formes héréditaires et familiales de troubles du métabolisme musculaire.

À la recherche d'une cause d'intolérance à l'effort

Les causes d'intolérance à l'effort sont multiples, dominées par les myopathies métaboliques (24, 25, 26). Elles sont énumérées dans le tableau X et seules certaines formes fréquentes sont analysées.

Tableau X - Principales causes d'intolérance musculaire à l'effort
Déficit en enzymes glycolytiques suivant les étapes élémentaires de dégradation du glycogène
• Maladie de McArdle : déficit en phosphorylase • Maladie de Tarui : déficit en phosphofructo-kinase • Autres déficits en – phosphoglycérate-kinase – enzyme débranchante – phosphoglycérate-mutase – lactate deshydrogénase
Déficits en enzymes mitochondriales
• Déficit en carnitine-palmityl-transférase (CPT) • Déficit en complexes de la chaîne respiratoire
Défauts de régulation du calcium par le réticulum sarcoplasmique
• Hyperthermie maligne d'effort
Dystrophies musculaires avec intolérance à l'effort
Formes de spécificité discutable
• Déficit en AMP desaminase • Agrégats tubulaires

La maladie de McArdle est le chef de file des déficits en enzymes glycolytiques

La maladie de McArdle est due à un déficit en phosphorylase qui détache les molécules de glucose de la chaîne glycogénique en les transformant en glucose-1-phosphate dégradé ultérieurement par d'autres enzymes. Elle est de transmission autosomique récessive. L'anomalie génique PYGM est située sur le chromosome 11 (11q13) et le produit du gène est la phosphorylase musculaire (20).

Le syndrome d'intolérance à l'effort se constitue le plus souvent en périodes.

L'intolérance débute par une fatigabilité musculaire excessive et une myoglobinurie intermittente pendant l'enfance ou de l'adolescence.

Secondairement, myalgies et contractures apparaissent chez l'adulte jeune lors d'exercices importants. Des épisodes de myoglobinurie s'observent dans 50 % des cas avec occasionnellement une insuffisance rénale aiguë réversible.

L'intolérance à l'exercice est ainsi le symptôme majeur, manifesté par des myalgies, des contractures, un gonflement des masses musculaires et un déficit moteur. Tachycardie et dyspnée sont fréquemment associées, nausées et vomissements sont plus rares.

La biopsie musculaire (33) permet le diagnostic : vacuoles de glycogène en microscopie optique (fig. 32), colorées par le PAS (fig. 33), absence de phosphorylase (fig. 34), infiltrations glycogéniques en microscopie électronique.

Photos : © Pr J-F Pellissier

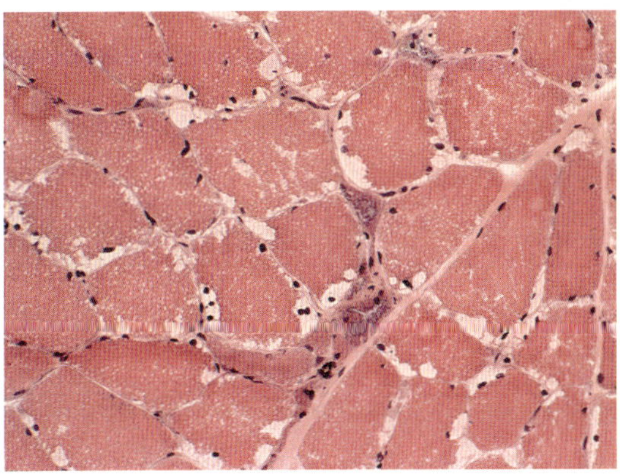

Fig. 32 - Maladie de McArdle : vacuoles de glycogène en microscopie optique.

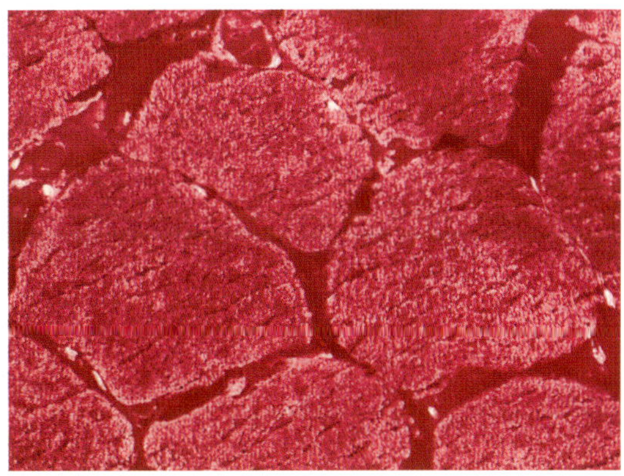

Fig. 33 - Myopathie de McArdle : les vacuoles sont colorées par le PAS.

Photos : © Pr J-F Pellissier

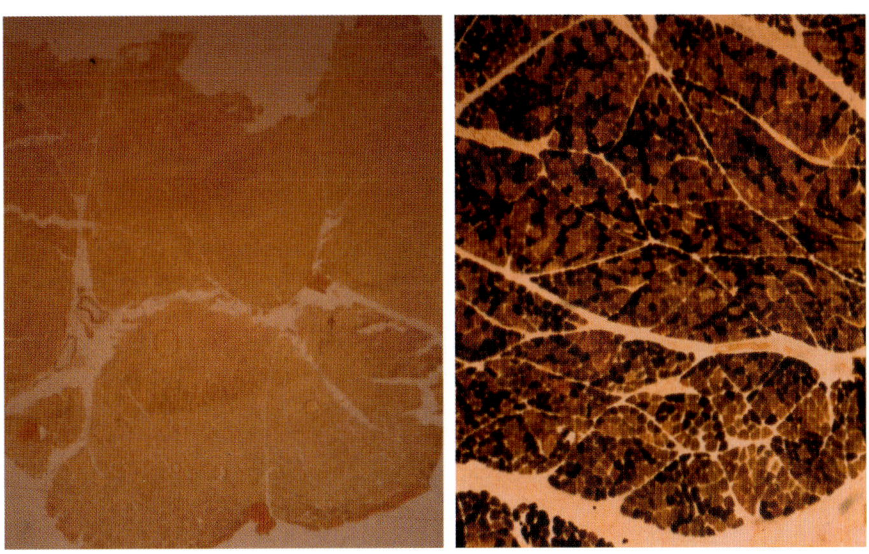

Fig. 34 - Phosphorylase dans la maladie de McArdle : absence de marquage (à gauche) par rapport au muscle témoin (à droite).

Le type d'exercice déclenchant la crise est variable dans son intensité, il s'agit d'efforts isométriques intenses et brefs ou d'efforts moins intenses mais prolongés.
Le phénomène du « second souffle » est fréquent et caractéristique ; lié à une suppléance de la glycogénolyse par l'utilisation des acides gras libres. Chez certains, la douleur disparaît sous exercice si la contracture ne s'est pas manifestée. Chez d'autres, un bref repos ou un ralentissement de l'activité dès l'apparition des symptômes permet la reprise d'un exercice.
Plus tard, le déficit musculaire devient permanent dans un tiers des cas, une amyotrophie modérée, parfois régionale plutôt proximale se développe. Les muscles de la ceinture scapulaire sont plus atteints que ceux de la ceinture pelvienne. La myoglobinémie est élevée dans la moitié des cas.
Aucun traitement n'est connu : ramipril, créatine et pyridoxine sont préconisés. Un régime riche en protéines est parfois utile.
Les autres blocs enzymatiques de la glycogénolyse sont indiqués dans le tableau XI.

Tableau XI - Production d'énergie

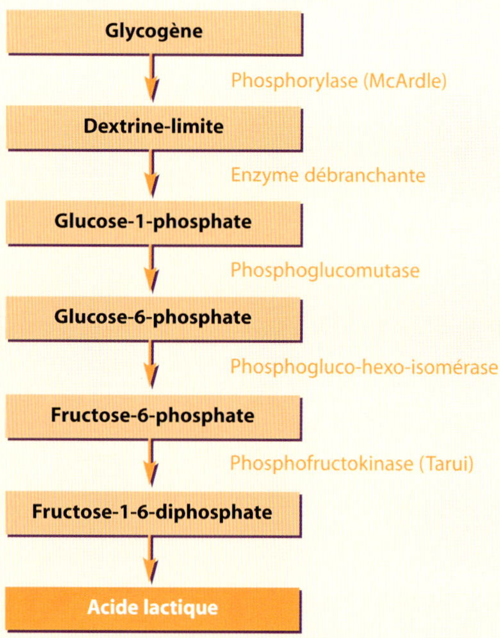

Déficits fonctionnels mitochondriaux

Parmi les déficits fonctionnels mitochondriaux sont notamment à reconnaître les déficits suivants.

Le déficit en carnitine-palmityl-transférase CPT

La CPT est une enzyme qui réalise une sorte de navette transportant les acides gras à travers la membrane mitochondriale, en particulier lors d'exercices d'endurance de longue durée, ce qui explique les conséquences de ce déficit (23).
La transmission est de type autosomique récessif. L'anomalie porte sur le chromosome 1p32.
Le début se fait tôt, dans l'enfance ou chez des hommes jeunes qui, après un exercice prolongé, ressentent des myalgies, un engourdissement et une faiblesse à l'exercice. Des épisodes de myoglobinurie sont habituels et parfois graves.
Le *jeûne* déclenche parfois les accès, de même que l'exposition au *froid*. Un exemple est celui des *bains de rivière* chez un sujet jeune, le manque de sommeil et les infections intercurrentes.
Une insuffisance rénale est présente dans un quart des cas. Contrairement aux glycogénoses, des crampes ne précèdent pas les accès de myoglobinurie, ce qui fait que les patients ne ressentent

aucun prodrome et que les accès se répètent fréquemment. De plus, l'ensemble de la musculature peut être affecté et pas seulement les muscles qui ont été soumis à l'exercice. Ce qui explique la survenue éventuelle d'insuffisance respiratoire.
L'épreuve de jeûne prolongé entraîne une élévation rapide de la créatine-kinase sérique normale en dehors des accès, et la présence de corps cétoniques dans la moitié des cas. La biopsie musculaire est normale ou montre une myopathie lipidique, principalement si elle a été entreprise dans le décours d'un épisode de myoglobinurie.
Les régimes riches en glucides et pauvres en graisses sont préconisés et réduiraient le nombre d'accès de myoglobinurie. Le bézafibrate est également proposé.

Le déficit en complexe I de la chaîne respiratoire mitochondriale

Il s'agit surtout d'enfants se plaignant de myalgies, de céphalées et de nausées à la montée d'un escalier. Ces formes, qui seraient sensibles à la riboflavine, évoluent vers une faiblesse musculaire permanente. La lactacidémie est particulièrement élevée à l'effort. Un déficit proximal est parfois présent. La biopsie musculaire met en évidence des fibres rouges déchiquetées (*ragged red fibers*). Une intolérance est parfois due à des mutations du gène du cytochrome b de l'ADN mitochondrial (19). Les caractères génétiques des principales myopathies métaboliques sont indiqués dans le tableau XII.

Tableau XII - Caractères génétiques des principales myopathies métaboliques

	Hérédité	Chromosome	Protéine
1. Glycogénoses			
Enzyme branchante	AR	3p12	Enzyme branchante
McArdle	AR	11q13	Phosphorylase
Tarui	AR	12q13	Phosphofructo-kinase
Phosphoglycérate-kinase	XR	Xq13	PGK
Phosphoglycérate-mutase	AR	7p12-p13	PGM2
2. Voie glycolytique			
Lactate deshydrogénase	AR	11p15	LDH
Énolase	AD	17p	Énolase 3
3. Lipidoses			
CPT	AR	1p32	CPT
Carnitine	AR	5q31	OCTN2
Acétyldeshydrogénase	AR	15q23	Flavoprotéine
Chanarin	AR	3p24-25	Triglycérides
Acétyl CoA sensible à la riboflavine	AR	4q32-35	Flavoprotéine DH

Le syndrome musculaire d'effort avec hyperthermie : un tableau dramatique d'évolution favorable

Ce syndrome, *proche de l'hyperthermie maligne peranesthésique*, survient parfois lors d'un exercice intensif ou inaccoutumé. Il s'accompagne souvent de rhabdomyolyses et évolue rarement de façon sévère.

Le début se fait à l'occasion d'un *effort physique intense et inhabituel*, fréquent en milieu militaire (marche rapide, marche « commando ») ou civil, qu'il s'agisse de marathoniens (42) exposés à une chaleur excessive, de bodybuilders ou de sujets non entraînés, le plus souvent des sujets jeunes de sexe masculin. La chaleur ambiante élevée est un facteur favorisant de même que le manque de sel alimentaire ou l'absorption d'alcool.
Un trouble sous-jacent de la thermorégulation par sudation insuffisante, dû à une mucoviscidose, à une ichthyose, à une dysplasie ectodermique anhidrotique avec absence de glandes sudoripares, est parfois présent. Des circonstances plus rares sont l'état de mal épileptique, l'état de mal asthmatique, l'électrocution, l'intoxication par la strychnine, le surdosage en théophylline.
L'accès débute brutalement lors de l'exercice. La température est très élevée. Le début est précédé de myalgies, de sensation d'endolorissement localisé à toute la musculature, associées à une sensation de fatigue, suivie de crampes persistantes, diffuses. Puis se constitue un véritable syndrome d'intolérance à l'exercice associant aux myalgies des douleurs épigastriques et des vomissements, une faiblesse musculaire avec état ébrieux. Une impossibilité de la marche, un enraidissement, une myoglobinurie, parfois des crises comitiales, une agressivité et une désorientation.
Les signes neurologiques sont au premier plan. Les troubles de la conscience sont importants, obnubilation, coma transitoire ou progressif. Ils s'associent à l'hyperthermie qui atteint 41° C. Une élévation au-dessus de 42° C a une signification péjorative. Des crises comitiales, un syndrome cérébelleux, des signes de décérébration, une hémiplégie sont associés. La tension artérielle s'abaisse et précède de peu un collapsus cardiovasculaire.

La rigidité musculaire est importante et diffuse, les muscles sont fermes et tendus, douloureux à la palpation avec myoœdème. Aux signes neurologiques s'associent des hémorragies cutanées et muqueuses, une épistaxis, des hématomes liés à une coagulation intravasculaire disséminée. Une myoglobinurie massive entraîne une insuffisance rénale aiguë.
L'évolution de l'accès cependant est *le plus souvent favorable*. Les troubles de la conscience sont transitoires.
L'hyperthermie s'abaisse, des courbatures persistent. Le traitement associe refroidissement, prise de boissons, dantrolène dans les cas graves.
Les signes biologiques témoignent de l'importance de la rhabdomyolyse. Le taux de créatine-kinase sérique est très élevé. La myoglobinémie est importante. Son risque est une tubulopathie rénale. L'acidose est habituelle avec augmentation de la lactacidémie. La kaliémie est basse ainsi que la calcémie et la phosphorémie. Des anomalies biologiques hépatiques, l'élévation des enzymes, des phosphatases alcalines, de la bilirubine sont fréquentes.
Les tests de contracture à l'halothane et à la caféine sont positifs. Des anomalies en spectroscopie de RMN du phosphore 31 sont présentes. La biopsie musculaire montre des signes de rhabdomyolyse.

Anomalies de spécificité discutable

Elles ne sont pas rares, découvertes par la biopsie musculaire, mais leur signification est encore indéterminée.

Le déficit en AMP désaminase

Des cas de myalgies et de crampes d'effort ont été rattachés, sous le nom de syndrome de Fishbein, à un déficit en AMP désaminase, enzyme de fonction imprécise, jouant surtout un rôle dans la production d'inosine monophosphate et d'ammoniaque lors de l'exercice (31, 40). Toutefois, un tel déficit est souvent présent dans diverses maladies, notamment neuromusculaires, et n'a pas grande signification. On a pu toutefois incriminer, sous l'étiquette de « double trouble », la potentialisation d'un déficit en phosphorylase associé à un déficit en AMP désaminase.

Les agrégats tubulaires

Certains cas de myalgies et de crampes d'effort ne comportent comme unique anomalie que la présence d'agrégats tubulaires en grand nombre dans le tissu musculaire, formant des amas sous-sarcolemmiques et électivement localisés aux fibres de type II. Cependant, les mêmes agrégats s'observent dans de nombreuses maladies musculaires, en particulier les paralysies périodiques ou les myasthénies congénitales. Malgré tout, l'association agrégats tubulaires et intolérance à l'exercice a été plusieurs fois observée (22, 30, 39).

Les intolérances à l'effort sont parfois révélatrices de dystrophie musculaire, notamment de dystrophinopathie ou de myopathie myotonique proximale.

Le syndrome de fatigue chronique

La fatigue chronique peut être définie par une sensation d'asthénie plus ou moins permanente, souvent à prédominance matinale, durant arbitrairement plus de six mois (38).
Elle est théoriquement objectivée par la difficulté à maintenir une force initiale pendant un effort continu, ce qui la sépare de la faiblesse musculaire qui est une insuffisance de production d'une force.

Elle associe une composante subjective : impression de diminution de force musculaire non atténuée par le repos, multiples symptômes somatiques (fébricule, céphalées chroniques, troubles du sommeil, arthralgies, tendance dépressive, douleurs pharyngées, difficultés de concentration) contrastant avec l'absence de tout signe objectif notamment musculaire.
Des hypothèses infectieuses multiples (depuis la présence d'un virus d'Epstein-Barr) ont été suggérées mais non définitivement prouvées. Les divers essais de traitement influencent peu l'évolution.
Tous ces éléments rapprochent le syndrome de fatigue chronique de la fibromyalgie – ne serait-ce que par *l'absence de tout phénomène musculaire objectif*.

Fatigabilité intermittente et syndromes myasthéniques

Une fatigabilité intermittente est l'indicateur de troubles très différents et graves : les syndromes myasthéniques.
Les syndromes myasthéniques sont des maladies de la jonction neuromusculaire.

La jonction entre le nerf et le muscle est essentielle au fonctionnement de ce dernier car elle transmet la commande venue du neurone moteur pour assurer la contraction musculaire par l'intermédiaire d'un médiateur, l'acétylcholine.
Trois groupes de maladies sont la conséquence d'une anomalie de la jonction neuromusculaire :

- la myasthénie auto-immune due à un bloc neuromusculaire consécutif au dépôt d'anticorps sur les récepteurs post-synaptiques d'acétylcholine ;
- le syndrome myasthéniforme d'Eaton-Lambert, paranéoplasique, dû à un blocage présynaptique par dépôts d'anticorps sur les canaux calciques voltage-dépendants assurant la libération d'acétylcholine à la terminaison nerveuse ;
- les myasthénies congénitales, non auto-immunes, dues à une anomalie génétique des protéines constituant la jonction neuromusculaire.

La jonction neuromusculaire, dite plaque motrice

Constitution

Elle comporte trois éléments successifs :

- la portion présynaptique formée de la terminaison de l'axone d'un neurone moteur se divisant en différents rameaux terminaux. Les boutons terminaux contiennent de nombreuses vésicules où se trouve stocké le neuromédiateur : l'acétylcholine ;
- la fente synaptique, dans laquelle est libérée l'acétylcholine, en partie détruite par une enzyme, l'acétylcholinestérase ;
- la portion post-synaptique formée par des replis du sarcolemme, membrane plasmique de la fibre musculaire. Les replis (dits appareil sous-neural) contiennent les récepteurs d'acétylcholine qui sont des récepteurs nicotiniques.

Fonctionnement

Le passage direct de l'influx nerveux du nerf au muscle ne peut se faire directement. Il nécessite l'intervention de l'acétylcholine.

Ce passage se fait en plusieurs étapes visibles sur la figure 35 :

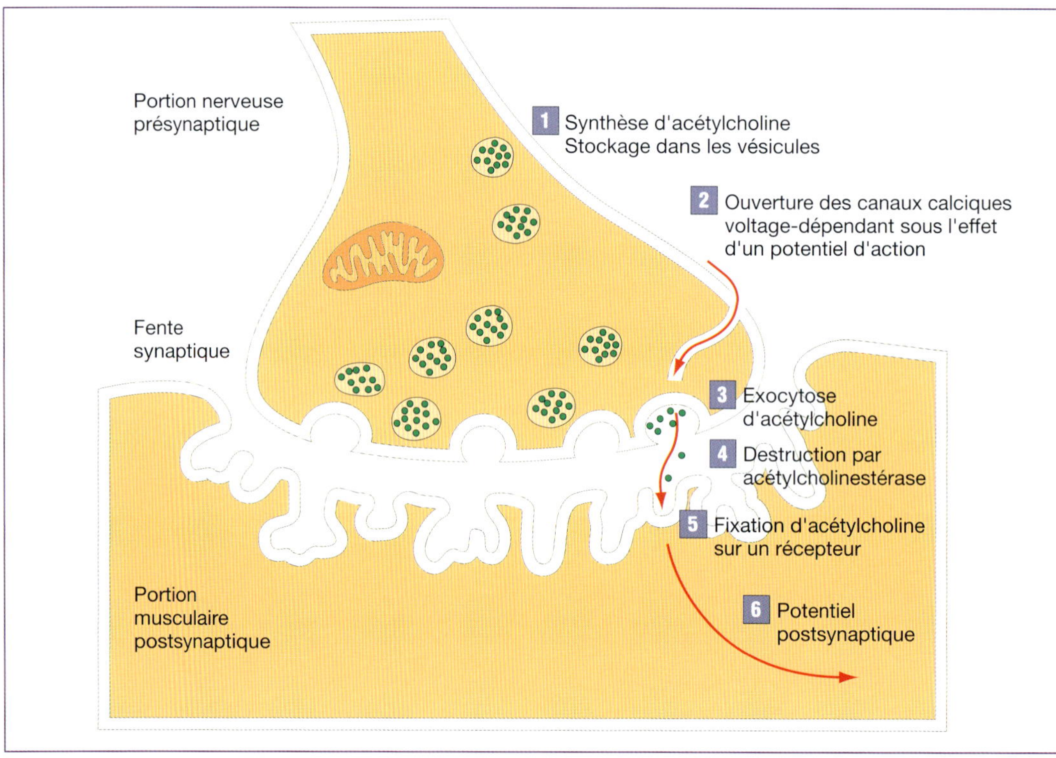

Fig. 35 - La jonction neuromusculaire.

- synthèse de l'acétylcholine à la terminaison du neurone moteur (grâce à la CAT, choline acétyl-transférase), suivie de son stockage dans des vésicules ;
- influx nerveux dépolarisant qui ouvre les canaux calcium voltage-dépendant, d'où influx de Ca++ provoquant la sortie d'acétylcholine dans la fente synaptique (cette action se fait en corrélation avec d'autres protéines, notamment la synaptobrévine et la synaptotagmine) ;
- fixation de l'acétylcholine sur les récepteurs sarcolemmiques, ce qui va déclencher un potentiel de plaque motrice commandant les diverses phases de la contraction musculaire ;
- enfin, destruction de l'acétylcholine par la cholinestérase mettant fin à la dépolarisation.

La myasthénie auto-immune (27, 36)

Origine de la maladie

Elle est due à un bloc neuromusculaire post-synaptique consécutif au *masquage des récepteurs de l'acétylcholine par des anticorps spécifiques* (32, 41). Le mécanisme initial provoquant cette réaction auto-immune est indéterminé. Le rôle du thymus dans la production de l'auto-immunisation est connu de longue date. Une prédisposition est liée à certains gènes du système HLA notamment DR3 dans les formes de l'adulte jeune.

Sémiologie

La maladie est plus fréquente chez la femme. Elle est très variable dans le temps et dans sa distribution. Le phénomène myasthénique est dominé par la fatigabilité dont le caractère est la survenue ou l'exagération à l'effort d'une faiblesse musculaire. Les troubles sont ainsi au maximum en fin de journée, mais paradoxalement parfois au réveil. La fatigue musculaire est améliorée par le repos.

Les principaux groupes musculaires atteints sont :

- les muscles oculo-palpébraux (fig. 36 et 37). *Ptôsis* unilatéral ou bilatéral, souvent intermittent, asymétrique. Il entraîne une attitude particulière de la tête, rejetée en arrière ;
- une diplopie est fréquente. Elle est un élément important, séparant la myasthénie des myopathies oculaires (au cours desquelles elle est le plus souvent absente) ;
- les muscles de la *phonation, de la mastication et de la déglutition* sont le siège de troubles intermittents et caractéristiques :
  - nasonnement et voix inaudible à la fin d'une conversation,
  - difficulté à mastiquer, en particulier une viande ferme,
  - troubles de la déglutition avec parfois reflux des liquides par le nez à la fatigue,
  - à cela s'ajoute un sourire d'aspect « hargneux » (fig. 38) avec surélévation de la lèvre supérieure et un triple sillon lingual (fig. 39) ;

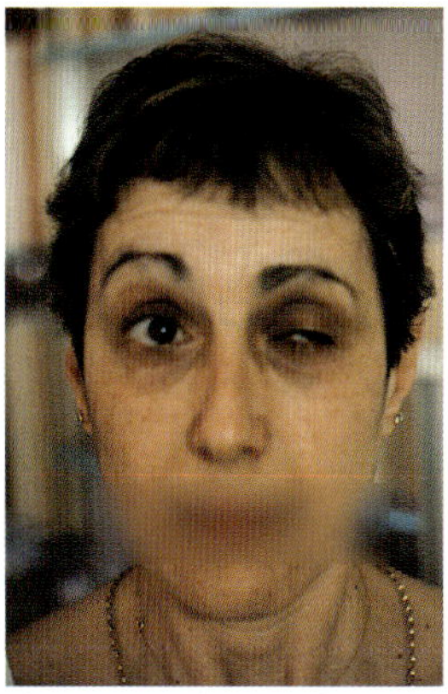

Fig. 36 - Ptôsis myasthénique unilatéral.

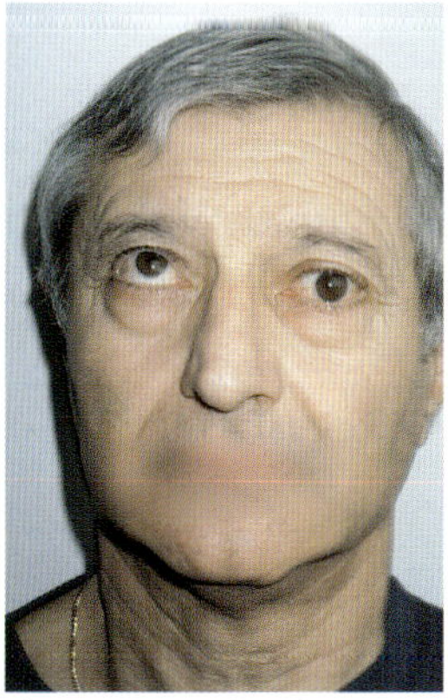

Fig. 37 - Myasthénie avec divergence oculaire.

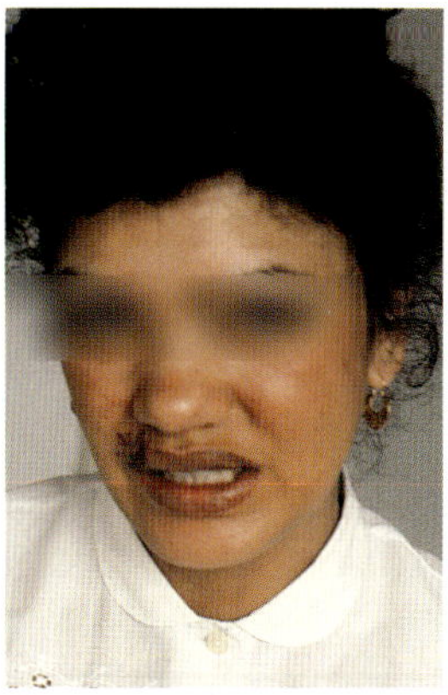

Fig. 38 - Sourire hargneux caractéristique de myasthénie.

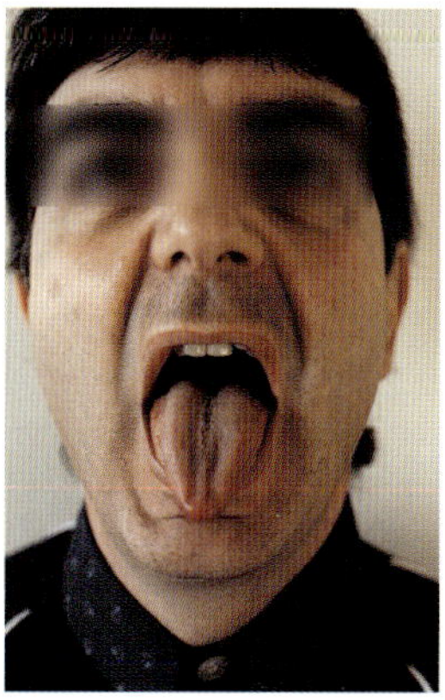

Fig. 39 - Triple sillon lingual myasthénique.

- les muscles des membres avec une *faiblesse intermittente* prédominant sur les racines, surtout des membres supérieurs. Une épreuve pratique est celle de l'abduction répétée appréciée par l'examinateur initialement puis après 10 à 15 manœuvres d'abduction : les bras s'affaissent et la simple pression sur les membres supérieurs en abduction suffit à les abaisser.

La maladie s'exacerbe parfois en crises myasthéniques (avec troubles respiratoires et collapsus).

Une *myasthénie néonatale* transitoire survient parfois par passage transitoire des anticorps de la mère par voie transplacentaire. Les formes du sujet âgé ne sont pas rares.

Examens complémentaires

Ils comprennent :

- les tests anticholinestérasiques avec surtout le *test au Tensilon* (édrophonium) : 2 mg par voie intraveineuse corrigent notablement les troubles ;
- l'électromyogramme avec stimulodétection ;
- une stimulation supramaximale itérative entraîne une diminution progressive de l'amplitude et de la durée des potentiels (dite *décrément*). Des techniques spéciales (fibre unique et recherche du jitter) sont préconisées dans les cas difficiles.

La recherche des *anticorps antirécepteurs d'acétylcholine* (ACh) se fait par radio-immunologie ou méthode ELISA. Le taux est élevé dans 80 % des cas et dans la moitié des formes oculaires. Des dosages répétés sont parfois nécessaires. Les résultats sont négatifs dans 15 % des cas.
L'anticorps MUSK (*anti muscle specific tyrosin kinase*) est présent chez 70 % des sujets séronégatifs (sans anticorps anti-RACh). Leur détection exclut en principe un thymome. La présence d'anticorps anti-MUSK (chromosome 9q) au cours de myasthénies sans anticorps anti-RACh caractérise des formes plus précoces avec atteinte bulbaire et troubles respiratoires graves nécessitant une réanimation, ces éléments étant moindres dans les formes MUSK négatives (21).
La biopsie musculaire n'est pas indispensable. Elle peut montrer des infiltrats lymphocytaires (dits lymphorrages) et surtout, grâce à la technique de Kölle, des anomalies des plaques motrices.
La microscopie électronique montre des anomalies morphologiques : élargissement de la fente synaptique, raréfaction importante des plis de l'appareil sous-neural.
Enfin, il est important de rechercher, par scanner en particulier, l'état du thymus. Chez les sujets jeunes, une hyperplasie thymique est présente 7 fois sur 10. Un thymome survient surtout après 40 ans chez 10 à 15 % des myasthéniques, tantôt bénin tantôt malin. Les anticorps anti-titine sont élevés en cas de thymome et prédictifs de thymome avant 60 ans. L'électromyogramme est alors myopathique et le taux d'anticorps en relation avec la sévérité de la myasthénie. Le virus d'Epstein-Barr B.lymphotrophique semble avoir un effet sur le thymus
Un cas particulier est celui des *myasthénies séronégatives*. Normalement, l'influx nerveux libère une kinase spécifique du muscle (MUSK). La présence d'anticorps anti-MUSK explique des myasthénies séronégatives avec certains caractères : formes juvéniles ou de l'adulte jeune, spécialement chez la femme avant 30 ans, troubles de la phonation et de la déglutition avec atrophie de la face et de la langue, résistance aux anticholinestérasiques, test au tensilon normal, pas d'anomalies du groupe HLA.
Les sous-groupes de myasthénie sont indiqués dans le tableau XIII.

Principes du traitement

Médicaments limitant les destructions d'acétylcholine

Ce sont les anticholinestérasiques : pyridostigmine 60 mg, ou retard 180 mg, ambénonium 10 mg, néostigmine en ampoules sous-cutanées ou intramusculaires à 0,5 mg d'action immédiate et brève.
Un surdosage entraîne une crise cholinergique.

Thymectomie

Systématique dans les thymomes ou dans les formes généralisées avant 40 ans.

Immunosuppresseurs

Corticoïdes : prednisone à doses régressives à partir de 1 mg/kg, azathioprine 2 à 3 mg/kg.
Cyclophosphamide 2 mg/kg avec risques de lymphomes pour les deux derniers. Plasmaphérèse en cas de poussées aiguës et d'insuffisance respiratoire, immunoglobulines par voie veineuse 0,4 mg/kg pendant 4 jours en cas de crises.
Méthotrexate, rituximab, éphédrine, et aussi cellules souches hématopoïétiques et oligo-desoxy nucléotides sont également utilisables.

Tableau XIII - Sous-groupes de myasthénie

	Pourcentage	Âge de début	Sexe M/F	Anticorps ACHR	Anticorps MUSK	Thymus
Oculaire Ptôsis Ophtalmoplégie	15-25 %	4 - 90	3 - 2	50 %	Rares	Hyperplasie 30 %
Formes précoces oculaires + faiblesse d'effort	20 %	2 - 40	1 - 3	85 %	0	Hyperplasie 80 %
Formes tardives	30-40 %	> 40	3 - 2	60 %	0	Atrophie
MUSK oculo-bulbaires	5-8 %	2 - 70	1 - 3	0	100 %	Normal ou atrophie
Séronégative oculaire + faiblesse diffuse	5-10 %	10 - 70	1 - 2	0	0	Hyperplasie modérée

Contre-indications médicamenteuses

Ce sont les nombreux médicaments susceptibles de créer un bloc neuromusculaire (voir tableau XIV)

Tableau XIV - Facteurs d'aggravation et de crises myasthéniques
Infections, traumas, interventions chirurgicales
Troubles électrolytiques : hypokaliémie, hypophosphatémie (lavements)
Médicaments

- antibiotiques : aminoglycosides, quinolones, tétracyclines
- chloroquine, pénicillamine
- succinylcholine
- quinidine, procaïnamide
- antiarythmiques, antihypertenseurs
- lithium, phénytoïnes
- toxine botulique

Le syndrome myasthéniforme d'Eaton-Lambert

Très différent, il est dû à des *auto-anticorps dirigés contre les canaux calcium voltage-dépendant de la région présynaptique*, ce qui réduit la libération d'acétylcholine. L'origine en est souvent un cancer bronchique à petites cellules (très riche en canaux calciques), parfois une maladie lympho-proliférative, d'autres fois une maladie auto-immune (hyperthyroïdie, sarcoïdose, anémie, syndrome de Gougerot-Sjögren, diabète infantile).

La maladie survient à la cinquantaine, plus souvent *chez l'homme*.
La sémiologie, insidieuse, est faite d'un déficit moteur progressif des membres inférieurs avec fatigabilité, myalgies, parfois ptôsis et diplopie. La fatigabilité portant sur les ceintures devient intense et s'accompagne d'aréflexie.
Certains éléments cliniques sont caractéristiques :

- la faiblesse musculaire s'améliore avec la répétition des contractions ;
- les réflexes, primitivement abolis, réapparaissent lorsqu'on les recherche après effort ;
- des signes de dysautonomie sont habituels : sécheresse de la bouche, impuissance sexuelle notamment.

Les examens complémentaires montrent des anomalies spécifiques.
Sur l'électromyogramme (fig. 40), le potentiel d'action obtenu par stimulation unique est de faible amplitude.

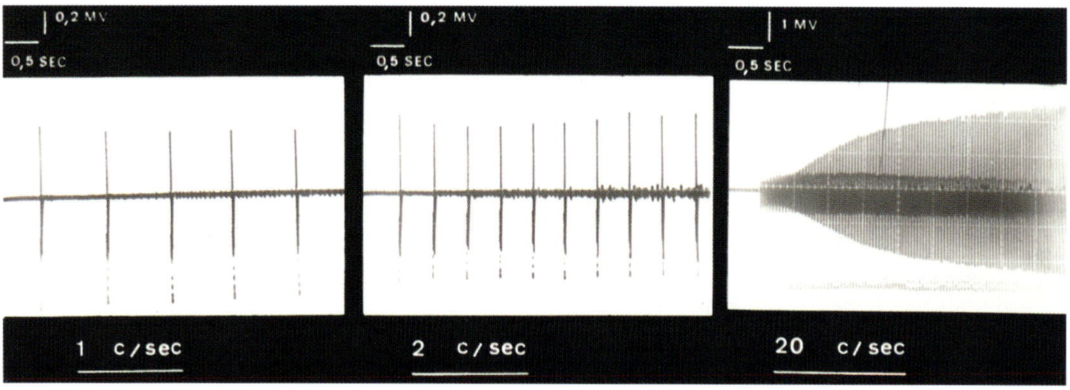

Fig. 40 - Syndrome myasthéniforme d'Eaton-Lambert : incrément après stimulation à 20 cycles/seconde.

Après stimulation répétitive à fréquence lente (1 à 5 Hz), l'aspect est semblable à la myasthénie (« décrément »). Après stimulation répétitive à fréquence rapide (10 à 50 Hz) l'amplitude des potentiels augmente atteignant parfois 20 fois la normale (« incrément »). La raison en est une augmentation progressive de l'influx nerveux qui libère du calcium à la terminaison axonale, cette augmentation de concentration du calcium libérant les vésicules restantes d'acétylcholine.
Les anticorps anticanaux calciques voltage-dépendants sont présents dans 75 % des formes liées à un cancer bronchique mais dans moins de 50 % en l'absence de cancer évident.
La biopsie musculaire montre une prédominance des fibres de type II. Une technique particulière (*freeze fracture*) peut montrer la raréfaction des canaux calcium voltage-dépendant.
Les principaux caractères du syndrome sont présentés en tableau XV.

Tableau XV - Le syndrome d'Eaton-Lambert

Anticorps anticanaux calciques voltage-dépendants (VGCC) inhibant les jonctions neuromusculaires et les ganglions autonomes

- 50 % par cancer bronchique à petites cellules, rarement lymphoprolifération
- Faiblesse musculaire proximale prédominant aux membres inférieurs, améliorée par l'exercice
- Aréflexie réduite par la contraction contre résistance
- Dysautonomie : bouche sèche, hypotension, impuissance
- Évolution rapide
- EMG incrément après stimulation répétitive
- Amélioration par dihydropyridine (favorisant l'entrée du calcium)
- Chirurgie dans les formes néoplasiques
- Sinon immunosuppression : corticoïdes, azathioprine, IVIG, échanges plasmatiques

Le traitement comporte d'une part le *traitement du cancer*, chirurgical ou radiothérapique, d'autre part des traitements augmentant la libération d'acétylcholine :

- le chlorhydrate de guanidine efficace mais hémato- et hépatotoxique ;
- la 3-4 diaminopyridine 10 à 80 mg/j antagoniste du canal potassium (34), avec des risques d'épilepsie par passage dans le système nerveux central. D'autre part les traitements utilisés dans la myasthénie (prednisone, azathioprine, plasmaphérèse, immunoglobulines veineuses) sont également indiqués, de même que le mycophénolate mofétil, la ciclosporine, le tacrolimus, le méthotrexate, le cyclophosphamide.

Les diverses éventualités du muscle fatigable sont schématisées sur l'arbre décisionnel 5.

Arbre décisionnel 5 - « Le muscle fatigable »

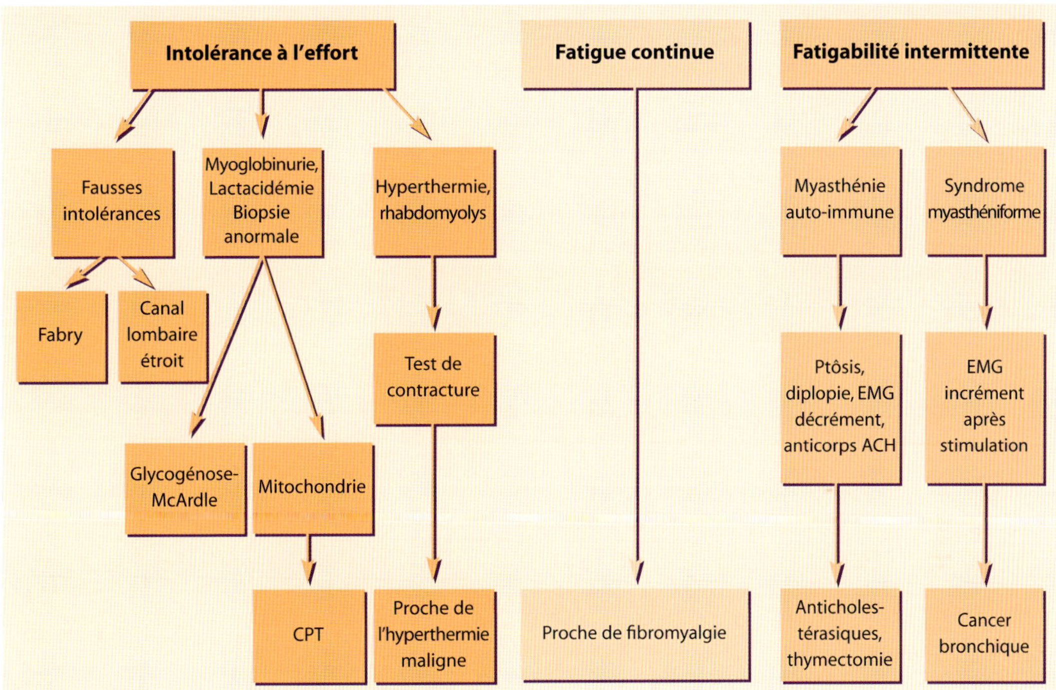

Les myasthénies congénitales

Ce groupe hétérogène diffère fondamentalement de la myasthénie proprement dite, car elles sont dues à des anomalies génétiques de diverses protéines constituant la jonction neuromusculaire. Elles s'observent (fig. 41) aussi bien chez l'enfant (hypotonie avec ptôsis mais surtout troubles de la déglutition et de la respiration souvent sévères) que chez l'adulte (fatigabilité anormale mais aussi ptôsis, ophtalmoplégie, troubles de la déglutition et négativité de la recherche des anticorps antirécepteurs d'acétylcholine). L'électromyogramme après stimulation à basse fréquence montre un « décrément » dans certaines variétés.

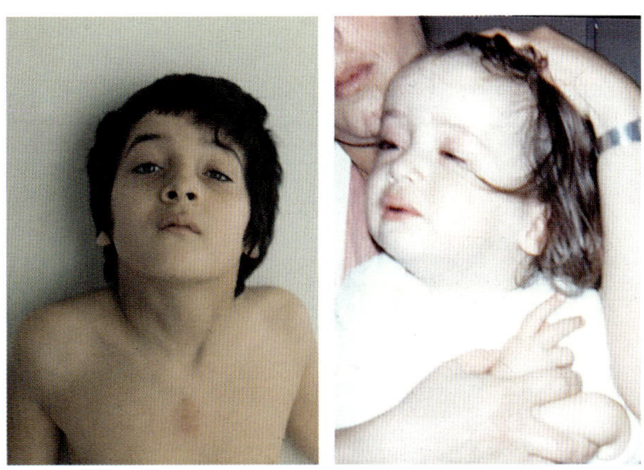

Fig. 41 - Myasthénie congénitale familiale chez deux frères.

La transmission est de type autosomique récessive (d'où la fréquence des formes sporadiques) à l'exception du syndrome du canal lent d'hérédité dominante.
Le diagnostic repose parfois sur l'électromyogramme et la biopsie musculaire. Souvent il nécessite des *explorations très spécialisées* (investigations *in vitro*, électrophysiologiques, ultastructurales et immunocytochimiques rarement pratiquées en France).
Les myasthénies congénitales sont des signes de synaptopathies qui se séparent en trois groupes : anomalies présynaptiques, anomalies synaptiques et anomalies post-synaptiques.

Anomalies présynaptiques (5 % des cas)

- Déficit en CAT (choline-acétyltransférase) traduit par des épisodes brutaux de dyspnée et même d'apnées épisodiques déclenchées par la fièvre ou une infection même chez un sujet âgé. L'origine est une mutation du gène de la CAT.
- Raréfaction des vésicules synaptiques réduisant les quanta d'acétylcholine libérée. Ces deux formes sont sensibles aux anticholinestérasiques.

Anomalies synaptiques (10 % des cas)

Par déficit d'acétylcholinestérase (AChE) avec déficit des muscles axiaux, ptôsis, ophtalmoplégie, lenteur de contraction pupillaire à la lumière, scoliose chez l'enfant. Le potentiel d'actions se dédouble après

Tableau XVI - Caractères génétiques des myasthénies congénitales

	Hérédité	Chromosome	Protéine
1. Canal lent	AR	2q24, 17p, 2q33	Récepteur cholinergique nicotinique
	AD AR	17p13	Récepteur cholinergique nicotinique
2. Canal rapide	AR	2q, 17p	Récepteur cholinergique nicotinique
3. Déficit récepteur acétylcholine	AR	17p, 2q	Récepteur nicotinique
4. Déficit en rapsyne	AR	11p11	Rapsyne
5. Déficit en CH A transférase	AR	10q	Choline A transférase
6. Déficit ACH plaque terminale	AR	3p	Collagène like sous-U
7. Déficience en MUSK	AR	9q	Récepteur tyrosine kinase
8. Familiale des ceintures	AR	4p	Docking protéine 7
9. Canal sodium	AR	17q	VGCNA
10. Avec épidermolyse bulleuse	AR	8q	Plectine

stimulation unique, les anticholinestérasiques sont sans effet. La biopsie montre l'absence d'AChE sur la plaque motrice par technique de Koëlle. Les mutations portent sur le gène du collagène Q (COLQ) ou de la laminine bêta-2 ou de l'agrine (cette dernière serait sensible à l'éphédrine).

Anomalies post-synaptiques (85 % des cas)

Le syndrome du canal lent, seule maladie dominante, est caractérisée par un allongement du temps d'ouverture du récepteur d'acétylcholine. Elle se manifeste chez l'enfant ou chez l'adulte avec une amyotrophie particulière de la ceinture scapulaire et des extenseurs des doigts des mains, ptôsis discret ou absent, décrément sur l'électromyogramme, avec dédoublement du potentiel moteur après stimulation unique, destruction des plis post-synaptiques en microscopie électronique. Le sulfate de quinidine normalise la durée d'ouverture du récepteur.

Le syndrome du canal rapide est rare et peu spécifique. Le temps d'ouverture du récepteur RACh est raccourci créant une anomalie en miroir du syndrome du canal lent. Une arthrogrypose coexiste parfois, diaminopyridine et anticholinestérasique sont efficaces.

Le déficit en récepteurs d'acétylcholine (28, 29, 35) débute dans l'enfance (faiblesse généralisée, ophtalmoplégie), évolue parfois chez l'adulte (chute du menton, maladresse au cours du sport). Une biopsie des muscles intercostaux permet le marquage des récepteurs qui sont en nombre réduit. Les anticholinestérasiques sont actifs. Les mutations siègent sur le gène codant une sous-unité du RACh.

Le déficit en plectine s'accompagne parfois d'une myasthénie congénitale chez un enfant avec épidermolyse bulleuse.

Les mutations du gène de la rapsyne (qui fixe le RACh post-synaptique) donnent un syndrome myasthénique qui se manifeste soit par une faiblesse musculaire modérée avec ptôsis, soit par une hypotonie sévère avec arthrogrypose et troubles respiratoires graves.

Les mutations du gène DOK7 créent à la naissance une hypotonie avec troubles respiratoires et plus tardivement un déficit des ceintures et des extenseurs des doigts avec ptôsis, ophtalmoplégie, troubles bulbaires et respiratoires, scoliose. Une ventilation assistée est nécessaire. Des mutations du gène du canal sodium musculaire sont rarement en cause. L'Ephédrine (15 à 90 mg/j) aurait un effet utile.

Les divers caractères génétiques des myasthénies congénitales apparaissent sur le tableau XVI. ■

Points importants à retenir

- L'intolérance musculaire à l'effort (myalgies, crampes, myoglobinurie) nécessite un dosage de la lactacidémie d'effort sous ischémie et souvent une biopsie musculaire. Les causes les plus fréquentes sont les défauts de dégradation du glycogène (maladie de McArdle), les déficits en enzymes mitochondriales (carnitine - palmityl - transférase), le syndrome musculaire d'effort avec hyperthermie (proche de l'hyperthermie maligne peranesthésique).

- Le syndrome de fatigue chronique proche de la fibromyalgie ne repose pas sur un substrat organique.

- La fatigabilité intermittente est un trouble de jonction neuromusculaire. La myasthénie auto-immune (ptôsis, diplopie, troubles pharyngolaryngés) s'accompagne d'anticorps anti-récepteurs d'acétylcholine. Elle est sensible aux anticholinestérases et nécessite souvent une thymectomie.

- Le syndrome myasthéniforme d'Eaton-Lambert est en général secondaire à un cancer bronchique. Il est caractérisé par une augmentation d'amplitude des potentiels après stimulation à fréquence rapide.

Références bibliographiques

19. Andreu AL, Hanna MG, Reichmann H, *et al.* (1999) Exercise intolerance due to mutations in the cytochrome b gene of mitochondrial DNA. N Engl J Med 341: 1037-44
20. Aquaron R, Berger-Lefranc JL, Pellissier JF, *et al.* (2007) Molecular characterization of myophosphorylase deficiency (McArdle disease). 10 new mutations. Neuromuscular Disord 17: 235-41
21. Aubert S, Salort-Campana E, Franques J, *et al.* (2009) Myasthénie séronégative et myasthénie avec anticorps antiMUSK : une série rétrospective de 20 cas. Rev Neurol 165: 901 -10
22. Brumback RA, Staton RD, Susag M (1981) Exercise-induced pain, stiffness, and tubular aggregation in skeletal muscle. J Neurol Neurosurg Ps 44: 250-4
23. Desnuelle C, Pellissier JF, de Barsy TH, *et al.* (1990) Intolérance à l'exercice par déficit en carnitine palmityltransférase. Rev Neurol 146: 231-4
24. Desnuelle C, Buteri C (1980) Myopathie métabolique. Encycl Med Chir Neurol A10 : 2003-13p
25. Di Mauro S, Tonin P, Servidei S (1992) Metabolic myopathies. In: Rowland LP, Di Mauro S (eds.) Myopathies. Handbook of clinical neurology. Elsevier, Amsterdam 18: 479-526
26. DiMauro S, Bruno C (1988) Glycogene storage diseases of muscle. Curr Opin Neurol 11: 477-84
27. Drachman DB (1994) Myasthenia gravis. N Engl J Med 330: 1797-810
28. Engel AG, Lambert EH, Gomez MR (1977) A new myasthenic syndrome with end-plate acetylcholinesterase deficiency, small nerve terminals, and reduced acetylcholine release. Ann Neurol 1: 315-30
29. Engel AG, Ohno K, Bouzat C, *et al.* (1996) End-plate acetylcholine receptor deficiency due to nonsense mutations in the e subunit. Ann Neurol 40: 810-7
30. Figarella-Branger D, Pellissier JF, Perez-Castillo AM, *et al.* (1991) Myopathie lentement progressive avec accumulation d'agrégats tubulaires. Rev Neurol 147: 586-94
31. Fishbein WN, Armbrustmacher VW, Griggin JL (1978) Myoadenylate deaminase deficiency: a new disease of muscle. Science 200: 545-8
32. Goulon M, Gajdos P, Goulon-Goëau C (1987) La myasthénie, modèle de maladie par auto-anticorps. Ann Méd Interne 138: 441-61
33. Haller RG, Clausen T, Vissing J (1998) Reduced level of skeletal muscle NA+ K+ ATPase in McArdle's disease. Neurology 50: 37-40
34. Lundh H, Nilsson O, Rosen I (1977) 4-aminopyridine--a new drug tested in the treatment of Eaton-l.ambert syndrome. J Neurol Neurosurg Ps 40: 1109-12
35. Ohno K, Engel AG, Brengman JM, *et al.* (2000) The spectrum of mutations causing end-plate acetylcholinesterase deficiency. Ann Neurol 47: 162-70
36. Oosterhuis H (1984) Myasthenia gravis. Churchill Livingstone, Edinburgh
37. Serratrice G, Pouget J, Azulay JP (1999) Exercise intolerance and Muscle Contractures. Springer Verlag
38. Serratrice G, Vildé JL (1991) Syndrome de fatigue chronique. Chronic fatigue syndrome. Springer Verlag
39. Serratrice G, Pellissier JF (1997) Tubular aggregates myopathy. In: Fukuyama Y, Osawa M, Saito K (eds.) Congenital muscular dystrophy. Elsevier, Amsterdam, 321-8
40. Serratrice G, Pellissier JF, Aquaron R, *et al.* (1986) Le déficit en AMP désaminase, maladie ou syndrome. Rev Rhum Osteoartic 53: 673-6
41. Vincent A (1999) Immunology of the neuromuscular junction and presynaptic nerve terminal. Curr Opin Neurol 12: 545-51
42. Warhol MJ, Siegel AJ, Evans WJ, *et al.* (1985) Skeletal muscle injury and repair in marathon runners after competition Am J Physiol 118: 331-9

Chapitre 3

Le muscle enraidi

Chapitre 3

Le muscle enraidi

- Les trois types de contractures musculaires
- Les rétractions des dystrophies musculaires
- Une rigidité musculaire fulminante lors d'anesthésies générales à l'halothane

Le muscle enraidi : des contractures aux rétractions et aux raideurs musculaires

Les trois types de contractures musculaires

Une contracture est un raccourcissement involontaire, transitoire ou durable, douloureux ou non, d'un ou plusieurs muscles striés.
Trois types de contracture peuvent être distingués selon leur sémiologie et leur mécanisme de survenue (47, 48).

Les contractures antalgiques, secondaires à la douleur qui les précède et qu'elles tendent à compenser

Elles ont la signification d'un réflexe nociceptif.
Le point de départ du réflexe se situe *dans l'articulation lésée*. Le réflexe passe par une voie polysynaptique dans la moelle épinière. Les fibres afférentes font synapse avec le motoneurone alpha dans la moelle épinière et vont créer la contracture.
La contracture est *transitoire* et s'atténue ou disparaît temporairement lorsque l'articulation lésée est relâchée ou réduite. Inversement, la contracture est provoquée ou exacerbée par toute action mécanique exercée sur l'articulation. Ainsi, une activité électrique survient dans les muscles paravertébraux contracturés en position assise, mais disparaît avec l'hyperextension du rachis.
Un des meilleurs exemples de contracture antalgique est celui des *atteintes lombaires discales*. Les articulations vertébrales atteintes sont immobilisées par la contracture qui est susceptible de s'atténuer dans certaines positions. Parfois cependant, cette contracture devient chronique, créant une hyperlordose. Le signe de Lasègue est attribué à une douleur dont le départ est une tension d'une racine nerveuse provoquant une contracture transitoire et localisée des muscles paravertébraux et des muscles postérieurs de la cuisse. D'autres exemples se trouvent dans le signe de la « corde de l'arc » témoignant d'une contracture paraspinale unilatérale dans la spondylarthrite ankylosante, dans certains torticolis douloureux, dans la contracture dorsale de certaines dorsalgies fonctionnelles. Les muscles des ceintures sont également le siège de contractures : adducteurs dans la pathologie de la hanche, trapèze dans certaines professions, chez les dessinateurs ou les guichetiers.
Les contractures des muscles plantaires sont également professionnelles, surtout chez les danseuses.

Les contractures algiques, primitives, à l'origine de la douleur

Elles diffèrent fondamentalement des précédentes dans lesquelles la douleur est le stimulus primaire créant la contracture. Ici, la contracture est le phénomène primitif et est à l'origine de la douleur. Le point de départ n'est pas une articulation mais soit le muscle lui-même, soit une activité anormale du système nerveux central induisant la contraction musculaire.

Une seconde différence est la variabilité des signes, tenant aux points de départ multiples, à l'origine de crampes, de contractures métaboliques ou de sémiologie plus élaborée comme le syndrome de « l'homme raide ».
La forme la plus commune de contracture algique est la crampe musculaire, longuement étudiée précédemment et à différencier des contractures métaboliques qui ne sont pas de véritables crampes et sont étudiées ailleurs, de même que la neuromyotonie.

Le syndrome de l'homme raide (*stiff man ou stiff person syndrome*)

Cette variété rare est caractérisée par une *rigidité variable et progressive* des muscles surtout axiaux et proximaux, entrecoupée d'*accès de spasmes douloureux* déclenchés par les mouvements, les bruits, les émotions. L'association fréquente à des maladies immunologiques et surtout à un diabète de type I a orienté la pathogénie vers une dysimmunité (47).

Rigidité et accès de spasmes

Rigidité et accès de spasmes dominent la sémiologie.
La maladie s'installe chez un adulte jeune. Une rigidité musculaire ou des spasmes d'abord légers et intermittents portent initialement sur des groupes musculaires isolés. Parfois, le début est fait de spasmes brusques et intenses localisés à un groupe musculaire. D'autres fois, il s'agit de crampes des muscles abdominaux évoluant pendant plusieurs années.

La rigidité est d'aggravation progressive (fig. 42). Les muscles deviennent peu à peu durs « comme des planches », d'une dureté intense. Elle devient permanente, sauf parfois sous l'effet de l'exercice.

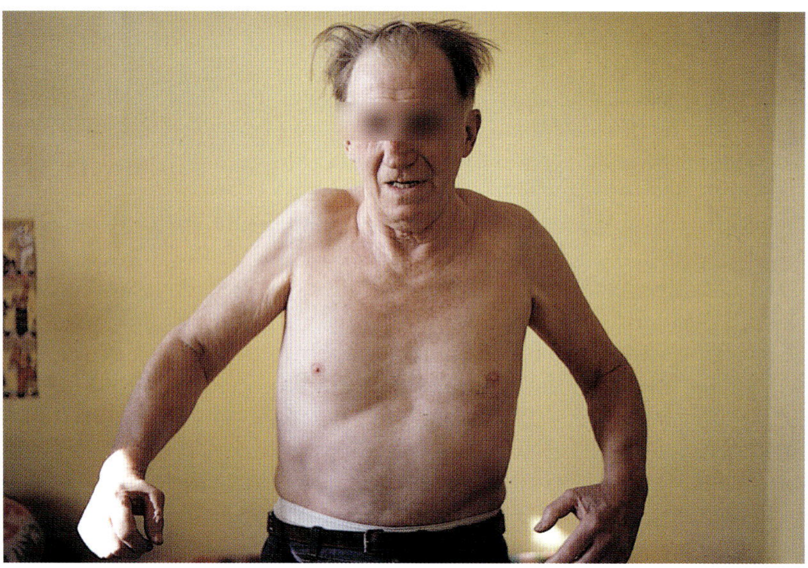

Fig. 42 - Syndrome de l'homme raide : rigidité progressive avec spasmes brusques et hyperdouloureux.

Tous les muscles peuvent être atteints par la rigidité, souvent de façon symétrique, aussi bien les muscles axiaux que ceux des ceintures ou des extrémités. Les déformations rachidiennes sont le plus souvent une hyperlordose lombaire. Lorsque la rigidité prédomine sur la région cervicoscapulaire un *haussement d'épaules* permanent persiste, le cou plongeant dans le thorax. Dans les cas évolués, une hypertrophie des muscles paraspinaux survient. L'expansion du thorax est limitée. Les muscles des ceintures et les muscles abdominaux sont rigides. Les membres inférieurs sont souvent en rotation interne et en adduction (avec contraction des muscles agonistes et antagonistes) parfois en flexion. Les pieds sont en varus équin. Dans de rares cas, la rigidité se limite aux membres inférieurs. Aux membres supérieurs, l'attitude en « main d'accoucheur » est fréquente. La démarche est enraidie. Le patient redoute de traverser sans aide un espace libre. Les mouvements des articulations sont limités sans altération du jeu articulaire, ni anomalies radiologiques.

Les accès de spasmes musculaires douloureux s'aggravent peu à peu et évoluent. Leur déclenchement est favorisé par divers facteurs : émotion, bruit, froid, palpation ou mobilisation des muscles. L'accès débute par des douleurs d'intensité variable mais parfois atroces. *Les spasmes ont l'allure de crampes violentes pouvant faire évoquer les redoublements de contracture du tétanos avec opisthotonos.* Leur intensité est parfois telle qu'elle entraîne une chute d'une seule pièce, des fractures, ou a pu faire plier des clous de Smith-Petersen. La durée et la reproduction des accès sont assez anarchiques. Parfois leur durée dépasse plusieurs jours. Ils peuvent par la fréquence de leurs récidives et par l'intensité des phénomènes douloureux aboutir à un état d'invalidité. Des sueurs profuses sont fréquentes pendant les spasmes, de même qu'une élévation de la tension artérielle et que des signes hyperadrénergiques : palpitations, tachycardie.

L'évolution

Elle se fait de façon régulière et progressive. La rigidité s'accentue et l'impotence motrice augmente. Le sujet devient un véritable « homme de bois ». Il se déplace entièrement soudé, en une seule pièce. La mort survient habituellement par dénutrition et par cachexie en quelques années, 6 à 15 ans en moyenne. L'arrêt brusque des benzodiazépines peut entraîner une mort brutale par spasmes respiratoires. Parfois l'hyperactivité sympathique due à la perte de l'inhibition GABA-ergique (acide gamma-amino-butyrique) sur le tractus intermediolateralis entraîne une dysautonomie fatale brutale avec hyperthermie, tachypnée, tachycardie, hypertension artérielle.

Les examens complémentaires

L'EMG montre une *activité continue de potentiels* d'unités motrices normale, synchrone dans les muscles agonistes et antagonistes lors du mouvement volontaire. Les potentiels sont de forme normale. L'activité disparaît pendant le sommeil, est abolie après anesthésie générale, rachianesthésie, bloc nerveux ou neuromusculaire ou après injection intraveineuse de diazépam.

Le liquide céphalorachidien est normal. Parfois, une bande oligoclonale ou une élévation des immunoglobulines G sont présentes.

Dans un tiers des cas existe un *diabète sucré de type I*. De même, des anomalies glucidiques sont fréquentes : glycosurie sans hyperglycémie, courbe d'hyperglycémie provoquée de type prédiabétique, évolution ultérieure vers un diabète sucré, hérédité diabétique.

Des maladies auto-immunes sont associées dans 40 % des cas : thyroïdite d'Hashimoto, maladie de Basedow, myasthénie, insuffisance surrénale, vitiligo, anémie de Biermer.

Des anticorps anti-GAD (acide glutamique décarboxylase, enzyme synthétisant le GABA en transformant l'acide glutamique en GABA) sont présents dans le sang et le LCR dans 40 à 80 % des cas.

De même des anticorps anticellules pancréatiques ont été trouvés chez des patients non diabétiques, et leur antigène est commun à celui du GAD. D'ailleurs, les cellules bêta du pancréas endocrine contiennent de grandes concentrations de GABA. Cela montre l'intérêt de la détection de hauts titres d'anticorps antipancréatiques.

La présence d'anticorps anti-GAD est cependant inconstante, faisant apparaître des sous-groupes :

- forme auto-immune, plutôt féminine, associée à une maladie auto-immune, diabète surtout, avec présence d'anticorps anti-GAD, anticellules bêta du pancréas et anti-organes (thyroïde, estomac) ;
- forme paranéoplasique, plutôt masculine avec uniquement anticorps non spécifiques (antinucléaires, antimuscles) et surtout antiamphiphysine ;
- forme idiopathique avec anticorps non spécifiques mais sans anticorps anti-GAD.

L'origine de la maladie paraît dépendre d'un point de départ spinal : altération du circuit de Renshaw réduisant l'inhibition récurrente des motoneurones alpha. Une hyperactivité gamma a également été soupçonnée cependant une composante supra-spinale est suspectée en raison, entre autres, de la diminution de la rigidité lors du sommeil. Les seuls traitements médicamenteux actifs sont les benzodiazépines, en particulier le diazépam agissant sur les récepteurs GABA mais d'efficacité inconstante, ou encore le baclophène et le valproate. Les thérapeutiques immunosupressives sont particulièrement indiquées, corticothérapie, plasmaphérèse, immunoglobuline à forte dose par voie veineuse.

Un défaut de relaxation musculaire inhabituel : le syndrome de Brody

Ce syndrome rare est caractérisé par un *relâchement musculaire insuffisant* par diminution de l'incorporation du calcium par le réticulum sarcoplasmique après exercice (43).

Un mécanisme complexe

Lors d'une stimulation du tubule T, le calcium contenu dans les citernes du réticulum sarcoplasmique est relâché dans le compartiment myofibrillaire afin de déclencher le glissement des filaments, produisant ainsi une force. Par la suite, la concentration en calcium du compartiment myofibrillaire est rapidement ramenée à son niveau de repos, grâce à l'incorporation du calcium dans la lumière du réticulum sarcoplasmique de par l'action de la calcium ATPase localisée dans la membrane du réticulum. Ainsi, il est essentiel, pour assurer une relaxation normale, que l'enzyme de transport calcium-ATPase fonctionne normalement. Un déficit en calcium ATPase du réticulum sarcoplasmique est à l'origine du syndrome (45, 46).

Sémiologie du syndrome de Brody

La transmission est variable, autosomique dominante ou récessive ou sporadique, elle survient chez l'homme dans la deuxième ou troisième décennie.

La sémiologie est marquée par un enraidissement et une faiblesse modérés à l'exercice, ayant pu débuter dans l'enfance, mais permanents. Un défaut de relaxation affecte les extrémités des membres et la face. À l'effort, le sujet a de la difficulté à desserrer le poing comme au cours d'une myotonie mais aucune averse n'est enregistrée sur l'EMG qui comporte d'abondants potentiels d'unité motrice. De plus, la poursuite de l'exercice aggrave les symptômes. Des crampes sont fréquentes.

La lactacidémie, normale au repos, augmente considérablement à l'exercice. La biopsie musculaire montre des aspects de nécrose, une atrophie des fibres de type II et l'absence de calcium ATPase du réticulum sarcoplasmique dans les fibres de type II. De plus, l'incorporation du Ca^{++} est diminuée dans le réticulum sarcoplasmique.

Étude génétique

L'étude génétique met en évidence une mutation du gène de l'ATP2A1, situé sur le chromosome 16 (16q 12) qui code pour la protéine SERCA1 du réticulum sarcoplasmique. Il se produit un déficit en ATPase entraînant un trouble de la recapture du calcium par le réticulum sarcoplasmique. La concentration en calcium augmente dans le cytosol, d'où la survenue de crampes, de nécrose, de contractures et de douleurs.

Thérapeutique

La thérapeutique par vérapamil et dantrolène est efficace en attendant les éventuels effets de la thérapie génique.

Une myosinopathie avec rétractions

Une myosinopathie avec rétractions congénitales et ophtalmoplégie (chromosome 17p13) est due à un déficit en MYH2, chaine lourde de myosine (fibres rapides).

Les contractures analgiques et les rétractions

La contracture analgique

Elle réunit des formes assez diverses se situant entre la contracture myostatique et la contracture myotatique.

La contracture myostatique de Moll

Elle est expérimentale. L'immobilisation de pièces osseuses fixe les muscles qui s'y insèrent à la même longueur. Une contracture, initialement réversible, devient irréversible après quelques semaines, secondaire à des réflexes locaux courts. Les sarcomères se raccourcissent et diminuent de nombre, proportionnellement à la distance imposée entre les insertions tendineuses. Ce type de contracture caractérise celles des séquelles de traumatismes ostéoarticulaires, du syndrome de Volkmann et, pour une part, de la contracture physiopathique de Babinski-Froment dans laquelle les facteurs psychologiques sont cependant prédominants. Tardivement, une fibrose locale se constitue.

L'arthrogrypose

L'arthrogrypose multiple est une maladie congénitale au cours de laquelle les articulations sont fixées et les muscles, enserrés par la fibrose, sont le siège d'une contracture irréversible (fig. 43).

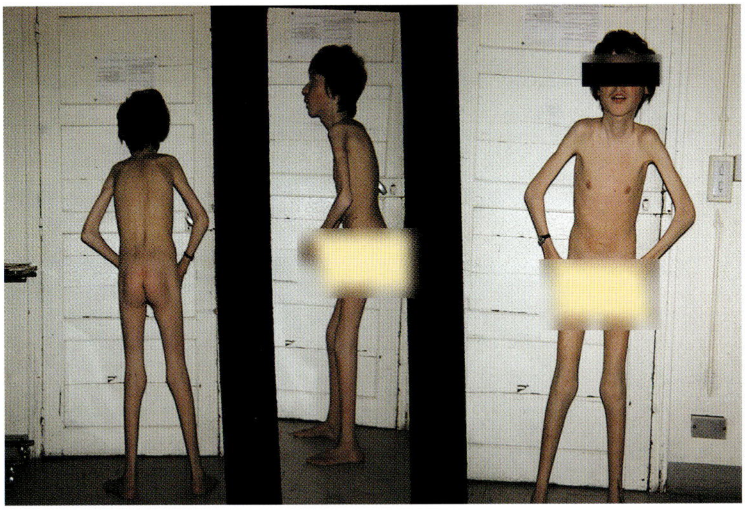

Fig. 43 - Arthrogrypose : rigidité articulaire importante et irréductible.

Les arthrogryposes distales sont séparées en plusieurs groupes génétiques. Elles sont de transmission autosomique dominante.

- Type 1 chromosome 9p13 la protéine étant la tropomyosine.
- Type 2A ou syndrome de Freeman-Sheldon chromosome 17p13, chaîne lourde MYH3 de la myosine. (myosine embryonnaire).
- Type 2B ou syndrome de Freeman-Hall avec trois sous-groupes :
  - chromosome 11p15 :
    - troponine 1 ;
    - troponine 3 ;
  - chromosome 17p13 :
    - troponine 3, myosine lourde.

L'arthrogrypose survient dans des conditions diverses : dystrophies musculaires congénitales, en particulier avec déficit en mérosine, amyotrophies spinales progressives.

Les rétractions précoces de la maladie d'Emery-Dreifuss

La maladie décrite par Emery et Dreifuss est liée à l'X (Xq28). Ses caractères sont évocateurs (44) :

- début *chez un garçon*, entre 2 et 10 ans, par des rétractions précoces (limitation de l'extension des coudes, marche sur la pointe des pieds, limitation de la flexion de la nuque ou syndrome de la colonne vertébrale rigide) ;
- survenue ultérieure d'une *amyotrophie de topographie particulière : humérale aux membres supérieurs ; distale aux membres inférieurs, donc scapulo-huméro-péronière, avec aréflexie tendineuse* (fig. 44);
- vers 15 à 20 ans, *troubles de la conduction cardiaque* évoluant vers une paralysie auriculaire permanente faisant la gravité de la maladie, la mort subite étant fréquente avant 50 ans.

L'électromyogramme montre des tracés mixtes à la fois myopathiques et de dénervation. La biopsie musculaire montre une prolifération importante du tissu fibreux enserrant les fibres.

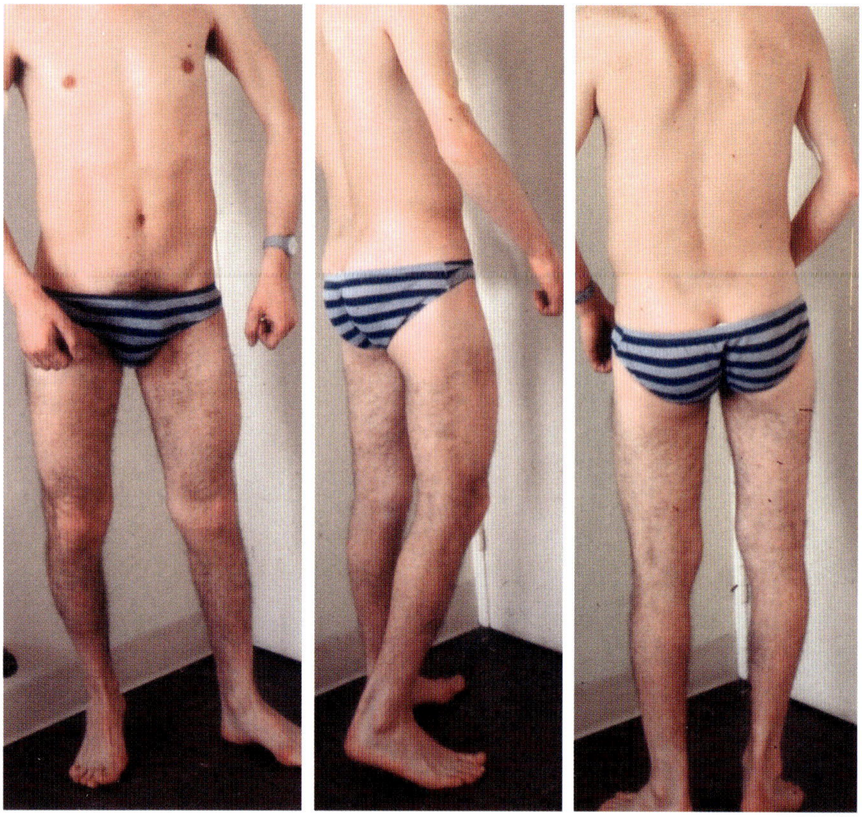

Fig. 44 - Myopathie d'Emery-Dreifuss liée à l'X. Amyotrophie péri-humérale et péronière ; rétraction musculaire précoce (coudes, poignets, genoux, chevilles, trouble ultérieur de la conduction cardiaque (paralysie auriculaire).

Le gène de la maladie dit STA code une protéine de 34 kDa appelée *émerine* en hommage à Emery faisant partie intégrante de l'enveloppe du noyau (fig. 45). Cette notion fut rapidement étendue aux divers composés de la lame nucléaire qui entoure le noyau en formant un réseau régulier intriqué avec l'émerine. La plupart des mutations du gène aboutissent à une émerine tronquée dont la séquence transmembranaire est absente.

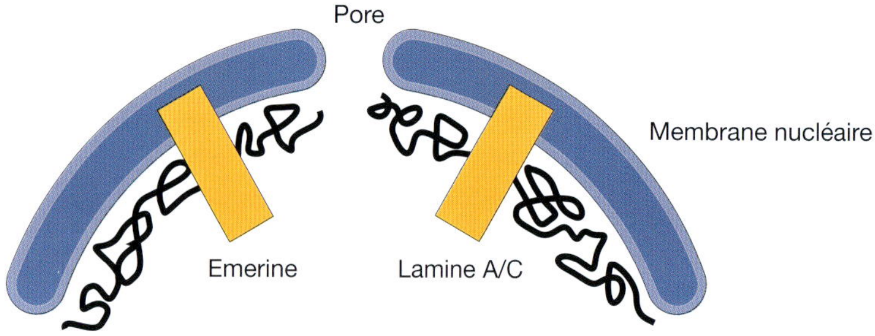

L'enveloppe nucléaire est composée de 2 membranes (interne et externe), de pores et d'une lame interne fibreuse composée de lamine A/C. L'émerine est ancrée sur la membrane interne.

Illustration : © Global Média Santé

Fig. 45 - L'enveloppe nucléaire.

Par la suite sont découvertes des mutations du gène d'autres protéines de l'enveloppe nucléaire : des lamines A et C, dont le déficit est à l'origine de maladies d'Emery-Dreifuss non liées à l'X, ainsi que d'affections différentes, notamment cardiaques.
Les mutations du gène des lamines A et C situées sur le chromosome 1q21 sont à l'origine de 7 affections différentes :

- la forme autosomique dominante de la maladie d'Emery-Dreifuss, dans laquelle l'atrophie humérale est majeure, coexiste avec une hypertrophie des quadriceps et est d'évolution plus sévère ;
- la forme autosomique récessive de la maladie d'Emery-Dreifuss, rare ;
- la myopathie des ceintures dominante avec troubles de la conduction cardiaque. Cette forme classée parmi les myopathies des ceintures, en diffère en raison des troubles de la conduction auriculo-ventriculaire à l'origine de syncopes brutales et de mort subite ;
- une forme cardiaque pure associant une cardiomyopathie dilatée du ventricule gauche ou des deux ventricules et des troubles de la conduction cardiaque. Une arythmie, des manifestations thromboemboliques et la mort subite font partie du tableau clinique ;
- une maladie non musculaire, la maladie de Dunnigan qui est une lipodystrophie distale familiale associée à un diabète. La perte de la graisse sous-cutanée des extrémités associée à une hypertrophie graisseuse cushingoïde proximale pourrait être confondue avec une amyotrophie distale ;
- une dysplasie cranio-mandibulaire avec ostéolyse phalangienne, pigmentation cutanée, lipodystrophie partielle ;
- une forme récessive de maladie de Charcot-Marie-Tooth.
- Quant au déficit en nesprine 1 et 2, il répond à une transmission autosomique dominante.

Ces caractères génétiques apparaissent sur le tableau XVII :

Tableau XVII - Caractères génétiques

	Hérédité	Chromosome	Protéine
1. Type 1 lié à l'X	XR	Xq28	Émerine
2. Type 2 lié à l'X	XR	Xq26	Domaine 4 et demi
3. Dominant	AD	1q21	Lamine AC
4. Récessive	AR	1q21	Lamine AC
5. Déficit en nesprine 1 et 2	AD	6q-4q, 14q23	Enveloppe nucléaire

Les principes généraux du traitement sont ceux de toute dystrophie musculaire avec deux nécessités particulières qui sont la lutte contre les rétractions et la stimulation cardiaque précoce.

Les déficits en collagène VI

La myopathie de Bethlem

D'hérédité dominante, elle débute précocement par des *contractures congénitales* (poignets, coudes, chevilles, torticolis). Elle évolue vers une *faiblesse des muscles des ceintures* s'aggravant peu à peu avec des difficultés à la marche à la cinquantaine. L'immunohistochimie et l'immunoblot sont normaux. Le diagnostic est confirmé par la recherche d'une mutation du gène du collagène VI (alpha 1 et alpha 2 sur le chromosome 21, alpha 3 sur le chromosome 2).

La maladie d'Ullrich

Également due à une mutation sur un gène du collagène VI, elle associe curieusement une *faiblesse proximale avec contractures* (notamment colonne vertébrale rigide) (fig. 46) et une *hypotonie distale* (fig. 47).

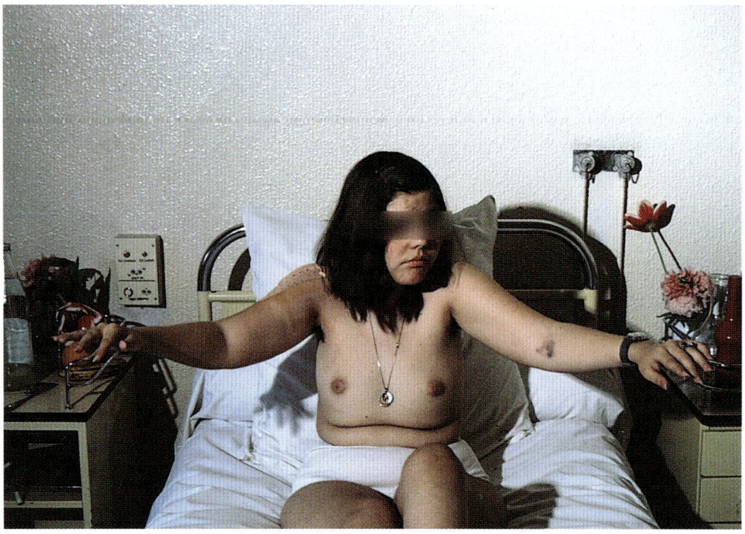

Fig. 46 - La maladie d'Ullrich : rigidité axiale (colonne vertébrale rigide).

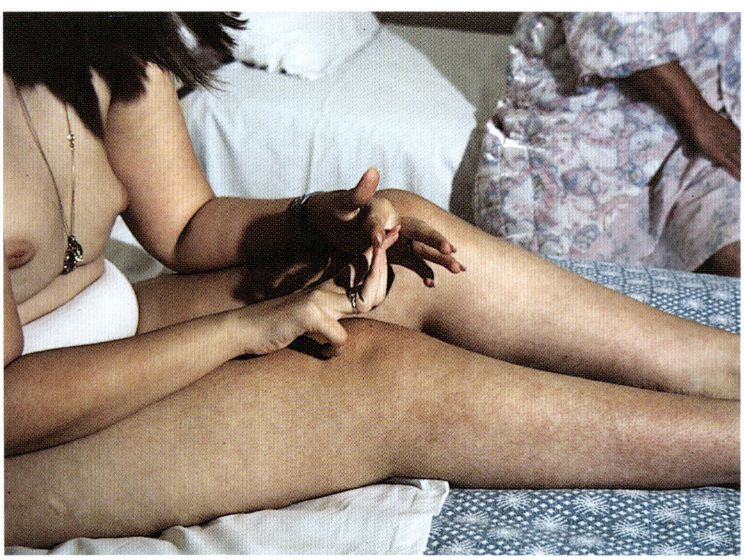

Fig. 47 - La maladie d'Ullrich : hypotonie distale.

Le syndrome d'Escobar

Il associe des rétractions tendineuses diverses à des « ptérygium » multiples avec palmures du cou, des poignets et des genoux. Des mutations du gène du récepteur d'acétylcholine et de la rapsyne en sont l'origine (52).

Les rétractions des dystrophies musculaires

Les rétractions musculaires dans l'acception française (différentes de la nomenclature anglo-américaine qui les nomme contractures) sont des raccourcissements fixés des muscles s'observant dans deux conditions au cours des myopathies.

Les rétractions sont *habituelles dans les dystrophies musculaires*, portant le plus souvent sur le triceps sural, le biceps brachial, les muscles de la nuque, les extenseurs du poignet, les ischio-jambiers. Les principales myopathies à l'origine de rétractions musculaires sont les *dystrophinopathies*, les myopathies congénitales. La contracture est due à une rupture d'équilibre entre les muscles agonistes normaux et les muscles antagonistes faibles. Une fibrose secondaire se constitue et fixe les muscles dans une attitude vicieuse. Les rétractions des dermatomyosites de l'enfant relèvent sans doute d'un mécanisme analogue.
Inversement les contractures, au premier plan cliniquement dans la myopathie d'Emery-Dreifuss et dans la myopathie de Bethlem, ne relèvent sans doute pas d'un tel mécanisme car les muscles insérés au voisinage des articulations ne sont pas déficitaires. Au cours de la myopathie de Bethlem, de transmission de type autosomique dominant, a été mise en évidence une mutation du gène du collagène de type VI expliquant la fibrose et les rétractions.
La brachymyomie est une maladie exceptionnelle définie comme une contracture généralisée en relation avec une brièveté congénitale des muscles. La tête est fléchie en avant, les membres sont en demi-flexion. Une scoliose est fréquente. Les troubles sont plus apparents à l'adolescence lorsque les os ont grandi. Les mouvements d'extension du tronc et des membres sont impossibles, bien que diminués, et tendent les muscles comme des cordes. L'EMG et la biopsie musculaire sont normaux. L'évolution générale est relativement progressive pendant l'adolescence, mais se stabilise à l'âge adulte. La cause de la maladie est inconnue, bien qu'un facteur génétique soit possible. Son origine est vraisemblablement une brièveté musculaire anormale dont la nature fondamentale est soit une rétraction, soit une anomalie anatomique.
Certaines myasthénies congénitales sont associées à d'importantes rétractions.

La contracture myotatique

Elle caractérise la rigidité de la spasticité. La spasticité est étymologiquement une contracture, le verbe grec « *spao* » signifiant contracter. Elle est définie par un trouble moteur dû à l'exagération du réflexe tonique d'étirement, accompagné d'une hyperexcitabilité des réflexes tendineux résultant d'une hyperactivité de l'arc réflexe myotatique (étymologiquement, l'adjectif grec « *tatos* » signifiant étiré). Elle est donc d'origine nerveuse et non musculaire.

Les contractures focales

Ces contractures localisées entrent dans le même cadre des contractures le plus souvent analgiques.

Le torticolis congénital

Le torticolis congénital est une contracture d'un des deux muscles sterno-cléido-mastoïdiens. La sémiologie est faite d'une attitude anormale de la tête, isolée ou associée à d'autres contractures congénitales, parfois familiale et de transmission autosomique dominante.
Parfois, il s'agit d'une *pseudo-tumeur* de ce muscle découverte chez un nouveau-né dont l'attitude est caractéristique, comportant une inclinaison de l'occiput du côté atteint, une projection du menton en avant et en haut du côté opposé. La rétraction musculaire empêche la mobilisation passive de replacer la tête dans une position normale. La rotation de la tête, normale du côté opposé, est limitée du côté atteint. Le muscle est ferme à la palpation et, dans le premier mois de la vie, une véritable tuméfaction musculaire, dure, fusiforme, indolore, devient palpable. Histologiquement, une prolifération du tissu connectif est associée à des néoformations vasculaires, à quelques fibres musculaires résiduelles montrant les aspects de divers stades de la dégénérescence ou de la régénération. La fibrose envahissante prédomine et son importance rend malaisée toute interprétation. Il peut s'agir d'une atteinte musculaire primitive, ou encore du résultat d'un infarctus veineux ou d'une ischémie, de séquelles de traumatisme néonatal, encore que nombre d'enfants soient nés après intervention de césarienne. L'évolution est variable : retour à la normale, torticolis permanent, mais aussi fibrose résiduelle.

Le syndrome de la « colonne vertébrale rigide » (*rigid spine syndrome*, de Dubowitz) (49)

Il est fait d'une contracture permanente, sans déficit, des muscles extenseurs du rachis, surtout cervical, accompagnée de limitation du jeu de certaines articulations et de faiblesse musculaire modérée plus ou moins diffuse (fig. 48).

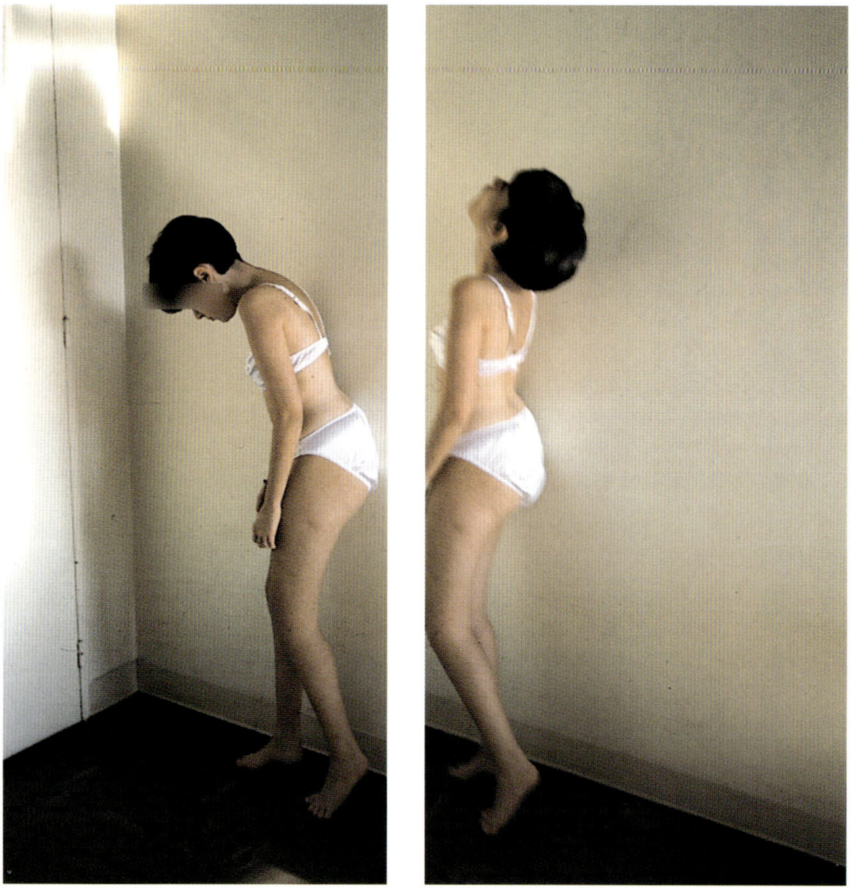

Fig. 48 - Le syndrome de la colonne vertébrale rigide (*rigid spine syndrome*) est isolé ou intégré dans d'autres dystrophies.
Cette jeune patiente ne peut toucher son sternum avec son menton, mais l'extension de son cou est parfaitement conservée.

Les malades sont souvent de sexe masculin. L'âge de début est malaisé à fixer, en général entre 3 et 8 ans, rarement plus tard. La rigidité rachidienne est l'élément prédominant. Elle se traduit au maximum sur la portion cervicale. La flexion du rachis sur le sternum est considérablement limitée, *le menton n'arrivant pas à toucher le sternum*. La raison en est une rétraction des muscles extenseurs de la nuque dont la force est cependant normale. La rotation du rachis cervical est également d'amplitude diminuée. Le dos est souvent plat et une scoliose est également d'amplitude diminuée. En revanche, l'extension du rachis cervical est tout à fait normale. Les rétractions s'étendent souvent à d'autres articulations.

L'évolution, mal connue, paraît dans l'ensemble lente et bénigne, sauf en cas d'atteinte cardiaque sévère. En effet, des manifestations cardiovasculaires sont parfois signalées : tachycardies, extrasystoles, prolapsus de la valve mitrale, anomalies électrocardiographiques. Elles sont parfois suivies de décès. La biopsie musculaire montre souvent une fibrose importante.

Le syndrome de la colonne vertébrale rigide est tantôt isolé parfois lié à une récessivité (1p36, sélénoprotéine N1), tantôt intégré dans une maladie : en particulier la myopathie d'Emery-Dreifuss liée à l'X (Xq28) avec rétractions précoces et troubles secondaires de la conduction cardiaque, la maladie d'Ullrich associant myopathie proximale et hyperlaxité distale (la forme à multiminicores ou la forme à corps de Mallory)ou le groupe imprécis des myoscléroses.

La contracture congénitale du quadriceps

Cette appellation est souvent abusive car, dans beaucoup de cas, il ne s'agit pas véritablement d'une contracture primitive mais d'une atteinte secondaire à des injections intramusculaires, en particulier à des injections multiples de pénicilline. Le quadriceps est le siège d'une contracture progressive limitant l'extension de la jambe sur la cuisse et à l'origine de troubles de la marche. La force est cependant normale. La biopsie musculaire montre des aspects de dégénérescence et de fibrose. L'existence de quelques cas familiaux peut cependant être en faveur de l'origine dystrophique de la maladie.

Le pied-bot congénital

Il est une variété fréquente de contracture congénitale. Il est souvent isolé. Il réalise surtout un pied en varus équin modéré et réductible, parfois bilatéral. Un facteur familial est fréquent. La constatation d'un pied-bot congénital nécessite la recherche d'un facteur neurogène.
les trois groupes de «muscle enraidi» sont schématisés sur l'arbre décisionnel 6.

Arbre décisionnel 6 - « Le muscle enraidi »

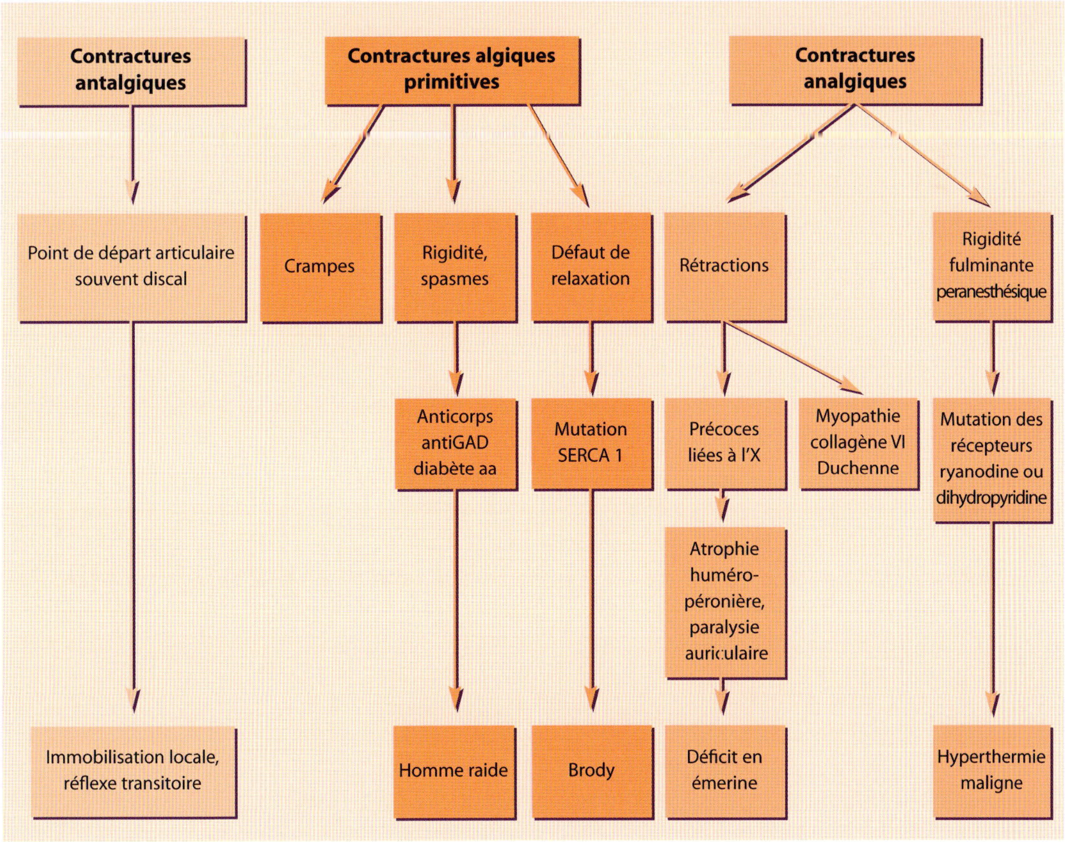

Une rigidité musculaire fulminante lors d'anesthésies générales à l'halothane

Cette maladie familiale dite *hyperthermie maligne*, de transmission autosomique dominante, est une catastrophe anesthésique due à un excès de libération du calcium par le réticulum sarcoplasmique, à l'origine de nombreux décès peropératoires, relativement sensibles à un traitement par dantrolène (50, 51).

Circonstances de début

L'accès survient au cours d'une intervention chirurgicale avec *anesthésie générale par agent fluoré (halothane) ou agent curarisant dépolarisant (succinylcholine) ou l'association des deux.*
Dans la moitié des cas, ce n'est qu'après deux à trois anesthésies que se révèle la maladie.
Les prodromes de l'accès sont dysautonomiques : tachycardie, arythmie, instabilité tensionnelle, fièvre, polypnée, frissons, cyanose, hémorragie, hypertonie avec fasciculations, élévation thermique. Ces signes font craindre le début. La température s'élève à 41° C et plus.

Rigidité

Une rigidité invincible se constitue alors. Elle débute par les muscles masticateurs entraînant un trismus (qui peut être trompeur et faire alors augmenter la dose d'anesthésique). Les quatre membres sont en hyperextension avec une hypertonie fasciculante majeure : griffes des mains, trismus irréversible, hyperréflexie, signe de Babinski. La rigidité finit par devenir de type cadavérique en opistothonos.
Des troubles biologiques sévères peuvent apparaître : acidose métabolique, hémorragie diffuse, rhabdomyolyse, avec myoglobinurie et signes d'insuffisance rénale aigus, taux très élevé de créatine-kinase sérique, hyperlactacidémie, troubles métaboliques divers.
L'anesthésie doit être immédiatement interrompue, le refroidissement et l'administration de dantrolène (inhibiteur de la libération de calcium par le réticulum sarcoplasmique) sont impératifs.
L'évolution est sévère en l'absence de traitement et conduit à la mort dans 80 % des cas.
En revanche, le traitement par dantrolène, seul médicament spécifique, associé à la correction des troubles métaboliques, entraîne une amélioration 9 fois sur 10.

La susceptibilité à l'hyperthermie maligne

Reconnaître la susceptibilité à l'hyperthermie maligne est une démarche pratique essentielle chez les sujets suspects ou chez les membres de la famille devant subir une anesthésie.
Les tests de contracture in vitro (sur un fragment de quadriceps prélevé par biopsie) sont essentiellement des tests à l'*halothane* et les tests à la *caféine*.

Les atteintes musculaires permanentes

Des atteintes musculaires permanentes accompagnent souvent les hypertrophies malignes.

- Hypertrophies localisées à la racine des cuisses contrastant avec une atrophie du vaste interne.
- Hypertrophie des masséters souvent asymétriques.
- Association à la *Central Core Disease* ou myopathie congénitale à axe central de transmission autosomique dominante. Cette myopathie congénitale est souvent associée à une susceptibilité à l'hyperthermie maligne et lui est parente génétiquement. Elle est parfois révélée par une hypotonie néonatale ou plus tardivement par une faiblesse de la ceinture pelvienne avec intolérance à l'effort, crampes. Un ptôsis et une cyphoscoliose sont parfois observés. De nombreuses mutations sont présentes sur le gène RYR1 situé sur le chromosome 19q codant pour un canal calcium du réticulum sarcoplasmique. Le diagnostic se fait sur la biopsie musculaire qui montre des clartés au centre des fibres de type 1.
- Syndrome de King-Denborough associant à une susceptibilité à l'hyperthermie maligne des dysmorphies diverses : petite taille, anomalie rachidienne, cryptorchidie, faciès particulier.

Comprendre la physiopathologie

La maladie est une canalopathie calcium, due à un *excès de libération de calcium par le réticulum sarcoplasmique* (qui normalement pompe le calcium pour provoquer la relaxation musculaire).
Le canal calcium possède deux types de récepteurs :

- le récepteur à la ryanodine. Une mutation du gène de ce dernier RYR1 situé sur le chromosome 19q13.1 est présente chez environ 50 % des familles. Elle est à l'origine d'une fuite de calcium ;
- cette fuite de calcium déclenche une cascade d'événements dont le résultat est une hyperproduction calorique et une rigidité musculaire ;
- le gène du récepteur à la dihydropyridine CACNL1A3 ou CACNAIS localisé sur le chromosome 1q31.q32, second récepteur du canal calcium est également impliqué chez certaines familles ;
- des locus différents (chromosomes 17, 7, 3, 5) sont également connus dont les mutations provoquent un emballement métabolique. ■

Points importants à retenir

■ Les contractures musculaires sont fréquentes et de trois types :

- antalgique : réflexes nociceptifs à point de départ en général articulaire (discopathie), la contracture lutte contre la douleur ;
- algique : la contracture est à l'origine de la douleur : syndrome de l'homme raide avec anticorps antiGAD, syndrome de Brody par diminution d'incorporation du calcium dans le réticulum sarcoplasmique ;
- analgique : il s'agit surtout de rétractions observées dans l'arthrogrypose, la maladie d'Emery-Dreifuss (rétractions précoces, déficit huméro-péronier, paralysie auriculaire) par mutation du gène des lamines A et C, les déficits en collagène VI (maladie de Bethlem et d'Ullrich), dystrophies musculaires, contractures focales diverses (torticolis congénital, colonne vertébrale rigide).

■ L'hyperthermie maligne peranesthésique est à l'origine d'une rigidité musculaire fulminante par mutation du gène du récepteur à la ryanodine ou encore à la dihydropyridine, sensible au dantrolène.

Références bibliographiques

43. Brody I (1969) Muscle contracture induced by exercice. A syndrome attribuable to decreased relaxing factor. N Engl J Med 281: 187-92

44. Emery AE (2000) Emery-Dreifuss muscular dystrophy: a 40-year retrospective. Neuromuscular Disord 10: 228-32

45. Karpati G, Charuk J, Carpenter S, *et al.* (1986) Myopathy caused by a deficiency of Ca2 ATP in sarcoplasmic réticulum (Brody's disease) Ann Neurol 20: 38-49

46. Odermatt A, Taschner PE, Khanna VK, *et al.* (1996) Mutations in the gene-encoding SERCA 1, fastwitch skeletal muscle sarcoplasmic réticulum Ca2+ ATPase, are associated with Brody disease. Nat Genet 14:191-4

47. Rowland LP (1985) Cramps spasms and muscle stiffness. Rev Neurol Paris 141: 261-73

48. Serratrice G (2008) Contractures musculaires. Encycl Med Chir 17007 A 40

49. Serratrice G, Pellissier JF, Pouget J, *et al.* (1984) Le syndrome de la colonne vertébrale rigide et ses frontières nosologiques. Press Med 18: 1129-32

50. Serratrice G, Bendahan D, Kozak-Ribbens G (2005) Hyperthermie maligne. Encycl Med Chir 17171 A 50

51. Serratrice G, Kozak-Ribbens G, Cozzone PJ (1997) Aspects neurologiques de l'hyperthermie maligne. Rev Neurol 153: 304-13

52. Vogt J, Harrison BJ, Spearman H, *et al.* (2008) Mutations analysis of CHRNA1, B1, D and rapsyn gene in multiple pterygium syndrom / Fetal akinesia patients. Am J Hum Genet 82: 222-7

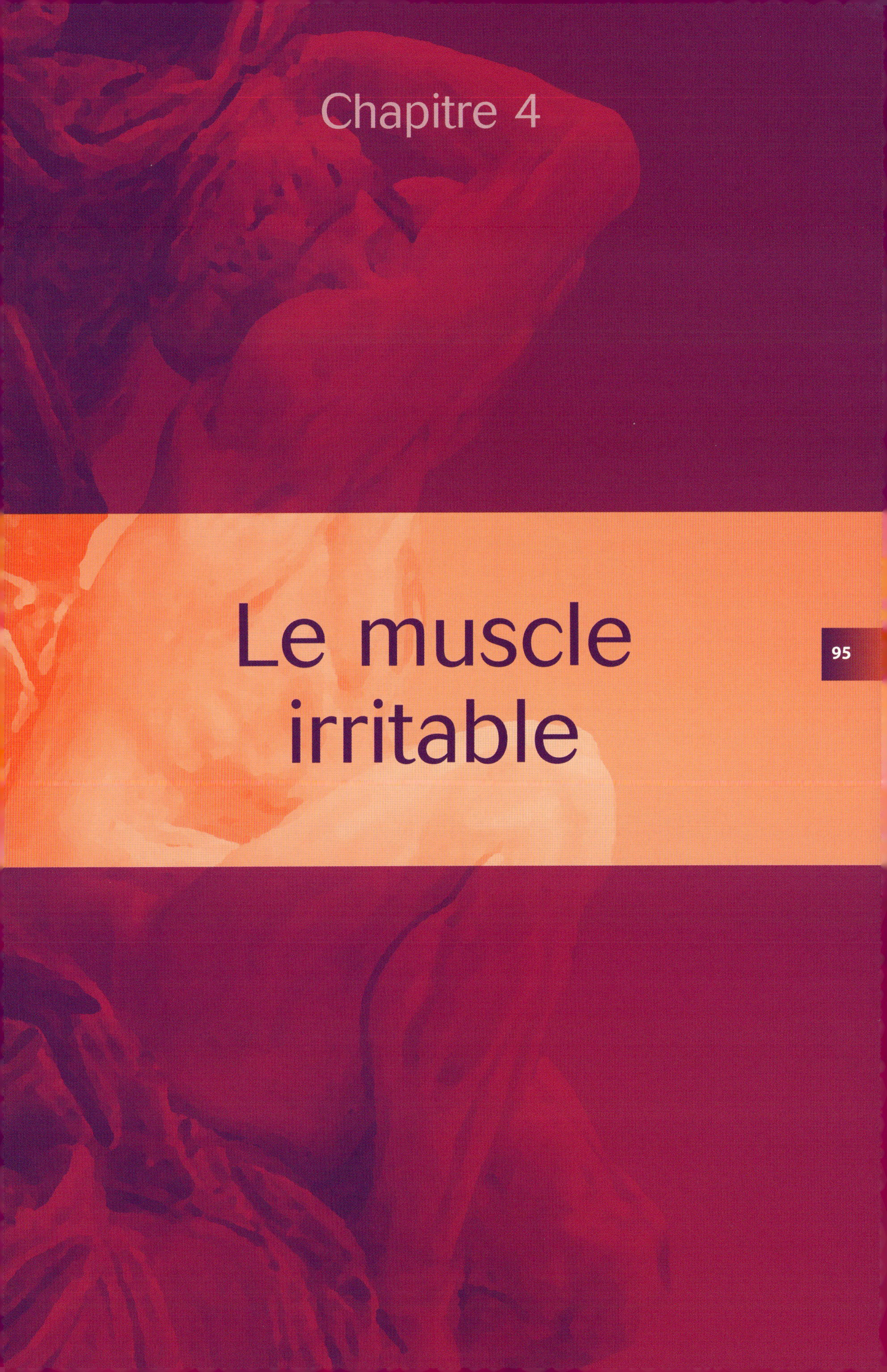

Chapitre 4

Le muscle irritable

Chapitre 4

Le muscle irritable

- L'hyperexcitabilité neuromusculaire
- Les syndromes myotoniques
- Les paralysies périodiques
- Une canalopathie possible : la maladie des ondulations musculaires (*rippling muscle disease*)

Le muscle irritable : du syndrome d'Isaacs aux canalopathies musculaires

Le chapitre des canalopathies musculaires a subi de nombreux remaniements récents concernant l'excitabilité de la membrane musculaire et la notion même de canalopathie musculaire.

Plusieurs groupes différents se distinguent selon les variations de l'excitabilité membranaire (entre hyper- et hypoexcitabilité) :

- du syndrome crampes-fasciculations (syndrome d'Isaacs) à la maladie de Morvan et aux canalopathies potassiques ;
- des syndromes myotoniques, dystrophiques ou non dystrophiques aux canalopathies chlore ;
- des paralysies périodiques aux canalopathies calcium et aux canalopathies sodiques.

Une canalopathie musculaire peut être évoquée cliniquement devant certaines situations :

- la survenue épisodique de manifestations musculaires ;
- leur déclenchement par l'activité physique, le régime alimentaire ou des variations climatiques (froid, chaleur) ;
- des troubles de l'excitabilité musculaire :
  - cliniques : myokimies, myotonies, paralysies intermittentes,
  - électriques : électromyographiques, électrocardiographiques,
- la réponse à des médicaments agissant sur les canaux ioniques : carbamazépine, acétazolamide.

L'hyperexcitabilité neuromusculaire

Elle concernait, au début, des faits isolés de *crampes et de myalgies* avec fasciculations, elle a été le point de départ de la notion de *canalopathie potassique* d'intérêt à la fois théorique et pratique du fait de la réponse à une thérapeutique immunologique.
Les divers syndromes d'hyperexcitabilité neuromusculaire sont bien connus du point de vue clinique et publiés sous des dénominations diverses (myokimies et fasciculations bénignes, algies des membres inférieurs et contractions fibrillaires, syndrome crampes fasciculations) ; le terme le plus utilisé étant celui de syndrome d'Isaacs (60) et surtout de *neuromyotonie* (64) – bien qu'impropre puisqu'il ne s'agit pas de myotonie mais de myokimie. Le point commun à ces syndromes était une hyperexcitabilité des muscles qui concernait au début des faits isolés de crampes et de myalgies avec fasciculations.

La notion d'hyperactivité musculaire d'origine périphérique se traduit sur l'électromyogramme par des activités spontanées : fibrillations (contraction de fibres musculaires isolées, non visibles cliniquement, exprimées par des potentiels brefs de moins de 5 millisecondes), fasciculations (potentiels spontanés d'unité motrice isolés ou groupés, visibles cliniquement), myokimies (décharges brèves et répétées d'unités motrices à un rythme uniforme interrompu par une période de silence, visibles sous la peau sous forme d'ondulations intermittentes).

Les doublets sont des doubles décharges de potentiels d'unités motrices de même taille. Ils deviennent parfois triplets ou multiplets.
L'hyperactivité neuromusculaire est faite de bouffées de potentiels d'action nés dans l'axone moteur pulsant à un rythme élevé (150 à 300 hertz) pendant quelques secondes, à début et fin souvent brusques. Ajoutée aux activités spontanées, la stimulation d'un tronc nerveux est à l'origine de post-décharges de potentiels en nombre variable. Les modifications électromyographiques sont de degré divers selon les cas.

Le point de départ de l'hyperactivité spontanée a été considéré depuis Isaacs comme siégeant dans les *ramifications distales du nerf moteur* périphérique sur trois arguments d'ordre topographique :
- l'hyperactivité est déclenchée par la contraction volontaire ou la percussion nerveuse ;
- elle se poursuit durant le sommeil, l'anesthésie générale, ou après un bloc nerveux proximal (ce qui élimine une origine haute) ;
- elle est abolie par le curare (ce qui est en faveur d'un point de départ dans la jonction neuromusculaire).

Dans de rares cas, l'abolition de l'activité par bloc nerveux proximal avait fait suspecter une origine plus haute mais cette dernière est peu probable.

Quatre degrés de gravité progressive

Quatre degrés de gravité progressive traduisent cette hyperactivité.

Les fasciculations bénignes douloureuses

Elles se limitent à des douleurs des membres inférieurs, souvent accompagnées de crampes, exacerbées par l'exercice. Des fasciculations des membres s'accompagnent de myokimies. L'hyperexcitabilité nerveuse « modérée » s'accompagne d'after discharges (décharges suivant la stimulation nerveuse) sur l'électromyogramme mais sans activité véritablement continue des unités motrices. La prescription de carbamazépine améliore partiellement les symptômes.
Ces formes sont à séparer des fasciculations le plus souvent isolées avec électromyogramme normal, évoluant sur un terrain anxieux, le plus souvent chez l'homme adulte.

Une sémiologie pseudo-myotonique

Elle caractérise une forme plus marquée. Des contractures distales paroxystiques sont à l'origine de spasmes carpopédieux, parfois étiquetés « tétanie normocalcémique » et même de spasmes laryngés. La sudation est excessive. L'électromyographie montre des fibrillations, des décharges myokimiques, des décharges prolongées d'unités motrices. La carbamazépine améliore considérablement les symptômes.

Formes rigides

À un degré de plus s'observent des formes rigides dénommées de façon imagée (syndrome du tatou, chevalier en armure). La posture est enraidie avec contracture permanente à prédominance distale, flexion des poignets, extension des mains. Les réflexes ne sont pas obtenus du fait de la contracture. Une hypertrophie musculaire, conséquence de l'hyperactivité, s'installe dans un quart des cas. L'hyperhidrose est très importante.

Cas avec manifestations centrales

Enfin, des cas comparables à la description de *Morvan* (65) comportent d'importantes manifestations centrales : insomnie majeure, hallucinations, confusion, délire, troubles de la mémoire récente, dysautonomie (transpiration excessive, incontinence urinaire, constipation, arythmie cardiaque) ayant pu faire considérer ces formes comme proches de l'encéphalite limbique. La mort se produit en quelques semaines.

L'origine de l'hyperactivité

Un point de départ distal sur la terminaison nerveuse a été initialement soupçonné par des arguments cliniques.
Une physiopathologie auto-immune est progressivement apparue comme étant compatible avec beaucoup de tableaux d'hyperexcitabilité neuromusculaire. L'association à des maladies dysimmunes diverses est loin d'être rare. Les plus fréquemment notées sont les thymomes, les thymomes eux-mêmes compliqués de myasthénie auto-immune, les syndromes paranéoplasiques des cancers bronchiques à petites cellules ; les syndromes myasthéniques induits par la pénicillamine ; la présence de bandes oligoclonales dans le liquide céphalorachidien.

Les effets favorables des thérapeutiques immunosuppressives sont un argument d'importance, qu'il s'agisse de plasmaphérèses d'immunoglobulines par voie veineuse, des traitements à long terme par prednisolone ou azathioprine.
Enfin des rémissions spontanées, souvent observées dans l'évolution des maladies auto-immunes, sont connues.

Une explication originale a été proposée : le blocage des canaux potassium voltage-dépendant (67). Le mécanisme éventuel par lequel un facteur auto-immun pourrait entraîner une activité neuro-musculaire continue a été suggéré de façon lumineuse par certains, soupçonnant un *blocage des canaux potassium voltage-dépendant par des dépôts d'anticorps* (79).
À l'état normal, la prolongation de potentiel d'action génère une dépolarisation qui entraîne l'ouverture des canaux sodium voltage-dépendant avec brève entrée de Na^+ dans le neurone puis leur inactivation, enfin l'ouverture des canaux potassium voltage-dépendant avec sortie rapide du K^+ conduit à une repolarisation membranaire.
On pouvait donc imaginer que des anticorps inactivant les canaux potassium voltage-dépendant (et favorisant l'entrée de calcium voltage-dépendant) empêcheraient la repolarisation et entraîneraient une dépolarisation prolongée expliquant l'hyperactivité continue.

La confirmation de cette hypothèse a été apportée par des preuves expérimentales indirectes et directes.

- Pour les preuves indirectes, la présence d'anticorps anti-canal potassium chez des patients et leur transfert passif à la souris provoque une augmentation des quanta d'acétylcholine dans la jonction neuromusculaire. Cet effet est analogue à celui des substances bloquant les canaux potassium voltage-dépendant (4-aminopyridine et 3-4 diaminopyridine ou encore alphadendrotoxine marquée à l'iode 125).
  L'activité spontanée serait ainsi générée dans le nœud de Ranvier en raison de la diminution des nombre des canaux potassium voltage-dépendant, plutôt que de leur disparition totale. En outre l'application d'immunoglobuline G des patients sur le ganglion de la racine dorsale du rat, de même que l'application d'aminopyridine bloqueur des canaux potassium, entraîne une activité continue.
- La preuve directe de suppression des courants issus des canaux potassium est apportée par la technique du patch-clamp analysant l'effet du sérum des patients sur une lignée cellulaire particulière. Les techniques de western blot et d'immunomarquage confirment que le sérum des patients réagit avec les terminaisons nerveuses intramusculaires et non avec la plaque motrice ou la fibre musculaire. Une précision complémentaire utilisant la technique de patch-clamp sur une autre lignée cellulaire (Cho K, cells), montre que le sérum des patients réduit électivement le courant potassique sans altérer la cinétique des canaux et n'a aucun effet sur les courants sodiques. Ainsi l'origine dysimmunitaire de beaucoup de syndromes d'hyperactivité nerveuse continue apparaît établie.

Au-delà de l'hyperactivité musculaire dysimmune

C'est à partir d'une part du rapprochement entre maladie de Morvan et encéphalite limbique (tableau XVIII), d'autre part en raison de la présence de neuromyotonie et de myokimies dans des syndromes très divers que s'est étendu le concept de canalopathies potassiques voltage-dépendants faisant partie du *groupe dit Shaker*. En effet, l'hyperexcitabilité continue a une certaine ressemblance aux mouvements spontanés de la « drosophile agitée » (*shaker drosophila*) qui est porteuse d'un gène mutant pour les canaux potassiques voltage-dépendants, identiques au gène humain KCNA1. Dans ce groupe, les mutations ponctuelles du gène de la sous-unité Kv 1-1 des canaux potassiques sont à l'origine aussi bien d'ataxie périodique dominante de type 1 isolée que d'ataxie périodique associée à des myokimies persistantes ou même de myokimies isolées persistantes sans ataxie périodique.

Parmi les nombreuses familles de canaux potassiques voltage-dépendants trois types de mutation sont connus (tableau XVIII).

Tableau XVIII - Le groupe *shaker* KCNA1

Shaker drosophila
• Neuromyotonie, Morvan, encéphalite limbique • Ataxie épisodique dominante type 1 : – isolée, avec myokimies intercictales, épilepsie fréquente ; – avec myokimies permanentes. • Mutations du gène de la sous-unité Kv1-1 (chr 12 p 13)
KCNQ1 : troubles de la repolarisation myocardique « Long QT », arythmie, torsade de pointes, mort subite (chr 11p15-5)
KCNQ2 et 3 : convulsions néonatales bénignes autosomiques dominantes, transitoires (chr 20q13.3 - chr 8q24)

Dans le type Shaker, la sous-unité des canaux potassiques voltage-dépendants KV 1.1 joue un rôle important dans la repolarisation de la terminaison nerveuse motrice. La sous-unité Kv1-1 mutée a un effet négatif sur la fonction du canal potassium et empêche la repolarisation neuronale.
Dans tous ces cas, la thérapeutique peut faire appel à la carbamazépine en cas de fasciculations et de myokimies, mais surtout aux médicaments immunologiques : échanges plasmatiques et immunoglobuline par voie veineuse.

Les syndromes myotoniques

Correspondant à une *hyperexcitabilité de la membrane musculaire*, ils constituent le second groupe d'anomalies de l'excitabilité membranaire avec diminution du seuil d'excitation électrique associé à la tendance des membranes à développer une autostimulation prolongée en réponse à une excitation.
La myotonie est un *retard de la décontraction*, parfois à rechercher systématiquement, difficulté à desserrer les doigts de la main, parfois évidente (raideur généralisée du corps déclenchée par l'exercice et disparaissant avec la poursuite de celui-ci).
Les syndromes myotoniques sont dystrophiques et non dystrophiques, leur classification est indiquée sur le tableau XIX.

Tableau XIX - Classification des syndromes myotoniques

Syndromes myotoniques dystrophiques

- Dystrophie musculaire de Steinert DM1, 19q13
  - Expansion de triplets CGT, protéine DM protéine kinase
- Myopathie myotonique proximale DM2, dominante 3q21
  - Expansion de quadruplets CCTG, zinc finger protein

Syndromes myotoniques non dystrophiques

- Canalopathies chlore 7q35
  - Myotonies congénitales :
    - maladie de Thomsen,
    - maladie de Becker
- Canalopathies sodium 17q23
  - Paramyotonie congénitale d'Eulenburg
  - Myotonie aggravée par le potassium de Gamstorp
  - Complexe adynamie-paramyotonie
- Mutation du perlecan
  - Syndrome de Schwartz-Jampel récessif 1p34.p36

Les myotonies dystrophiques

La dystrophie myotonique de type 1 (DM1)

La dystrophie myotonique de type 1 (DM1) ou maladie de Steinert associe amyotrophie, myotonie et atteinte systémique (59).

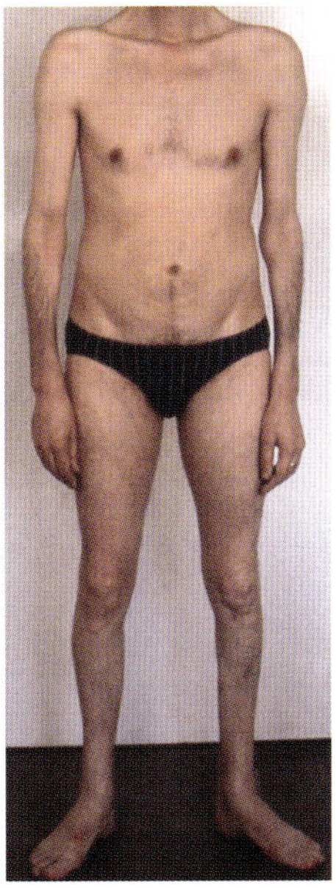

L'amyotrophie (fig. 49)

L'amyotrophie est souvent caractéristique :

- à l'extrémité céphalique (fig. 50) : atrophie des muscles releveurs de la paupière supérieure (ptôsis), des peauciers (faciès inexpressif) et des temporo-masseterins (aspect allongé du visage). *Les sterno-cléido-mastoïdiens* (fig. 51) sont aplatis et atrophiés ;
- à l'extrémité des membres : mains et avant-bras, pieds et loges antéro-externes des jambes avec steppage ;
- une extension proximale tardive : muscles des cuisses, muscles para-vertébraux avec chute de la tête en avant ;
- une extension aux muscles pharyngo-laryngo-palataux avec voix nasonnée ou monotone, troubles de la déglutition ;
- la biopsie musculaire montre souvent des centralisations nucléaires des masses sarco-plasmiques et des fibres annulaires. Mais la nécrose est absente (le récepteur d'apamine est exprimé dans le tissu musculaire) (71).

Fig. 49 - Dystrophie myotonique de Steinert : amyotrophie diffuse à prédominance distale.

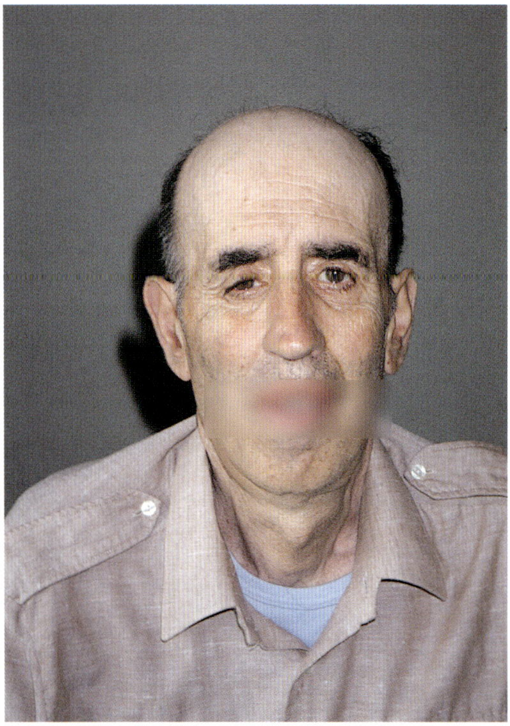

Fig. 50 - Atrophie de la face avec ptôsis et calvitie (maladie de Steinert).

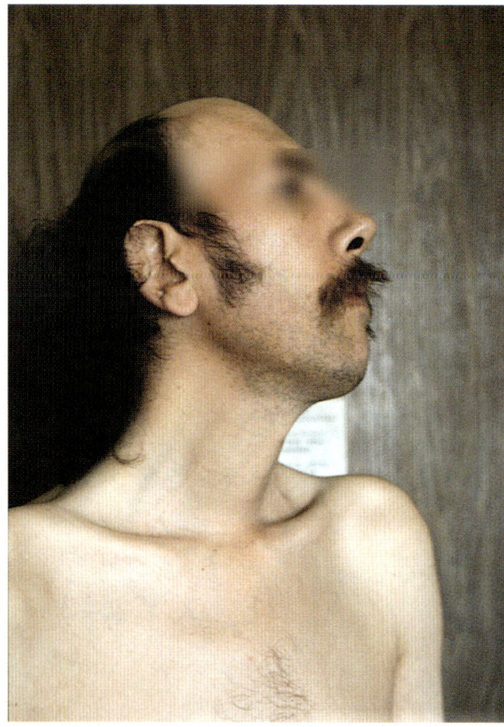

Fig. 51 - Atrophie du sterno-cléido-mastoïdien caractéristique d'une maladie de Steinert.

La myotonie

La mytonie est le témoin de l'altération membranaire marquée par une diminution du seuil d'excitation électrique associée à une auto-stimulation prolongée après excitation.
Elle est définie par un retard de la décontraction musculaire. Elle est spontanée, provoquée et électrique.

La myotonie spontanée prédomine sur les muscles de la main. Elle est nette dans les mouvements de préhension.
Après avoir saisi un objet, avec une certaine force (ouverture d'un bocal) ou après une poignée de main, le patient parvient difficilement à relâcher ses muscles car l'extension des doigts (surtout du pouce) est difficile. Ce phénomène est souvent méconnu.
La myotonie peut intéresser les muscles peauciers de la face et les muscles de la mastication et ceux de la langue. L'atteinte de l'orbiculaire des paupières se décèle lors de l'occlusion forcée. Un asynchronisme du mouvement de la paupière supérieure et du globe oculaire lors d'un regard rapide vers le bas découvre la partie supérieure de la sclérotique (*lid lag phenomenon*).
Ce phénomène myotonique est indolore, diminue et disparaît après répétition de l'effort (phénomène de l'échauffement). La sensibilité au froid est habituelle. De même, la fatigue, une grossesse ou la menstruation peuvent aggraver la myotonie. Au cours de l'évolution de la maladie, la myotonie devient moins nette.

La myotonie mécanique provoquée se cherche par *percussion musculaire* directe, une contraction anormalement prolongée est visible. La percussion de l'éminence thénarienne entraîne un déplacement anormalement prolongé du pouce vers la paume de la main et parfois un bourrelet. La percussion des muscles de la face dorsale de l'avant-bras crée une extension prolongée du poignet et des doigts. Un anneau de constriction apparaît après percussion de la langue (fig. 52).

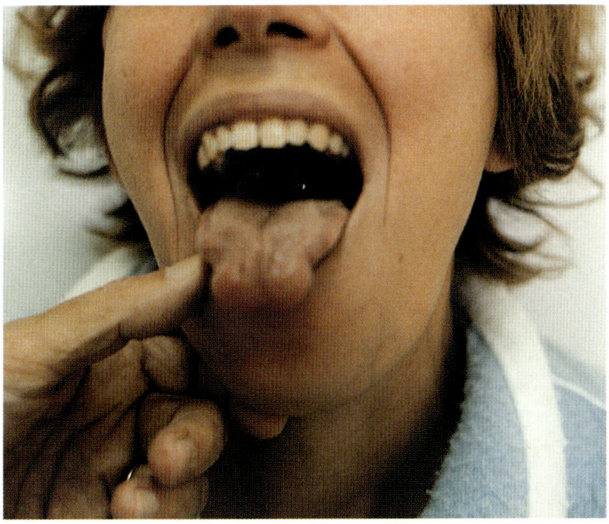

Fig. 52 - Bourrelet myotonique après percussion de la langue par marteau à réflexe : maladie de Steinert.

La myotonie électrique se traduit par des averses myotoniques et une *after discharge*.
L'averse myotonique est une rafale constituée par une décharge répétitive à haute fréquence des potentiels de fibre musculaire. Cette décharge apparaît dès l'insertion ou la mobilisation de l'aiguille dans le muscle. Elle est favorisée par la percussion ou la construction volontaire et dure de 2 à 30 secondes. Son amplitude varie de 10 microvolts à 10 minivolts et sa fréquence est lente de l'ordre de 40 à 60 Hz. La diminution progressive d'amplitude de fréquence des potentiels donne au haut-parleur un bruit caractéristique comparé à celui d'un « avion en piqué ».
Les décharges myotoniques surviennent surtout dans les muscles distaux des membres supérieurs et dans l'orbiculaire des paupières.

L'*after discharge* correspond à la persistance de l'activité interférentielle pendant quelques secondes ou quelques minutes malgré l'arrêt de la contraction volontaire. Elle diminue lentement d'amplitude et de fréquence puis disparaît.
Enfin, les tracés lors de la contraction volontaire sont de type myogène initialement trop riches pour l'effort fourni puis tendant à s'appauvrir. La dystrophie musculaire est confirmée par la brièveté des potentiels d'unité motrice (1 à 6 ms) et leur aspect peu ample (200 à 500 microvolts)(fig. 53).

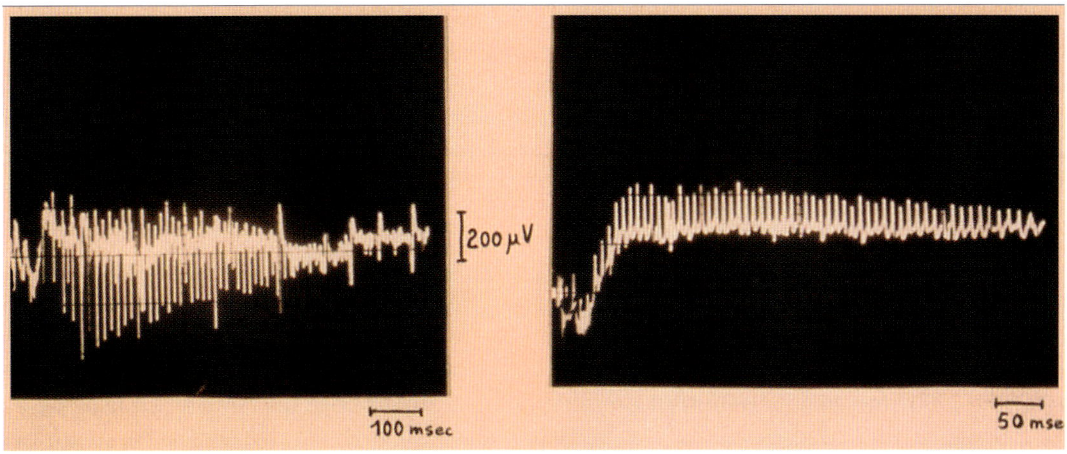

Fig. 53 - Maladie de Steinert : averses myotoniques sur l'électromyogramme.

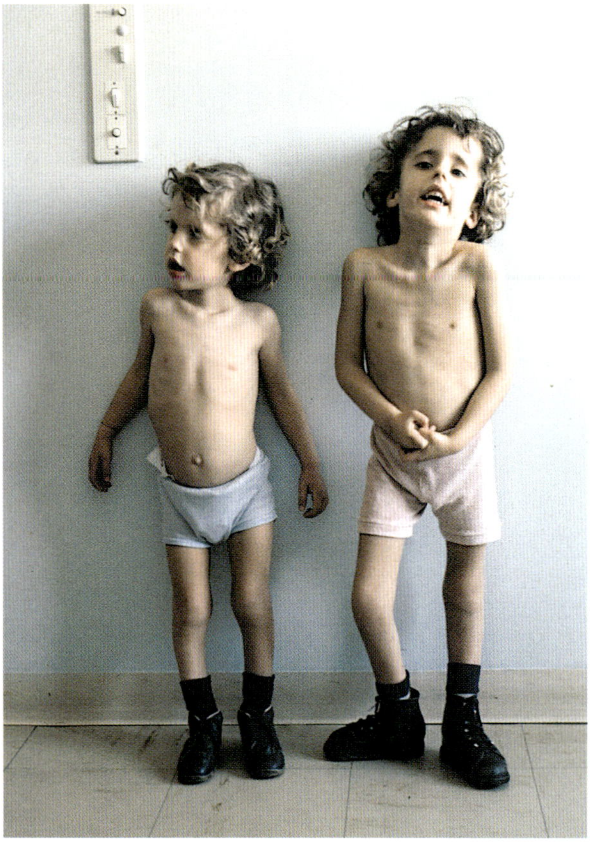

Fig. 54 - Maladie de Steinert néonatale chez deux frères, lèvre supérieure en V renversé.

L'atteinte systémique

Elle est un élément important.

Une *cataracte* bilatérale est présente dans 90 % des cas à la lampe à fente.

La *calvitie* donne un aspect particulier chez l'homme mais aussi chez la femme.

Les troubles *endocriniens* sont surtout génitaux avec atrophie testiculaire parfois perte de la libido et impuissance.

L'azoospermie tardive permet la procréation.

Chez la femme, des anomalies gravidiques sont fréquentes.

Une atteinte cardiaque est fréquente mais tardive avec troubles de la conduction (bloc auriculo-ventriculaire, bloc de branche) et du rythme (bradycardie, fibrillation, arythmie totale).

Les troubles respiratoires résultent à la fois d'une myotonie ou d'une hyperventilation alvéolaire.

L'état psychique est fait d'apathie, d'indifférence, parfois de débilité.

Une **dystrophie néonatale** est faite d'hypotonie, de déformation de la lèvre supérieure en V renversé (fig. 54), de détresse respiratoire. Elle est souvent mortelle.

Le traitement. Les antimyotoniques appartiennent aux anesthésiques locaux qui bloquent les canaux sodium. Quinine et procaïnamide ont été abandonnés. La diphénylhydantoïne est plus active. Les dérivés de la lidocaïne (tocaïnide et mexilétine sont les plus actifs). Les tricycliques peuvent avoir un effet favorable sur les performances.

Génétique. La maladie se transmet sur le mode autosomique et se caractérise de plus par les phénomènes de l'*anticipation* (le début de la maladie étant de plus en plus précoce de génération en génération). Ce mode de transmission héréditaire est un des aspects les plus singuliers de cette affection. À savoir, son expressivité et sa présentation sont très variables d'une famille à l'autre.

On a pu dire que dans la première génération s'observe souvent une cataracte sénile, dans la seconde une cataracte précoce. Dans la troisième génération, la forme complète de la maladie est présente. Enfin, le tableau se dégrade dans la quatrième génération. Les cas sont alors moins nombreux en raison de la réduction de la fertilité.

La génétique moléculaire a apporté l'explication de cette transmission inhabituelle, la maladie de Steinert est en effet une des maladies dépendant d'une amplification anormale des séquences répétitives d'un trinucléotide. Le gène est localisé sur le chromosome 19q13.3.

L'anomalie génétique (54) est la répétition du triplet instable CTG. La répétition de ce triplet peut atteindre 2 000 fois, alors qu'elle n'est présente que 5 à 30 fois chez les témoins. La taille de ce fragment augmente avec les générations de façon parallèle à la sévérité de la maladie. Le produit anormal du gène est la myotonine protéine kinase (MPK) qui a une action membranaire par phosphorylation des canaux ioniques (55).

La myotonie myopathique proximale (*Proximal Myotonic Myopathy* ou PROMM) correspond au type DM2

Elle est également de transmission autosomique dominante mais sa fréquence est moindre et ses caractéristiques sont différentes (66, 73) :

- début à l'âge adulte vers 30 ou 40 ans ;
- faiblesse proximale avec souvent faiblesse des *muscles du tronc* et même camptocormie (fig. 55) ;
- *cataracte* de type endocrinien, insensibilité à l'insuline ;
- taux élevé de *gamma GT* et de créatine-kinase ;
- myalgies fréquentes avec anomalies biopsiques d'interprétation difficile (noyaux internes, fibres anguleuses) ;
- myotonie surtout électrique parfois mal mise en évidence nécessitant des *examens répétés et soigneux* ;
- une liaison au chromosome 3q21 est habituelle. L'anomalie génétique est une expansion de quadruplet CCTG (gène ZNF9).

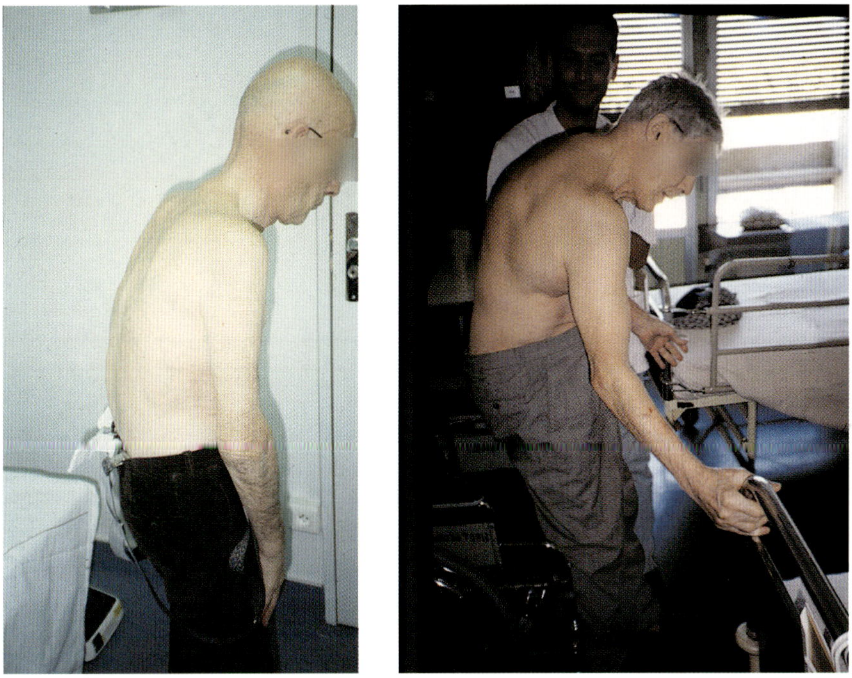

Fig. 55 - Myopathie myotonique proximale (PROMM) avec camptocormie chez deux hommes.

Les myotonies non dystrophiques

Dix fois moins fréquentes que les myotonies dystrophiques, elles s'en séparent par l'absence de dystrophie musculaire, c'est-à-dire de destruction musculaire progressive et s'en rapprochent par une transmission le plus souvent autosomique dominante (62, 63, 78).

Deux groupes principaux sont séparés :

- les canalopathies chlore : les canaux chlore sont impliqués dans la maintenance du potentiel membranaire de repos ainsi que dans la repolarisation membranaire suivant le potentiel d'actions. Les mutations du gène des canaux chlore CLCN1 situées sur le chromosome 7 sont à l'origine de la plupart des myotonies congénitales (maladies de Thomsen et de Becker) ;
- les canalopathies sodium : les canaux sodium sont responsables de l'initiation et de la propagation du potentiel d'action. Les mutations du gène des canaux sodium, situées sur le chromosome 17 causent la plupart des paramyotonies au froid d'Eulenburg ainsi que de la myotonie aggravée par le potassium ou maladie de Gamstorp.

Ces distinctions apparaissent sur le tableau XX.

Tableau XX - Canalopathies musculaires dépendant du voltage
1. Canal sodium : SCN4A - chr17q23
• Paralysie périodique hypokaliémique de Westphall (type 2) : 10 % des cas • Paralysie périodique hyperkaliémique de Gamstorp, paramyotonie congénitale d'Eulenburg et complexe « adynamie-paramyotonie » • Myotonie aggravée par le potassium (fluctuans, permanens)
2. Canal potassium :
• KCNA1, hyperexcitabilité neuromusculaire et groupe Shaker • KCNQ1, syndrome du long QT • KCNQ2 et Q3, épilepsies • KCNJ2, chr 17q, syndrome d'Andersen-Tawil
3. Canal chlore : Cl CN1, chr 7q35
• Myotonies congénitales de Thomsen dominantes et de Becker récessives
4. Canal calcium : CACNL1 chr 1q32 (récepteurs des dihydropyridines)
• Paralysies périodiques hypokaliémiques de Westphall (type 1) : 70 % des cas

Les myotonies congénitales, canalopathies chlore

Les deux variétés de myotonies congénitales (maladies de Thomsen et de Becker) sont des *canalopathies chlore* (61). La myotonie résulte d'une instabilité de la membrane due à une diminution de la conductance du chlore (qui représente normalement 80 % de la conductance totale et s'abaisse ici à 20 % du fait de la diminution du nombre des canaux chlore).

Ceci est à l'origine d'une hyperexcitabilité membranaire complexe donnant la difficulté à la décontraction musculaire. Une seconde conséquence est l'hypertrophie musculaire conférant souvent un aspect athlétique, pouvant être le résultat de l'*hyperactivité musculaire* sur la trophicité du muscle.

La maladie de Thomsen, de transmission autosomique dominante

Le diagnostic repose sur des signes évocateurs (fig. 56) :

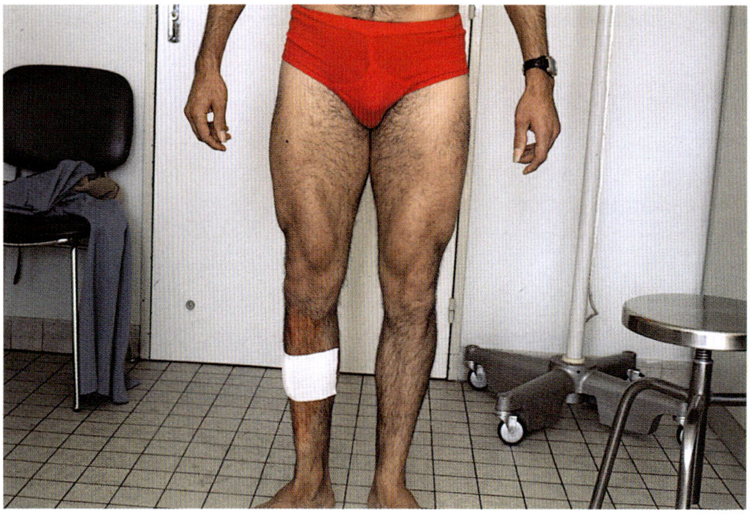

Fig. 56 - Maladie de Thomsen : hypertrophie des quadriceps.

- début dans l'enfance (myotonie palpébrale lors de l'éternuement) plus marquée chez le garçon, plus tardive chez la fille ;
- *sémiologie caricaturale* souvent décelée dans l'adolescence. Le sujet, enraidi par une myotonie généralisée, tombe massivement en avant lorsqu'il veut avancer. Puis la myotonie disparaît avec l'exercice. Cela fait douter de l'organicité et contribue souvent à la découverte de la maladie (chute en avant dans une rangée lors de la scolarité ou du service militaire) ;
- maximale à la puberté, la myotonie s'améliore par la suite. Rarement, elle entraîne des troubles de l'élocution, de la mastication, une diplopie.

L'électromyogramme montre des averses myotoniques abondantes et diffuses ;

- hypertrophie musculaire fréquente avec *aspect athlétique*, herculéen. Elle porte surtout sur les quadriceps, les muscles du mollet, mais s'étend aussi aux muscles de la nuque et des membres supérieurs. Elle persiste toute la vie alors que la myotonie tend à s'améliorer. La biopsie musculaire montre peu d'anomalies, au maximum une hypertrophie des fibres de type 2.

La maladie de Becker de transmission autosomique récessive

Certains éléments de différenciation la séparent de la forme précédente :

- révélation plus tardive entre 5 et 12 ans ;
- *myotonie plus sévère* débutant aux membres inférieurs puis se généralisant avec épisodes de rigidité diffuse après une émotion ou une chute ;
- *hypertrophie musculaire beaucoup plus marquée* avec muscles fermes, mal relâchés, notamment pour les muscles masticateurs ou cervicaux, souvent associée à une faiblesse musculaire diminuant à l'exercice, correspondant à un décrément sur l'électromyogramme ;
- évolution vers l'aggravation entre 20 et 30 ans.

Le traitement des myotonies congénitales repose sur des médicaments diminuant l'excitabilité de la membrane musculaire. La mexilétine, la carbamazépine, la diphénylhydantoïne sont d'une certaine efficacité. La flécaïdine, et chez l'animal la rétigabine, sont à l'étude.

Le complexe adynamie-paramyotonie (canalopathie sodium)

La génétique réunit actuellement deux maladies naguère considérées comme des formes autonomes de myotonie non dystrophique : l'adynamie épisodique de Gamstorp et la paramyotonie congénitale d'Eulenburg.

Ces deux formes, en fait alléliques, sont décrites avec les paralysies périodiques dans le paragraphe suivant : elles sont des canalopathies sodiques réunies sous le terme adynamie-paramyotonie.

Le syndrome de Schwartz-Jampel ou chondrodystrophie myotonique

Très différent, il est dû à un déficit en perlecan (chromosome 1p34.p36). Il est analysé dans le chapitre des hypertrophies musculaires.

Les paralysies périodiques

Elles sont secondaires à une inexcitabilité épisodique de la membrane musculaire (68, 74, 75 et tableau XXI).

Les paralysies périodiques avec dyskaliémie ou avec taux variable du potassium sanguin

Ces paralysies, de transmission autosomique dominante, étaient encore récemment classées en hypokaliémiques (maladie de Westphall), hyperkaliémiques (maladie de Gamstorp) et normokaliémiques. Actuellement, une meilleure compréhension de la physiopathologie les a fait entrer dans le cadre des canalopathies (80).

Tableau XXI - Paralysies périodiques avec canalopathies

Maladie de Westphall, paralysie périodique hypokaliémique
- type 1, canalopathie calcique 70 % des cas
- type 2, canalopathie sodique

Complexe adynamie-paramyotonie
- maladies de Gamstorp et d'Eulenburg : canalopathies sodiques

Paralysie normokaliémique ?

Syndrome d'Andersen-Tawil : canalopathie potassique

Le taux de la kaliémie pendant l'accès ne pouvait être maintenu comme critère étant donné ses variations au cours d'un même épisode paralytique (par exemple lors d'un accès de paralysie hyperkaliémique, celui-ci est fréquemment suivi d'une hypokaliémie et traité à tort par du potassium. Dès lors les traitements visant à corriger la dyskaliémie doivent être proscrits). Malgré ces réserves, la distinction clinique entre paralysie périodique hypokaliémique et adynamie épisodique de Gamstorp sert toujours de guide. Dichlorophénamide et acétazolamide sont utilisables.

La paralysie périodique hypokaliémique, maladie de Westphall

Elle est la plus fréquente des paralysies périodiques. La transmission est donc autosomique dominante avec forte pénétrance. Les caractères cliniques sont caractéristiques.

Épisodes paralytiques

Les épisodes paralytiques durent 3 à 4 heures, rarement quelques jours.
Ils s'installent souvent au cours de la 2e décennie.
Le début se fait surtout *en fin de nuit ou au réveil*. Ils succèdent à un repos après exercice musculaire intense ou un repas riche en hydrates de carbone.
La paralysie porte sur les quatre membres avec difficulté à la marche, hypotonie, disparition des réflexes.
La récupération est parfois précédée d'une crise sudorale ou polyurique.
La fréquence des accès est souvent réduite par l'acétazolamide.

Âge

Avec l'âge, les accès se raréfient et laissent la place à une faiblesse musculaire permanente parfois prononcée. Le mécanisme de cette myopathie est inconnu (57). La biopsie musculaire montre des vacuoles correspondant en microscopie électronique à des dilatations du réticulum sarcoplasmique. Des agrégats tubulaires sont souvent présents.

Deux types génétiques

Les caractères génétiques sont de deux types.
- Le type 1 est impliqué dans 70 % des cas et correspond à une *canalopathie calcique* particulière par mutation de CACNL-1A3 (sur le chromosome 1q32) gène du récepteur des dihydropyridines (proche de l'hyperthermie maligne).
- Le type 2 est une *canalopathie sodique* présente dans 10 % des cas. Une mutation de SCN4A est à l'origine d'une forme souvent myalgique et aggravée par l'acétazolamide.

L'acétazolamide réduit la fréquence des accès mais peut parfois entraîner une aggravation. Un régime hyposodé et hypoglucosé, la prise quotidienne de 2 à 7 g de chlorure de potassium sont à la base du traitement. La spironolactone et le triamtérène sont parfois préconisés.
Une variété différente est une forme acquise hyperthyroïdienne due à une thyrotoxicose atteignant surtout des sujets asiatiques et prédominant chez l'homme.

La paralysie périodique hyperkaliémique (ou adynamie épisodique de Gamstorp) (58)

Elle est caractérisée par des accès paralytiques, rapidement résolutifs, régressant avec l'âge.
Les accès de paralysie surviennent dès la première décennie, déclenchés par un court repos après exercice intense, jeûne glucidique, exposition au froid.
Le début est précédé de paresthésies péribuccales et des quatre membres, parfois de troubles de l'odorat (odeur de moisi) ou du goût (acide).

Un déficit ascendant survient en moins de 30 minutes. Il s'étend aux muscles des ceintures et parfois de la face (paralysie faciale, troubles de la déglutition, ophtalmoplégie). La paralysie est flasque avec aréflexie. Une sensation de malaise avec faiblesse, crampes, spasmes, agitation, irritabilité est fréquente. L'accès dure 10 minutes à 1 heure et s'amende spontanément. Il se reproduit plusieurs fois par jour dans l'enfance, devient plus bref et plus intense à la puberté. La fréquence est maximale entre 15 et 25 ans et s'atténue vers 40 ans.

Des signes myopathiques apparaissent avec déficit et amyotrophie prédominant aux ceintures et aux muscles abdominaux. Une hypertrophie des mollets est parfois présente. *Une myotonie coexiste parfois* sur les éminences thénariennes, les paupières, la langue. Des averses myotoniques sont présentes sur l'électromyogramme.
La biopsie musculaire montre des lésions modérées, parfois des vacuoles et des agrégats tubulaires.
La kaliémie est élevée pendant les accès avec les variations signalées précédemment.
La thérapeutique comporte deux volets :

- le traitement préventif vise à augmenter la kaliurèse : acétazolamide, chlorothiazide, diclofénamide, dendroflunéthiazide ;
- le traitement de l'accès varie selon les cas : boisson sucrée (en évitant les jus de fruits riches en potassium), perfusion de glucose et injection d'insuline, gluconate de calcium, adrénaline, tolbutamide, salbutamol en inhalations.

L'origine génétique (70) est une canalopathie sodique SCN4A dépendant du voltage mais avec des mutations différentes de celles de la maladie de Westphall de type 2 (bien que toutes les canalopathies musculaires sodiques soient liées à des mutations SCN4A- chromosome 17).
Actuellement, la maladie de Gamstorp est indissociable génétiquement de la paramyotonie congénitale d'Eulenburg et comme cette dernière dépend de mutations géniques du chromosome 17, exprimées dans une sous-unité du canal sodium voltage-dépendant. La maladie de Gamstorp est sensible au potassium, la maladie d'Eulenburg sensible au froid. Elles sont toutes deux réunies sous le titre de « complexe adynamie paramyotonie ».

Une question apparemment paradoxale : quelle est la place de la maladie de Gamstorp ?
Traditionnellement, une des deux principales paralysies périodiques :

- à côté de la paralysie périodique hypokaliémique, maladie de Westphall
- la maladie de Gamstorp est la paralysie périodique hyperkaliémique.

Cependant, les variations fréquentes de la kaliémie rendent ce critère incertain et même dangereux (si on le corrige systématiquement).

Actuellement, la génétique classe la forme hypokaliémique comme une canalopathie le plus souvent calcique (type 1), rarement sodique (type 2) et la forme hyperkaliémique comme une canalopathie sodique.

Enfin, la génétique classe la maladie de Gamstorp parmi les myotonies. Sensible au potassium, elle a un allèle de la paramyotonie qui elle est sensible au froid. Ces deux maladies forment le « complexe adynamie-paramyotonie », canalopathie sodique.

La paralysie normokaliémique

Elle est d'authenticité discutée ne serait-ce qu'en raison de la fréquence de kaliémie normale dans la moitié des cas de la maladie de Gamstorp. Néanmoins, certaines formes rares s'accompagnent d'accès déclenchés par l'hyperthyroïdie ou les corticostéroïdes.

Le syndrome d'Andersen-Tawil (53, 81)

Il s'agit d'une canalopathie *potassique* associant dans une triade :

- *une paralysie périodique* spontanée ou déclenchée par le repos après exercice ou ingestion d'alcool. Une atteinte musculaire proximale est fréquente avec souvent présence d'agrégats tubulaires ;
- des troubles cardiaques : *allongement de l'intervalle QT*, arythmie, parfois mort subite ;
- une *dysmorphie* : implantation basse des oreilles, hypertélorisme, syndactylie, scoliose notamment.

La transmission est de type autosomique dominante. La mutation causale porte sur le gène KCNJ2 (chromosome 17q) qui code pour le canal potassium Kir 2-1.

Le traitement tient compte de l'atteinte musculaire squelettique et cardiaque car certains anti-arythmiques augmentent la faiblesse musculaire et les diurétiques (acétazolamide, thiazidiques) exposent aux complications cardiaques par hypokaliémie.

Les canalopathies sodium et le complexe adynamie-paramyotonie

La paramyotonie congénitale d'Eulenburg et l'adynamie épisodique hyperkaliémique de Gamstorp traditionnellement séparées ont été peu à peu rapprochées en raison de formes cliniques de passage (77, 56).

Elles sont désormais, grâce à la génétique, classées comme variantes alléliques de mutations géniques du chromosome 17 codant pour la sous-unité alpha du canal sodium voltage-dépendant. Ainsi, bien que forme particulière des paralysies périodiques hyperkaliémiques, la maladie de Gamstorp est une canalopathie sodique (69) due (comme toutes les canalopathies musculaires sodiques y compris la paramyotonie congénitale) à une mutation SCN4A. Les affections du canal sodium ont pour point commun une grande variabilité d'expressions cliniques, notamment de par l'intensité des symptômes et de la topographie des muscles concernés.

La maladie de Gamstorp

Déjà largement décrite dans le paragraphe concernant les paralysies périodiques, ses caractères principaux y sont détaillés :

- accès paralytique de 10 minutes à 1 heure avec hyperkaliémie dès la première enfance ou l'adolescence, de fréquence élevée avant 30 ans, puis s'atténuant ;
- trois variantes :
  - avec myotonie,
  - sans myotonie,
  - avec paramyotonie au froid, les formes de transition avec cette dernière justifiant leur rapprochement parmi les canalopathies sodiques.

La paramyotonie congénitale d'Eulenburg

Ses caractères sont évocateurs :

- paramyotonie, c'est-à-dire myotonie paradoxale car aggravée par l'effort au contraire des autres myotonies ;
- début dès la naissance avec une transmission autosomique dominante ;
- accès déclenchés par le froid durant quelques minutes, rarement 1 heure et corrigés par le réchauffement ;

- topographie cheiro-orale de l'accès déclenchée par l'air froid, l'application d'un glaçon (fig. 57)
  - ouverture des paupières difficile, « yeux de Chinois »,
  - sourire figé,
  - langue durcie avec dysphagie et dysarthrie,
  - la main fait les cornes (abduction du pouce et du 5e doigt, flexion métacarpo-phalangienne des autres doigts),
  - pendant quelques minutes, cède au réchauffement, parfois suivi de fatigue musculaire généralisée ;

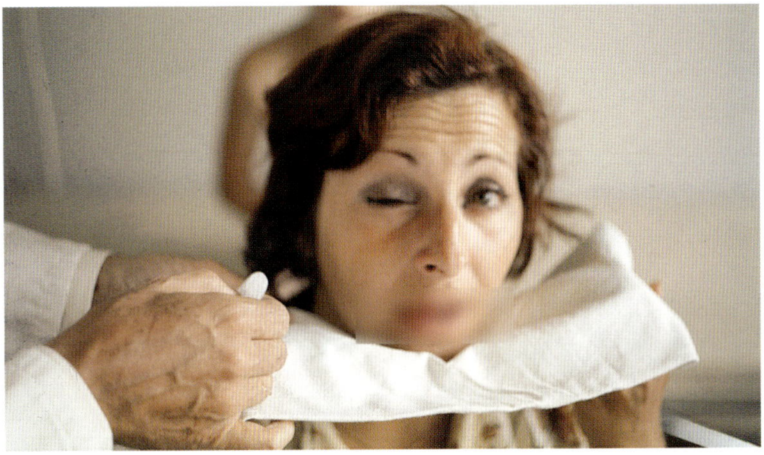

Fig. 57 - Paramyotonie au froid : l'application d'un glaçon sur la paupière droite provoque un ptôsis.

- en dehors de l'accès :
  - myotonie déclenchée par l'exercice,
  - créatine-kinase et kaliémie élevées,
  - test de reproduction : application de glaçons, immersion à 15 °C de l'avant-bras, charge en potassium ;
- évolution générale variée, parfois conservation de position bizarre des membres ou de période prolongée de paralysie paramyotonique.

Le traitement de ce complexe « adynamie-paramyotonie » repose sur l'association d'acétazolamide et de mexilétine efficace dans beaucoup de cas. La flécaïdine paraît active.

Autres myotonies aggravées par le potassium

Myotonia fluctuans (72)

- variable d'un jour à l'autre dans leur sémiologie ;
- peu de sensibilité au froid ;
- aggravée par le potassium ;
- absence de faiblesse musculaire.

Myotonia permanens

- raideur permanente ;
- myotonie électrique continue ;
- myotonie douloureuse, forme sensible à l'acétazolamide.

Une canalopathie possible : la maladie des ondulations musculaires (*rippling muscle disease*)

Cette maladie rare et de mécanisme mal connu est un dernier exemple de muscle irrité. Elle se manifeste par des vagues d'*ondulations musculaires* provoquées par la pression et l'étirement, et associées à un myoœdème provoqué par le pincement ou la percussion (76).

Des myalgies apparaissent parfois à l'exercice. Inversement une sensation de raideur musculaire est calmée par l'effort et réapparaît au repos. Il n'existe pas de myotonie clinique ni électromyographique. Certaines formes sporadiques sont tardives et de mécanisme auto-immun. Les formes familiales d'hérédité autosomique récessive débutent chez l'adolescent et l'adulte jeune, secondaires à des déficits en cavéoline 3, chromosome 3p25, ou liées au chromosome 1q41. Un défaut de régulation du calcium du réticulum sarcoplasmique est parfois invoqué et pourrait dans certaines familles correspondre à une canalopathie non déterminée. ■

Points importants à retenir

- L'hyperexcitabilité neuromusculaire (neuromyotonie, syndrome d'Isaacs) fait partie du groupe Shaker (qui signifie drosophile agitée). Elle répond à une physiopathologie immunitaire (inactivation par anticorps anticanaux potassiques voltage-dépendants) et s'exprime surtout par des fasciculations douloureuses parfois associées à des signes centraux (maladie de Morvan).
- Les syndromes myotoniques, dus à une hyperexcitabilité de la membrane musculaire entraînant un retard à la décontraction sont les uns dystrophiques (maladie de Steinert, myopathie myotonique proximale), les autres non dystrophiques (myotonies congénitales), les unes dominantes (maladie de Thomsen), les autres récessives (maladie de Becker), toutes deux comportant une hypertrophie musculaire et dues à une canalopathie chlore.
- Les paralysies périodiques sont les formes hypokaliémiques (maladie de Westphall, canalopathie calcique et rarement sodique), les formes hyperkaliémiques (maladie de Gamstorp, canalopathie sodique), le syndrome d'Andersen-Tawil, canalopathie potassique.
- Sont actuellement réunies dans le cadre du complexe adynamie-paramyotonie, la maladie de Gamstorp et la paramyotonie au froid d'Eulenburg, qui sont des canalopathies sodiques.

Références bibliographiques

53. Andersen ED, Krasilnikoff PA, Overvad H (1971) Intermittent muscular weakness, extrasystoles, and multiple developmental anomalies. A new syndrome? Acta Pediatr Scand 60: 559-64
54. Brook JD, McCuffach ME, Harley HG, *et al.* (1992) Molecular basis of myotonlc dystrophy expansion of a trinucleotide (CTG) repeat at the 3 end of a transcript encoding a protein kinase family member. Cell 68: 799-808
55. Desnuelle C, Lombet A, Serratrice G, *et al.* (1982) Sodium channel and sodium pump from patients with myotonic muscular dystrophy. J Clin Invest 69: 358-67
56. Ebers GC, George AL, Barchi RL, *et al.* (1991) Paramyotonia congenital and hyperkalemic periodic paralysis are linked to the adult muscle sodium channel gene. Ann Neurol 30: 810-6
57. Engel AG, Potter CS, Rosevear JW (1994) Nucleotides and adenosine monophosphate deaminase activity of muscle in primary hypokaliemic periodic paralysis. Nature 202: 670-2
58. Gamstorp I (1956) Adynamia episodia hereditaria. Acta Pediatr Scand 45: supl 108: 1-126
59. Harper PS (1989) Myotonic dystrophy. WB Saunders, Philadelphia 1-250
60. Isaacs H (1961) A Syndrome of continuous muscle fiber activity, J Neurol Neurosur Ps 24: 319-25
61. Koch V1, Steinmeyer K, Lorenz C, *et al.* (1992) The skeletal muscle channel in dominant and recessive human myotonia. Science 257: 797-800
62. Lehmann-Horn F, Rudel R, Ricker K (1993) Non dystrophic myotonias and periodic paralysis. Neuromuscular Disord 3: 161-8
63. Lehmann-Horn F, Rudel R (1995) Hereditary nondystrophic myotonias and periodic paralyses. Curr Opin Neurol 8: 402-10
64. Mertens HG, Zschocke S (1965) Neuromyotonie. Klin Woch 17: 917-25
65. Morvan A (1890) De la chorée fibrillaire. Gaz Hebd Med Chir 27: 173-200
66. Moxley RT (1996) Proximal myotonic myopathy: mini-review of a recently delineated clinical disorder. Neuromuscular Disord 6: 87-93
67. Newsom-Davis J, Mills KR (1993) Immunological association of acquired neuromyotonia (Isaac syndrome). Report of five cases and litterature revue. Brain 116: 453-69
68. Ptacek L (1998) The familial periodic paralyses and nondystrophic myotonias. Am J Med 105: 58-70
69. Ptacek L, Trimmer JS, Agnew WS, *et al.* (1991) Paramyotonia congenita and hyperkaliemic periodic paralysis map to the same sodium-channel Gene locus. Am J Hum Genet 49: 851-4
70. Ptacek LJ, George AL Jr, Griggs RC, *et al.* (1991) Identification of a mutation in the gene causing hyperkalemic periodic paralysis. Cell 67: 1021-7
71. Renaud JF, Desnuelle C, Schmid-Antomarchi H, *et al.* (1986) Expression of apamin receptor in muscle of patients with myotonic muscular dystrophy. Nature 319: 678-80
72. Ricker K, Moxley 3rd RT, Heine R, *et al.* (1994) Myotonia fluctuans. A third type of muscle sodium channel disease. Arch Neurol 51: 1095-102
73. Ricker K, Kosch M, Lehmann-Horn F, *et al.* (1994) Proximal myotonic myopathy: a new dominant disorder with myotonia, muscle weakness. and cataracts. Neurology: 44: 1448-52
74. Riggs J, Griggs R (1979) Diagnosis and treatment of the periodic paralyses. Neuropharmacology 4:123-8
75. Rudel R (l986) The pathophysiologic basis of the myotonias and the periodic paralysies. In: Engel AG, Banker BQ (eds.) Myology, McGraw-Hill, New York, 1297-1311
76. Schara U, Vorger M, Popovic N, *et al.* (2002) Rippling muscle disease in childhood. J Child Neurol 17: 483-90
77. Serratrice G, Desnuelle C (1982) Paramyotonie congénitale, adynamie épisodique héréditaire ou paralysie périodique familiale paramyotonique et hyperkaliémique. Sem Hop, Paris 578: 841-8
78. Serratrice G, Attarian S (2003) Myotonies non dystrophiques. Encycl Med Chir 1779 A 10
79. Shillito P, Molenaar PC, Vincent A, *et al.* (1995) Acquired neuromyotonia: evidence for autoantibodies directed against K channels of peripheral nerves. Ann Neurol 38: 714-22
80. Sternberg D, Tabti N, Fournier F, *et al.* (2003) Lack of association of the potassium channel-associated peptide MiRP2-R83H variant with periodic paralysis. Neurology 61: 857-9
81. Tawil R, Ptacek LJ, Pavlakis SG, *et al.* (1994) Andersen's syndrome: potassium-sensitive periodic paralysis, ventricular ectopy, and dysmorphic features. Ann Neural 35: 326-30

Chapitre 5

Le muscle enflammé

Chapitre 5

Le muscle enflammé

- Les myopathies inflammatoires primitives ou myosites primaires
- Les myopathies inflammatoires secondaires

Le muscle enflammé

Ce chapitre aborde des faits d'une grande fréquence et d'une grande complexité pratique, regroupant des formes très variées secondaires à des lésions du tissu musculaire d'origine déterminée ou inconnue et accompagnées de signes biologiques d'inflammation ou de dysimmunité (83).

Deux parties sont séparées :

- le groupe des myopathies inflammatoires primitives ou myosites primaires (97, 85) comprenant surtout :
  - les dermatomyosites c'est-à-dire myosites avec signes cutanés inflammatoires,
  - les polymyosites jadis considérées comme des dermatomyosites « décapitées » sans signes cutanés, en fait les deux maladies sont entièrement différentes du point de vue lésionnel et du point de vue physiopathologique. Divers sous-groupes s'y ajoutent : polymyosites focales, éosinophiliques, granulomateuses,
  - une troisième « myosite » à inclusions, fréquente dont le caractère inflammatoire ou dystrophique est encore en discussion, définie par des aspects pathologiques typiques et survenant plutôt chez l'homme après 50 ans ;
- le groupe des maladies inflammatoires secondaires réunissant des infections diverses, virales, bactériennes, parasitaires, de fréquence variable selon les climats.

Les myopathies inflammatoires primitives ou myosites primaires

Les dermatomyosites (DM) aiguës

Plus fréquentes chez la femme, elles s'observent surtout à la cinquantaine.

Elles associent :

- des *manifestations cutanées* (fig. 58), rash héliotrope avec *érythème facio-tronculaire* (en particulier des paupières « lilas » caractéristiques) et aussi œdème facial et périorbitaire formant un érythrœdème ;

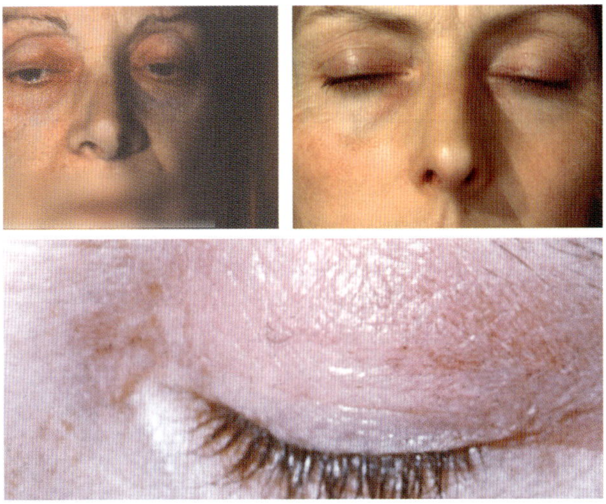

Fig. 58 - Dermatomyosite. Paupières lilas caractéristiques.

- le signe de Gottron (érythème sur les articulations des extenseurs des doigts) s'associe à une hyperhémie périunguéale, également caractéristique. Un syndrome de Raynaud est présent deux fois sur dix ;
- des manifestations musculaires : *faiblesse musculaire* dans 95 % des cas, surtout proximales, sans sélectivité (ce qui les distingue des myopathies des ceintures), faiblesse des muscles de la nuque (signe de l'oreiller soutenant la tête qui tombe en arrière) ;
- des troubles de l'état général : fièvre, perte de poids, fatigue intense avec dans 50 % des cas d'élévation de la *vitesse de sédimentation* et du taux de créatine kinase (de 2 à 20 fois la normale) ;
- des manifestations plurisystémiques :
  - cardiopathies : arythmie, troubles de la conduction, prolapsus de la valve mitrale, cardiopathie congestive,
  - pneumopathie interstitielle dans 30 % des cas,
  - glomérulonéphrite, diarrhée, hémorragies digestives, maladie cœliaque de l'adulte.

L'évolution générale est grave souvent vers la mort (pulmonaire ou cardiaque) dans 70 % des cas. La mortalité s'abaisse à 20 ou 40 % grâce aux corticostéroïdes mais la maladie reste sévère. De plus, l'évolution à long terme est variable avec récidives et rechutes.

Dermatomyosite et cancer

Les dermatomyosites de l'adulte, souvent âgé, sont associées à un cancer dans 10 à 20 % des cas, essentiellement des carcinomes (poumon, sein, ovaire, estomac, côlon, utérus). Le premier signe est tantôt la dermatomyosite tantôt le cancer. Le rash cutané est important, associé à une grande fatigue, à une faiblesse proximale, à des myalgies et à une dysphagie. Le cancer est à rechercher par un bilan complet (scanner thoraco-abdominal, exploration gastro-intestinale). La corticothérapie est peu efficace. L'exérèse du cancer améliore parfois la dermatomyosite. La mort est plus le fait de la myosite (respiratoire, pharyngée) que du cancer lui-même.

Dermatomyosite de l'enfant

La dermatomyosite de l'enfant est différente de celle de l'adulte. Le rash cutané et l'œdème sont souvent transitoires.

La faiblesse proximale s'associe à des *rétractions* (marche sur la pointe des pieds). Les arthralgies sont fréquentes ainsi que les *douleurs abdominales* (infarctus multiples, perforations ou gangrène intestinales).

Il n'y a *jamais de cancer associé*. La corticothérapie est peu efficace.

Une évolution tardive vers une calcinose diffuse est fréquente (fig. 59).

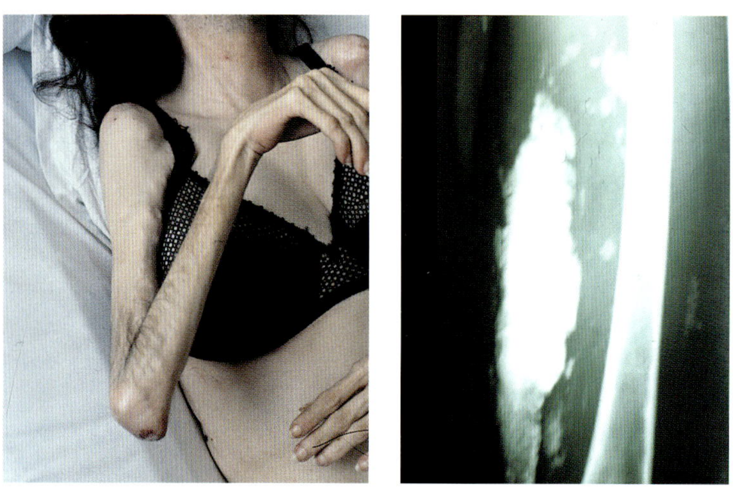

Fig. 59 - Calcinose universelle.

Les examens complémentaires dans les dermatomyosites

L'électromyogramme montre un tracé myopathique associé à des activités spontanées (fibrillations, potentiels lents de dénervation). Cette association de tracé de dénervation est attribuée à la nécrose segmentaire qui léserait les filets nerveux intramusculaires.
L'étude des anticorps est de peu d'intérêt sauf pour deux d'entre eux :

- le *syndrome J01*, débutant au printemps par des myalgies et surtout une fibrose pulmonaire interstitielle associée à un syndrome de Raynaud et à des arthrites, une fragmentation du tissu entourant les fibres musculaires et des capillaires normaux ;
- le *syndrome anti-SRP (Signal Recognition Particle)* débutant à l'automne, par une faiblesse musculaire aiguë, un taux très élevé de créatine-kinase, peu de lésions inflammatoires mais une altération importante des capillaires (93).

La biopsie musculaire, indispensable au diagnostic, témoigne d'une maladie ischémique. Toutefois la dermatomyosite est multifocale ce qui explique la possibilité de résultats négatifs. L'ischémie musculaire se manifeste par une *atrophie périfasciculaire* (fig. 60) des muscles, caractéristique (due à la réduction des capillaires, une voie enzymatique étant ISG 15 *interferon stimulator gene*) avec nécrose et régénération des fibres HLA de classe 1 dans les fibres atteintes, parfois véritables infarctus musculaires. Les lésions vasculaires elles-mêmes comportent le dépôt du complexe d'attaque membranaire (C5 B9) et de chémokines sur les capillaires qui sont nécrosés, une hyperplasie des cellules endothéliales avec présence de structures tubulo-réticulaires. Enfin l'*inflammation périvasculaire* (fig. 61), ou interfasciculaire est essentiellement composée de lymphocytes B et de macrophages. Un infarctus musculaire peut se constituer.
Ainsi la dermatoyosite est due à une dysimmunité humorale avec une véritable myopathie ischémique.

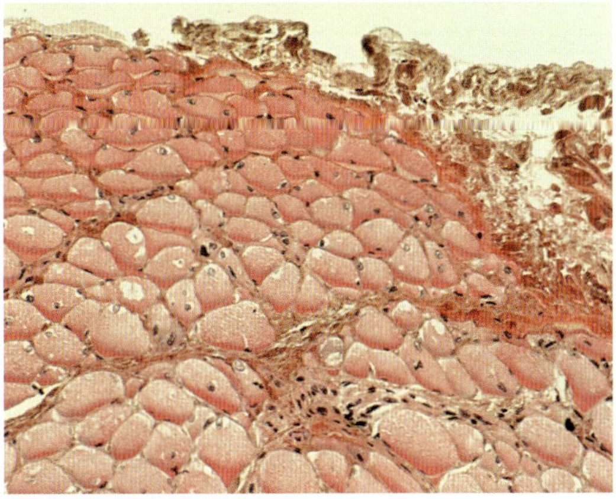

Fig. 60 – Dermatomyosite : atrophie périfasciculaire pathognomonique.

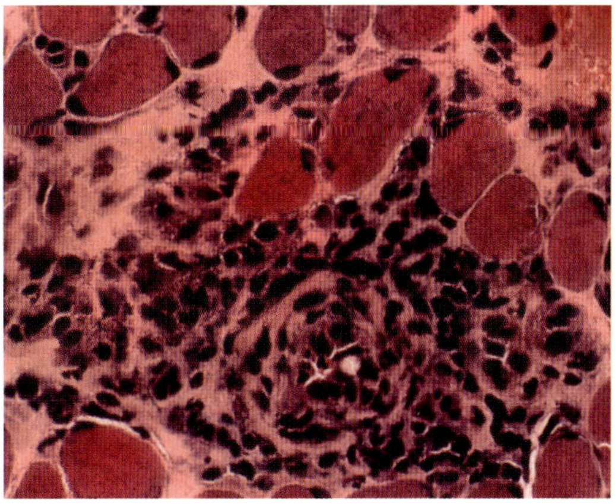

Fig. 61 - Dermatomyosite : infiltrat inflammatoire périvasculaire.

Les polymyosites (PM)

Le démembrement des maladies musculaires a nettement réduit la fréquence des polymyosites. Le début est insidieux par une faiblesse musculaire proximale progressive. Les modifications cutanées sont absentes ou minimes. Dysphagie et arthralgies sont rares. Le syndrome de Raynaud est fréquent. Le taux de créatine-kinase est souvent élevé. La maladie est très favorablement contrôlée par la corticothérapie. Il n'y a pas d'association anormalement fréquente à la malignité. Il n'y a pas d'atteinte multisystémique.
La biopsie musculaire montre des aspects de nécrose et de régénération ainsi qu'une inflammation endomysiale faite de lymphocytes T8 et de macrophages. Il n'y a pas de lymphocytes B.

Un phénomène caractéristique (fig. 62) est l'invasion de fibres saines, non nécrotiques, par les *lymphocytes qui entourent puis pénètrent la fibre*. Une expression de l'antigène HLA de classe 1 se fait sur la plupart des fibres. En revanche, il n'y a aucune atteinte vasculaire.

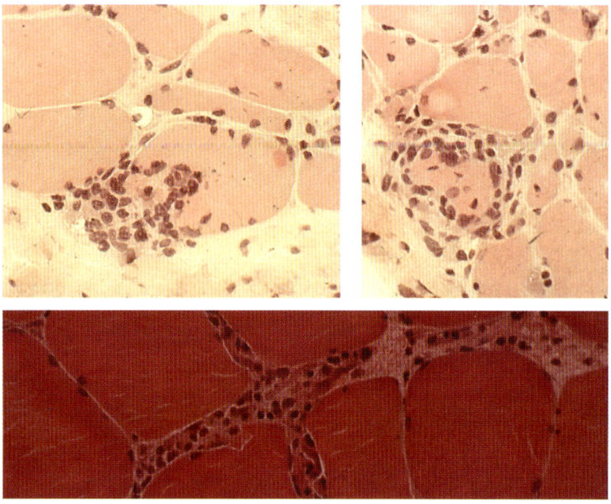

Photos : © Pr J-F Pellissier

Fig. 62 - Polymyosite : invasion partielle des fibres musculaires par les lymphocytes.

Ainsi la PM est caractéristique par une dysimmunité cellulaire. Les lymphocytes T8 reconnaissent un antigène inconnu lie à l'antigène HLA, pénètrent la fibre (86) grâce à des perforines, puis la nécrosent.

Polymyosites et maladies auto-immunes (98)

Dans 20 à 30 % des cas, les polymyosites sont associées à des maladies dysimmunes (sclérodermie, lupus érythémateux, maladie de Gougerot-Sjögren ou de Crohn myasthénie).

Les polymyosites focales sont des pseudo-tumeurs inflammatoires de localisation variable (quadriceps, brachial antérieur, myosite orbitaire).

Les polymyosites à *éosinophiles* s'inscrivent souvent dans le cadre d'un syndrome hyperéosinophilique proche de la leucémie à éosinophiles. La polymyosite est marquée par une sévère faiblesse musculaire avec fièvre, fatigue, éosinophilie sanguine, évolution grave résistante à la cortisone (99, 94, 95, 89).

Les polymyosites *granulomateuses* (fig. 63) sont souvent post-ménopausiques, isolées et indépendantes de la sarcoïdose diffuse, faites de myalgies inflammatoires avec cellules géantes et macrophages, lentement progressives et sensibles aux corticoïdes.

Les principes du traitement des DM et des PM sont en fait basés sur des données empiriques (90, 91). Corticothérapie à dose suffisante (1 mg/kg de prednisone pendant 1 à 2 mois).

Méthylprednisolone dans les formes sévères.

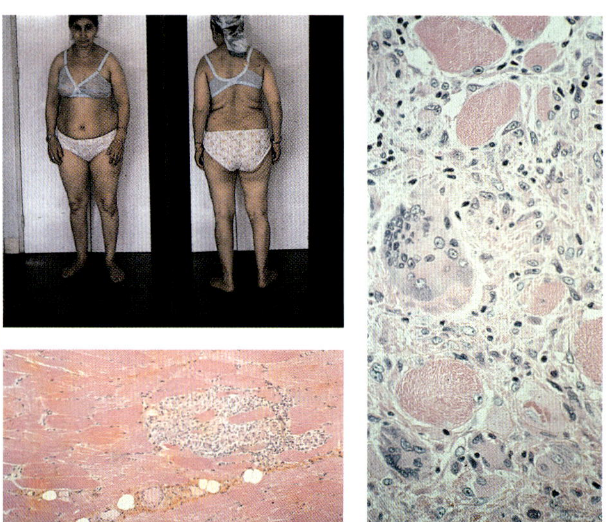

Photo : © Pr J-F Pellissier

Fig. 63 - Polymyosite sarcoïdosique (cellules géantes et macrophages) : atteinte des ceintures.

En cas d'échec, l'azathioprine (50 mg au début puis 2 mg/kg/j) est la mieux tolérée parmi les immunosuppresseurs. Les immunoglobulines (2 mg/kg/j pendant 4 jours par voie veineuse) sont efficaces et bien tolérées. Sont également utilisables le mycofenolate mofetil, la créatine, le rituximab, l'inflixmab, l'étanercept. Sont à l'essai les greffes de cellules souches hématopoïétiques associées à des globulines anti-thymocytes et au cyclophosphamide.

Les différences des myosites inflammatoires primitives sont reportées au tableau XXII.

Tableau XXII - Les myosites inflammatoires primitives

	Dermatomyosite	Polymyosite	Myosite sporadique à inclusions
Manifestations cutanées	Constantes	Exceptionnelles	Absentes
Faiblesse musculaire	Proximale	Proximale	Distale, proximale Souvent sélective
Dysphagie	Fréquente	Rare	Rare
Myalgies	Importantes	Inconstantes	Rares
Atteinte multisystémique	Fréquente	Rare	Rare
Cancers associés	10 à 20 %	Rare	Rare
Atrophie périfasciculaire Myopathie ischémique	Pathognomonique	Absente	Absente
Dysimmunité	Humorale – lymphocytes B	Cellulaire Lymphocytes CD8+ Invasion partielle des fibres	Cellulaire Lymphocytes CD8+ Invasion partielle des fibres
Expression HLA classe 1	Périfasciculaire	Diffuse	Autour des fibres partiellement envahies
Vacuoles bordées inclusions	Absentes	Absentes	Pathognomonique
Corticosensibilité	Habituelle	Habituelle	Nulle

Les myosites à inclusions

Leur place parmi les myopathies inflammatoires est discutable, d'autant qu'il en existe deux types (84, 82) :

- les formes sporadiques dans lesquelles l'inflammation musculaire est constante ;
- les formes héréditaires dites « myopathies à inclusions » qui ne comportent pas d'inflammation.

Il s'agit de maladies lentement progressives débutant après 50 ans et définies par deux anomalies histologiques visibles sur la biopsie musculaire :

- en microscopie optique, des vacuoles bordées ;
- en microscopie électronique, des inclusions cytoplasmiques et nucléaires tubulofilamenteuses de 18 nanomètres de diamètre.

Myosites à inclusions sporadiques (88)

Elles sont plus fréquentes chez l'homme à la cinquantaine. Leur diagnostic est souvent retardé (7 ans en moyenne) car la sémiologie est trompeuse :

- début par une *amyotrophie* des membres inférieurs, distale et aussi proximale en général *asymétrique* (fig. 64). Le *quadriceps* est souvent atteint avec genu recurvatum, de même que les fléchisseurs du poignet et des doigts, les sterno-cléido-mastoïdiens parfois ;

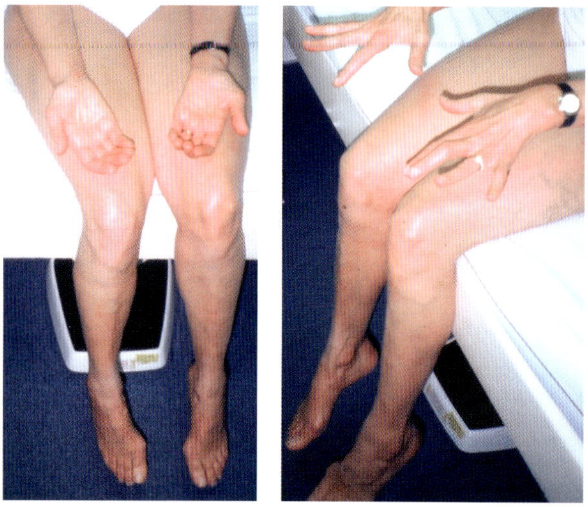

Fig. 64 - Myosite à inclusions : déficit asymétrique des extenseurs des mains ; chute du pied à droite.

- des myalgies transitoires, une dysphagie dans 30 % des cas, une aréflexie dans 40 % des cas évoquent d'autres diagnostics, en particulier neuropathie périphérique, polymyosite, myopathie distale ;
- l'*électromyogramme* est mixte myopathique avec quelques signes de dénervation ;
- le taux de créatine-kinase est normal ou parfois très élevé ;
- la biopsie musculaire montre donc des *vacuoles* (fig. 65) *périphériques ou centrales bordées* par des granulations basophiles et comportant habituellement des dépôts amyloïdes (92). Une vacuole isolée n'a pas de signification surtout chez un sujet âgé. Seul un pourcentage suffisant dépassant 8 à 10 % des fibres permet d'affirmer le diagnostic. De petits groupes de fibres atrophiques telles qu'on les voit dans les neuropathies amènent parfois à un diagnostic erroné. L'inflammation

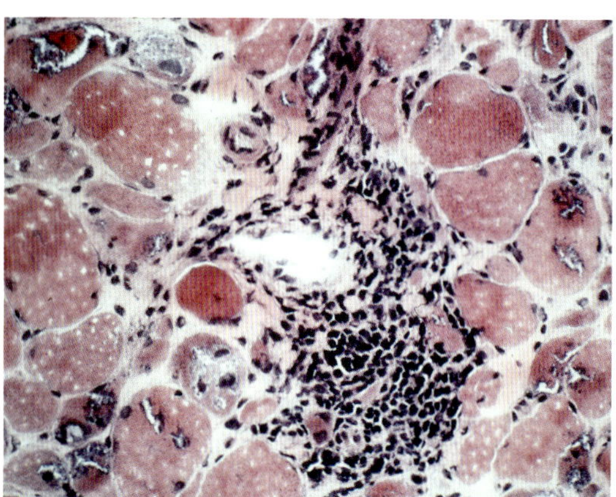

Fig. 65 - Myosite à inclusions : nombreuses vacuoles bordées. Inflammation.

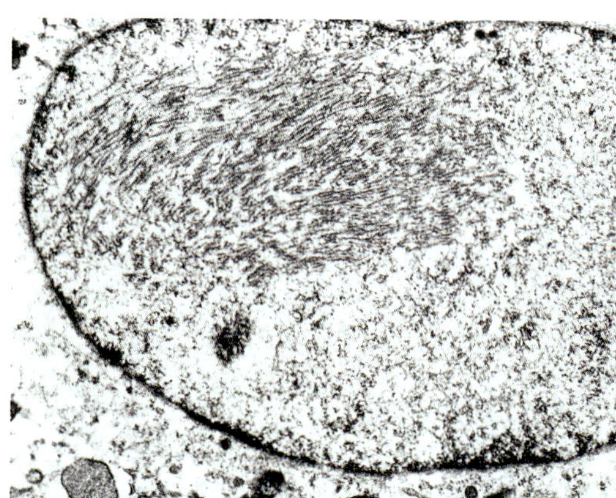

Fig. 66 - Myosite à inclusions : inclusions intranucléaires de 18 nanomètres de diamètre. Microscopie électronique.

endomysiale est habituelle. Le phénomène d'invasion partielle des fibres par des lymphocytes T8 (tel qu'il a été signalé dans les polymyosites) est habituel et porte sur les fibres non nécrotiques. La microscopie électronique confirme les inclusions (fig. 66) et montre des figures pseudomyéliniques.

Le mécanisme de la maladie est discuté :

- maladie dysimmune pour les uns (en raison de la coexistence dans 15 % des cas de maladie auto-immune : sclérodermie, lupus, diabète, association avec un groupage HLADR3, invasion partielle des fibres par des lymphocytes T8 et des macrophages ; rôle d'attraction des chémokines : présence d'HLA de classe 1 ;
- maladie dégénérative pour d'autres en raison de dépôts d'amyloïde et de protéines dégénératives multiples (ubiquitine, tau, prions) ;
- néanmoins, on tend à reconsidérer la myosite à inclusions comme une maladie auto-immune primaire constituée en deux phases : précoce inflammatoire (alpha-bêta cristalline et précurseur d'amyloïde : APP) ; puis secondaire avec accumulation de bêta-amyloïde dans cette maladie du sujet âgé (voir références 178 et 179 - chapitre 11).

Dans certains cas, les vacuoles bordées ne s'accompagnent pas d'inflammation et sont simplement associées à des maladies différentes (syndrome post-poliomyélitique, myopathie facioscapulohumérale, myopathie oculopharyngée).

Myopathies héréditaires à inclusions

Elles ne comportent jamais d'inflammation et dépendent d'une anomalie du chromosome 9 (GN Eopathie). Leur sémiologie est variable, d'hérédité surtout récessive :

- formes précoces avec atteinte distale respectant le quadriceps, formes scapulo-péronières ;
- formes proximales et distales (de transmission dominante).

Enfin, diverses myopathies distales, type Welander et type Nonaka notamment, s'accompagnent de vacuoles bordées.

Le traitement des myosites à inclusions est décevant. Les immunosuppresseurs peuvent être essayés ou les immunoglobulines par voie veineuse. Le resveratrol, polyphénol du vin rouge, serait d'une certaine activité.

Les myosites inflammatoires secondaires

Elles sont plus rares que les primitives mais certaines entités sont importantes à connaître.

Les myosites virales

La myosite grippale (virus *influenza*) est faite de myalgies bénignes parfois aggravée par des diminutions des performances et des altérations myofibrillaires transitoires en microscopie électronique. La myosite à virus Coxsackie est souvent épidémique (pleurodynies de la maladie de Bornholm associées à des myalgies diffuses). Elle entraîne parfois une rhabdomyolyse aiguë.

De nombreux autres virus (Epstein-Barr, mononucléose, dengue, hépatite C) entraînent parfois des tableaux analogues.

Les myopathies à rétrovirus sont maintenant bien connues et réalisent plusieurs tableaux :

- la myopathie VIH survenant à tous les stades de l'infection, accompagnée de nécrose, d'invasion des fibres exprimant l'antigène HLA1, par des lymphocytes CD8 et des macrophages ;
- la myopathie de la zidovudine AZT, myopathie mitochondriale réversible ;

- le syndrome de fonte musculaire VIH caractérisé par une fatigue intense, une grande amyotrophie avec taux normal de créatine-kinase et une atrophie sévère des fibres de type II. La faiblesse musculaire modérée contraste avec l'importance de la fonte musculaire ;
- la polymyosite HTLV1, accompagnée ou non d'une paraplégie spasmodique dite tropicale.

Les myosites bactériennes

Les pyomyosites sont surtout observées en pays tropical ou chez des immunodéprimés. Il s'agit d'abcès dus essentiellement au staphylocoque doré.
La myosite à *Clostridium* est rare, survenant après des traumatismes sévères.
La fasciite myonécrosante, rare et mortelle, est due à un streptocoque hémolytique, en général postopératoire.

Les myosites parasitaires

Ce terme englobe des faits différents.

Les myosites fungiques (sporotrIchose, histoplasmose, cryptococcose)

Jadis rares, elles sont plus fréquentes actuellement en particulier chez les sujets immunodéprimés (SIDA, affections malignes chez les sujets âgés).
Trois tableaux sont observés :
- abcès musculaires (sporotrichose ou histoplasmose) ;
- localisation oculaire (œdème, ptôsis, ophtalmoplégie) de la mucormycose ;
- faiblesse musculaire diffuse avec rashs cutanés, nécrose hémorragique et inflammation (candidose chez les cancéreux, cryptococcose chez les immunodéprimés).

Les protozooses

Elles sont à l'origine d'infections focales ou de tableaux de polymyosite.
La toxoplasmose survient après ingestion de viandes mal cuites ou de transfusions ou de transplantation d'organe. Des tableaux de dermatomyosite ou de polymyosite sont observés. Le taux d'anticorps antitoxoplasme est élevé. La biopsie musculaire montre des kystes nombreux et une réaction inflammatoire.
La maladie de Chagas due à la trypanosomiase américaine entraîne un tableau de polymyosite avec neuropathie. Le diagnostic clinique est fait en raison de mégaviscères (gros cœur, gonflement abdominal). Le diagnostic biologique dépend de tests sérologiques, de la réaction inflammatoire et de la présence de parasites dans le muscle.
La trypanosomiase africaine, maladie du sommeil, s'accompagne de polymyosite dans l'évolution.
Les autres protozooses (sarcosporidiose, microsporidiose) sont plus rares. Le *Plasmodium falciparum* entraîne parfois une nécrose musculaire aiguë.

Les infections à cestodes

La cysticercose, très répandue dans le monde, est due à l'ingestion de viande de porc mal cuite, elle est liée à la dissémination de kystes dans le système nerveux (épilepsie) et le muscle (myalgies ou importante pseudo-hypertrophie due à la prolifération des kystes, visibles radiologiquement s'ils sont calcifiés). Une réaction spécifique par immunoblot détecte les anticorps. La biopsie musculaire montre les larves enkystées. L'échinococcose se manifeste plutôt par des masses musculaires, le (ou les) kyste(s) hydatique(s) étant visible(s) sur les radiographies ou le scanner sous forme d'un kyste multiloculaire.

Les nématodes

Elles sont surtout représentées par la trichinose répandue dans le monde et propagée lors de l'ingestion de viandes mal cuites. Le tableau clinique survient deux semaines après, avec une phase digestive (vomissements, diarrhée) puis cutanée (érythème et œdème périorbitaire et facial) avec myalgies, faiblesse musculaire proximale, fièvre. Le tableau simule une dermatomyosite. La présence d'une éosinophilie sanguine, de test immunologique décelant les anticorps et de larves de trichines sur la biopsie musculaire rétablit le diagnostic.

Les embolies multiples de cholestérol

De diagnostic difficile, celui-ci n'est fait que dans 30 % des cas du vivant des malades, la sémiologie orientant vers une polymyosite ou une vasculite (96). La maladie plurisystémique s'explique par la migration de cristaux de cholestérol provenant de l'ulcération d'une plaque d'athérome siégeant sur l'aorte abdominale. Le fragment embolique succède souvent à une intervention vasculaire (aortographie, cathétérisme cardiaque, chirurgie aortique chez un homme de 60 ans parfois traité par anticoagulants). Le cholestérol est embolisé dans les artérioles de petit calibre formant une infiltration cellulaire et des complexes immuns. Le début est aigu et douloureux. L'atteinte des membres inférieurs est à la fois musculaire (myalgies avec élévation du taux de créatine-kinase évoquant une polymyosite) et cutanée, *livedo* du membre inférieur, orteils pourpres et douloureux avec pouls distaux normaux. Ces lésions évoluent vers une gangrène, une fièvre, un amaigrissement, une insuffisance rénale, une douleur abdominale avec perforation, des accidents cérébraux sont fréquents. La vitesse de sédimentation est souvent élevée dépassant 100 mm. La biopsie du quadriceps montre des emboles de cholestérol dans les artérioles. L'évolution est grave, fatale dans 70 % des cas.

Le cas particulier de la myofasciite à macrophages

Décrite en France (87) puis aux États-Unis, en Angleterre, en Allemagne, en Espagne, elle se traduit par des arthromyalgies et une fatigue parfois étiquetée fibromyalgie mais sensible à la corticothérapie. Le taux de créatine-kinase est élevé. L'électromyogramme est myopathique. La biopsie du deltoïde (fig. 67) montre une invasion périmusculaire par de *grands macrophages* et des lymphocytes T8.
En microscopie électronique, des inclusions à type de spicules sont visibles à l'intérieur du cytoplasme. Une microanalyse aux rayons X montre qu'il s'agit de *dépôts d'aluminium*. Une biopsie portant sur d'autres muscles que le deltoïde est toujours normale.
L'origine de la maladie est la présence, surtout en France, d'hydroxyde d'aluminium dans les vaccins contre l'hépatite B ou A, et la toxine tétanique. Les patients ont été vaccinés en moyenne 11 mois auparavant.

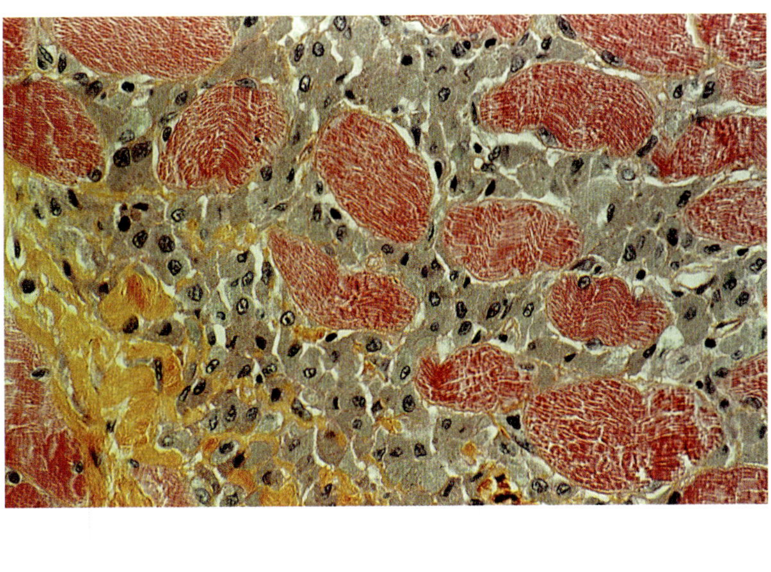

Photo : © Pr J-F Pellissier

Fig. 67 - Myofasciite à macrophages. Biopsie du deltoïde : les fibres musculaires sont envahies par les macrophages.

La maladie est reproduite expérimentalement chez le rat auquel de l'aluminium a été injecté. Un granulome immunologique se forme, véritable dépôt attirant les lymphocytes et les macrophages. La nature de la maladie est discutée : activation immune systémique par l'aluminium attirant lymphocytes B et interleukine 6, témoin immunologique particulier (groupe HLA DR B1 O1), coexistence de maladies dysimmunes avec atteinte du système nerveux central et formes ressemblant à la sclérose en plaques, simple syndrome de fatigue chronique post-vaccinale, ou même inflammation uniquement focale du deltoïde, compte tenu de la normalité des muscles à distance. ■

Points importants à retenir

Les myopathies inflammatoires primitives réunissent :

- la dermatomyosite aiguë avec érythème facio-tronculaire, faiblesse musculaire proximale, trouble de l'état général, parfois associé à un cancer. Les lésions sont de nature ischémique avec atrophie périfasciculaire ;
- les polymyosites, sans atteinte cutanée, traduites par une faiblesse musculaire proximale sont caractérisées par une invasion des fibres saines non nécrotiques par des lymphocytes CD8+.

Ces deux formes sont sensibles à la corticothérapie et aux immunosuppresseurs.

- La myosite à inclusions, en revanche, est résistante à la plupart des traitements. Son statut dégénératif ou inflammatoire n'est pas déterminé.

Les lésions comportent des vacuoles bordées et des inclusions de 18 nanomètres de diamètre.

Les myosites inflammatoires secondaires sont multiples, virales, bactériennes, parasitaires.

- La myofasciite à macrophages post-vaccinale est due à la présence d'aluminium dans le produit de vaccination.

Références bibliographiques

82. Amato AA, Barolier RJ (2009) Inclusion body myositis: old and new concepts. J Neurol Neurosur Ps 80: 1186-93
83. Amato AA, Griggs RC (2003) Unicorns, dragons, polymyositis, and other mythological beasts. Neurology 61: 288-90
84. Askanas V, Serratrice G, Engel WK (1988) Inclusions body Myositis and Myopathy. University Press, Cambridge
85. Dalakas MC (1988) Polymyositis and Dermatomyositis. Butterworths, Boston, 387 p.
86. Engel AG, Arahata K (1984) Monoclonal antibodies analysis of mononuclear cells in myopathy: Muscle fibers invaded by T-cells. Ann Neurol 16: 209-15
87. Gherardi RK, Coquet M, Cherin P, *et al.* (1998) Macrophagic myofasciitis : an emerging entity. Lancet 352: 347-52
88. Griggs RC, Askanas V, Dimauro S, *et al.* (1995) Inclusion body myositis and myopathies. Ann Neurol 38: 705-13
89. Layzer RB, Shearn MA, Satya-Murti S (1977) Eosinophilic polymyositis. Ann Neurol 1: 65-71
90. Mastaglia FL (2000) Treatment of auto-immune inflammatory myopathies. Curr Opin Neurol 13: 507-9
91. Mastaglia FL, Philipps BA, Zilko PJ (1998) Imunoglobulin therapy in inflammatory myopathy. J Neurol Neurosurg Psy 65: 107-11
92. Mendell JR, Saenk Z, Paul L (1991) Amyloïd filaments in inclusion body myositis: Novel findings provide new insights into nature of filaments. Arch Neurol 48:1229-34
93. Miller T, Al-Lozi MT, Lopate G, *et al.* (2002) Myopathy with antibodies to the signal recognition particle: clinical and pathological features. J Neurol Neurosur Ps 73: 420-8
94. Serratrice G, Pellissier JF, Roux H (1990) Fasciitis, perimyositis, myositis and eosinophilic perimyositis. Muscle and Nerve 13: 385-95
95. Serratrice G, Pellissier JF, Cros D, *et al.* (1980) Relapsing eosinophilic perimyositis. The J of Rheumat 7: 2
96. Serratrice G (1993) Les embolies multiples de cholestérol. Un piège diagnostique. Rhumat 195: 3-4
97. Serratrice J, Figarella Branger D, Schleinitz N, *et al.* (2008) Myopathies inflammatoires. Encycl Med Chir 17185 A 10: 23 p
98. Serratrice G, Pellissier JF, Pouget J, *et al.* (1993) Système nerveux, muscles et maladies systémiques. Acquisitions récentes. Expansion scientifique française, Paris, 370 p
99. Stark RJ (1979) Eosinophilic polymyositis. Arch Neurol 36: 721-2

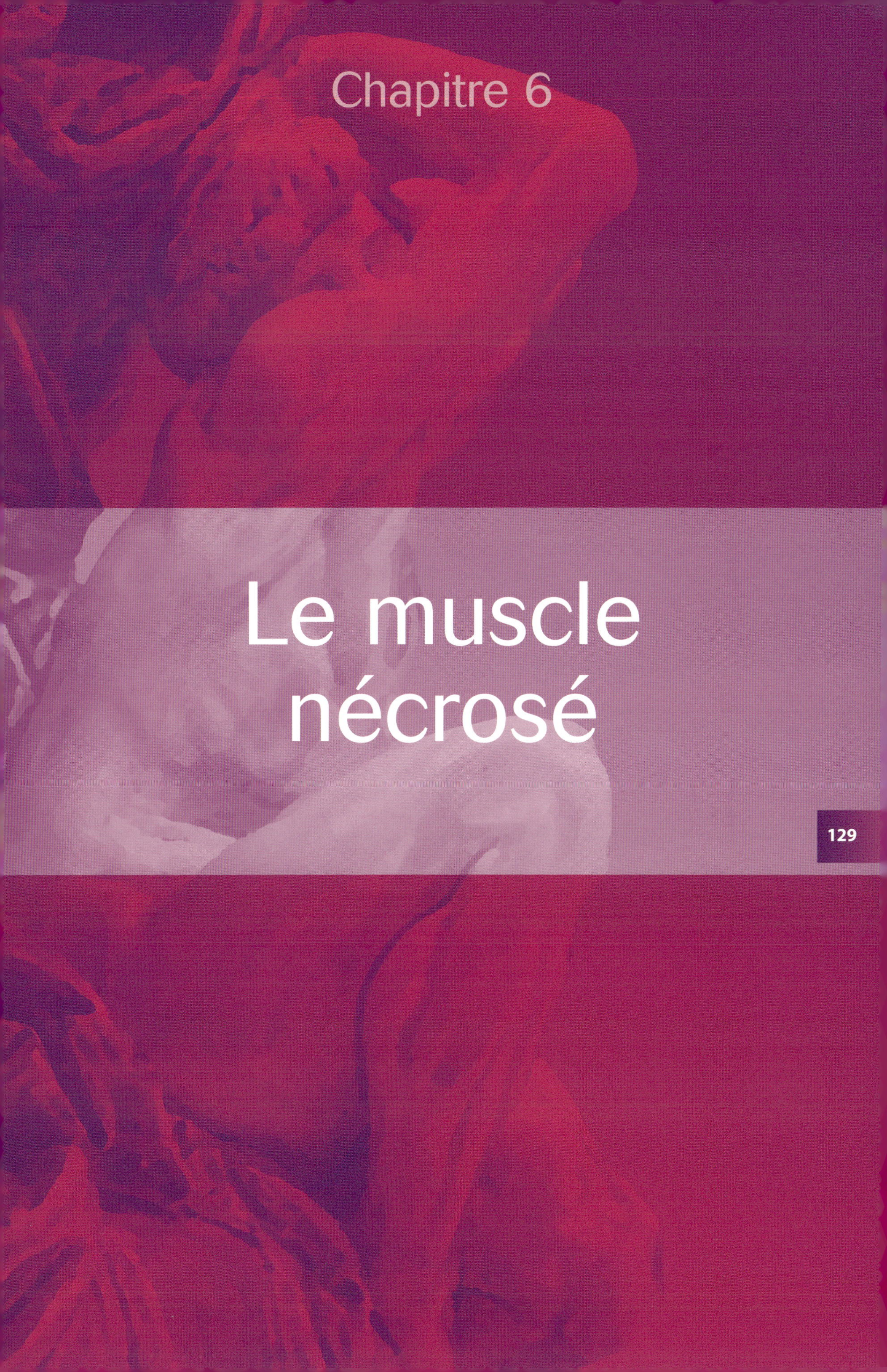

Chapitre 6

Le muscle nécrosé

Chapter 6

Le muscle nécrosé

- Les grandes rhabdomyolyses aiguës d'origine traumatiqu métabolique ou toxique
- Les rhabdomyolyses intermittentes
- Les lésions rhabdomyolytiques au cours de diverses myopathies
- Une hypercréatine-kinasémie isolée

Le muscle nécrosé

La nécrose du muscle strié, également dite rhabdomyolyse (rhabdos = strié ; myolyse = nécrose musculaire), est caractérisée par une fuite du contenu de la cellule musculaire (composants électrolytiques, myoglobine, créatine-kinase) dans la circulation.
Les nécroses massives, traumatiques ou non traumatiques, se manifestent par une faiblesse musculaire, des myalgies et une pigmenturie sans hématurie, la complication majeure étant une insuffisance rénale aiguë.
Dans les formes moins sévères, souvent dénommées hypercréatine kinasémies avec destruction musculaire chronique ou intermittente, les symptômes sont atténués et l'insuffisance rénale aiguë est absente.

Les causes les plus fréquentes sont signalées dans le tableau XXIII :

Tableau XXIII - Causes fréquentes des rhabdomyolyses

Traumatiques	syndrome d'écrasement
Exercice	exercice inhabituel, épilepsie, privation d'alcool
Hypoxie musculaire	compression par garrot, occlusion artérielle
Infections	VIH, légionellose, cocksakie, Epstein-Barr
Médicaments	anticholestérol, statines, alcool, héroïne, cocaïne
Déficits génétiques	glycolytiques, lipidiques, mitochondriaux
Variations thermiques	coup de chaleur, hyperthermie maligne, syndrome malin des neuroleptiques, hypothermie

Le mécanisme commun à ces diverses formes est une augmentation brutale de la concentration du calcium intracellulaire et intramitochondrial des cellules musculaires lésées. Cette concentration excessive provoque une chaîne d'événements conduisant à la nécrose (activation d'enzymes de dégradation comme la phospholipase A).

Les grandes rhabdomyolyses aiguës d'origine traumatique, métabolique ou toxique

La sémiologie est assez stéréotypée (111). Le début est le plus souvent aigu, mais varie selon la cause.
Un *gonflement musculaire douloureux* est l'élément primordial, tantôt généralisé comme au cours des myolyses toxiques, tantôt prédominant sur les membres inférieurs, notamment les mollets, souvent les muscles lombaires. Des douleurs musculaires et parfois une faiblesse musculaire accompagnent le gonflement. Des sensations de crampes des membres inférieurs ou des muscles

lombaires sont perçues dans quelques cas. Une sensation de malaise avec fièvre, tachycardie, vomissements est fréquente. À l'examen, les muscles apparaissent fermes et tendus. Habituellement, la sémiologie musculaire s'estompe en quelques jours ou quelques semaines du fait de la régénération musculaire. Parfois, des hémorragies cutanées sont visibles (fig. 68).

La pigmenturie, traduisant la présence d'hème sans hématurie, est due à la myoglobinurie en excès (108, 112). La myoglobine signe la nécrose musculaire et témoigne d'une lésion des membranes devenues perméables. Les urines prennent une coloration « vin de Bourgogne » ou « Coca-Cola » dès que l'excrétion dépasse 250 microg/mL. La myoglobinurie est appréciée par des techniques immunochimiques sensibles : immunodiffusion, inhibition de l'hémagglutination, fixation du complément.

Le dosage de la myoglobine sérique montre une élévation du taux. La myoglobinémie s'apprécie par inhibition de l'hémagglutination, méthode ELISA (*enzyme-linked immunosorbent assay*), et surtout radio-immuno assay, méthode très sensible décelant dans le sérum normal un taux de 3 à 80 ng/mL. Après exercice chez un sujet normal, le taux peut s'élever à 100 ng/mL.

L'augmentation massive du taux des enzymes sarcoplasmiques, et particulièrement de *créatine kinase sérique*, est parallèle à l'intensité de la myolyse, atteignant des taux *dépassant de 100 à 1 000 fois la normale* dans le sérum. Cette augmentation peut également porter sur les transaminases, orientant à tort vers une affection hépatique. L'évolution proprement musculaire est souvent bénigne, sans faiblesse ni amyotrophie, exceptionnellement avec persistance d'un déficit permanent. Habituellement, le gonflement musculaire s'estompe et le muscle se régénère sans séquelles.

La plus sévère complication, liée à la précipitation intratubulaire de myoglobine, est une *nécrose rénale tubulaire aiguë* survenant dans 30 % des cas. Une anurie s'installe. La régression se fait spontanément ou sous l'effet de l'alcalinisation, du mannitol, des diurétiques osmotiques, de la réhydratation ou des plasmaphérèses. Le pronostic est globalement favorable, bien que l'insuffisance rénale, et spécialement l'hyperkaliémie, soient à l'origine de la mort dans environ 20 % des cas.

Une biopsie musculaire est utile, à condition d'attendre quelques semaines à quelques mois pour qu'elle apporte des résultats spécifiques. Elle est normale ou ne montre que de la nécrose pendant les premières semaines. La régénération (fig. 69) suit la nécrose et rétablit une nouvelle fibre. Mais ce n'est que tardivement qu'apparaît une anomalie métabolique causale.

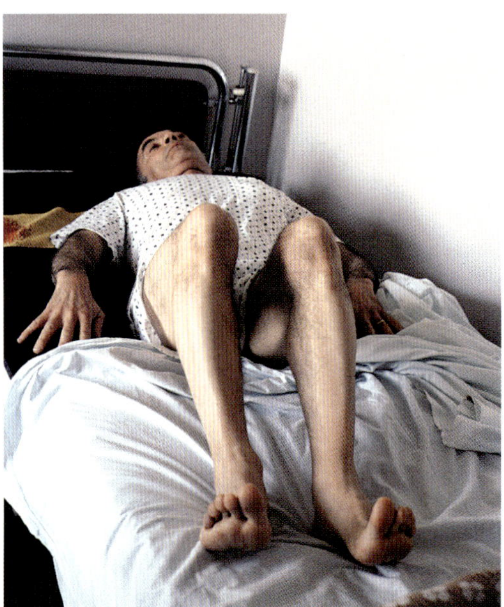

Fig. 68 - Un cas de grande rhabdomyolyse aiguë avec myoglobinurie.

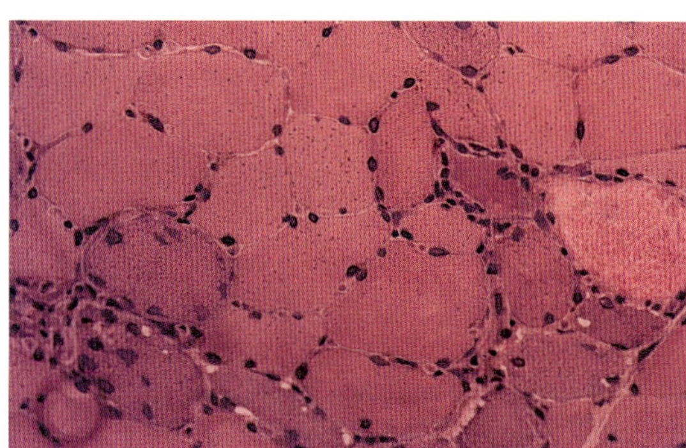

Fig. 69 - Régénération des fibres.

Les causes traumatiques

Les rhabdomyolyses avec myoglobinurie consécutives à l'*écrasement* sont connues depuis les bombardements au cours de la Seconde Guerre mondiale et répertoriées sous le nom de « syndrome de Bywaters ». La rhabdomyolyse est due à la lésion du muscle et à l'ischémie, et aussi à la reperfusion après ischémie prolongée en raison de la formation de radicaux libres, de la présence de granulocytes, ou de l'excès de calcium accumulé. De mécanisme analogue sont les formes survenant au cours d'anesthésies prolongées avec position anormale ou de comas entraînant des compressions des membres ou du thorax, notamment chez les *toxicomanes* en overdose, les *alcooliques* ou encore après intoxication par *oxyde de carbone* ou même de coma myxœdémateux. La pression à l'intérieur des muscles dépasse dix fois la normale qui est inférieurre à 20 mgHg. La disparition du pouls témoigne d'une ischémie à l'origine d'un infarctus musculaire. La compression des grosses artères entraîne nécroses et œdèmes, comprimant les petits vaisseaux. Des compressions nerveuses associées sont à l'origine d'amyotrophie.

Les causes métaboliques (105, 107)

Des troubles métaboliques complexes s'observent au cours des rhabdomyolyses. Leur individualisation est toutefois artificielle car, s'ils sont parfois primitifs, ils sont souvent secondaires à des causes toxiques ou infectieuses.

Une *sévère hypokaliémie* est la plus importante. Une hypokaliémie prolongée entraîne une nécrose musculaire. Des myalgies et une quadriplégie en sont les conséquences ainsi qu'une myoglobinurie avec taux élevé de créatine-kinase sérique.

L'hypokaliémie est parfois déclenchée par des drogues : amphotéricine, réglisses, thiazides, laxatifs et même aldostéronisme ou suralimentation. L'hypophosphatémie au cours du diabète, de l'alcoolisme aigu ou après parathyroïdectomie, l'hypernatrémie, l'intoxication par l'eau sont également à l'origine d'une myolyse, mais des mécanismes multiples interviennent dans leur production. L'acidose des diabétiques peut s'accompagner de crampes, de gonflement des muscles des jambes et de myoglobinurie.

Les causes toxiques (100, 106)

Certaines formes qui se rattachent au paragraphe précédent ont un effet de nécrose par l'intermédiaire d'un dérèglement métabolique. Ces formes sont parfois accompagnées de coma, ce qui rend plus complexe leur mode d'action.

■ L'alcoolisme

Il fait intervenir, selon les cas, écrasement et ischémie par coma, ou exercice excessif par *delirium tremens* ou crise d'épilepsie, ou action toxique directe sur le muscle, ou anomalies métaboliques diverses.

La *myopathie alcoolique aiguë* survenant après un excès alcoolique est fréquente en milieu hospitalier. Elle se manifeste par une douleur, une tension et un œdème des muscles des membres et du tronc, des contractures persistantes avec, dans les formes graves, des troubles rénaux et une hypokaliémie. L'atteinte musculaire est tantôt diffuse, tantôt focale. Une zone apparaît, dure et douloureuse, sur un membre ou un segment de membre, simulant une phlébothrombose ou une obstruction lymphatique. La rhabdomyolyse se traduit par une myoglobinurie et un taux élevé de créatine-kinase sérique. La biopsie musculaire montre une nécrose étendue et un œdème intracellulaire. La récupération se fait en quelques semaines ou quelques mois. Des récidives sont possibles.

Une *myopathie chronique* (110) chez un grand alcoolique est souvent multifactorielle, nutritionnelle surtout avec atrophie des fibres de type 2 (103). Parfois une hypercréatine-kinase chez les grands buveurs ne s'accompagne pas de signes cliniques et s'aggrave à l'effort.

La myotoxicité médicamenteuse

Elle doit être suspectée chez un sujet jusque-là indemne se plaignant de myalgies, de fatigue, de faiblesse, de myoglobinurie depuis la prise d'un nouveau médicament. Les agents myotoxiques peuvent causer une myopathie par divers mécanismes :

- lésion directe des organites (mitochondries, lysozomes, protéines myofibrillaires) ;
- réactions antigéniques inflammatoires ou immunologiques ;
- altérations électrolytiques, nutritionnelles par privation ou malabsorption ;
- insertion de transgènes dans le tissu musculaire lors de la thérapie génique.

Le spectre morphofonctionnel des myopathies toxiques

Il est résumé dans le tableau XXIV (inspiré de 101).

Tableau XXIV - Spectre morphofonctionnel des myopathies toxiques
1. Myopathies nécrosantes
Fibres nécrotiques envahies par macrophages : • statines • fibrates • acide amino-caproïque
2. Myopathies inflammatoires
Analogues aux polymyosites avec invasion partielle des fibres non nécrotiques par lymphocyte CD8, expression de HLA groupe 1 Causées par : • statines • D pénicillamine • alpha interféron • thérapie génique intramusculaire
3. Myopathies avec perte de filaments épais
Cause illustrée par la myopathie de réanimation (*critical illness*)
4. Atrophie de type 2
Diverses causes dominées par les corticostéroïdes associés à l'inactivité et par les effets systémiques du cancer
5. Myopathies mitochondriales
Caractérisées par des fibres « *ragged red* » et COX négatives avec accumulation lipidique AZT, fialuridine, germanium
6. Myopathies par surcharge lysosomiale
Causées par les drogues amphiphiliques (contenant une région hydrophobique interagissant avec les phospholipides membranaires). L'agent le plus fréquent est la chloroquine avec la formation de vacuoles autophagiques
7. Myopathies antimicrotubules
Surtout la colchicine qui inhibe la prolifération des microtubules
8. Myopathies myofibrillaires
Surtout l'émétine causant une altération des stries Z avec lésion des myofilaments
9. Fasciites : tryptophane

Myopathies toxiques les plus courantes

Leur expression clinique est très variable allant des formes infracliniques avec simple hypercréatine-kinasémie aux formes myopathiques et aux grandes rhabdomyolyses.

Myopathies des statines (anticholestérolémiants)

Principe : les statines inhibent l'HMGCoA réductase (3-hydroxy 3-méthyl glutaryl coenzyme A), enzyme qui catalyse la conversion de HMCoA en acide mévalonique, précurseur du cholestérol.

Leur degré de myotoxicité s'abaisse des cérivastatines (abandonnées) aux simvastatines, aux lévostatines, aux pravastatines, aux atorvastatines et aux fluvastatines. Ces drogues sont multipotentes. En plus de leur pouvoir hypocholestérolémiant, elles sont immunomodulatrices et neuroprotectrices.

Elles sont toxiques sur les mitochondries (réduction du coenzyme Q10).

Les conséquences cliniques des statines sont de plusieurs degrés :

- *hypercréatinekinasémie infraclinique* : élévation de créatine-kinase augmentée par l'exercice physique, parfois associée à une augmentation des gammaGT orientant à tort vers une insuffisance hépatique), chez environ 5 % des sujets traités ;
- *myalgies avec hypercréatine-kinasémie* inconstante : myalgies dans 10 à 20 % des cas améliorées par l'arrêt du traitement, parfois accompagnées d'une élévation de créatine-kinase ;
- *faiblesse musculaire avec hypercréatine-kinasémie* : myopathie subaiguë parfois mais pouvant devenir chronique. Des signes inflammatoires peuvent être présents sur la biopsie musculaire ;
- tableau de *grande rhabdomyolyse* plus rare avec élévation aiguë de créatine-kinase. De fréquence augmentée par certaines drogues (amiodarone, gemfibrosil, ciclosporine, antibiotiques macrolides, warfarine, digoxine), ou par diverses dysfonctions (hépatiques, thyroïdiennes, diabétiques).

Le traitement des myopathies des statines, outre l'arrêt du traitement, peut comporter l'utilisation de coenzyme Q10 (100 mg/j).

Myopathies des drogues anti-inflammatoires et immunosuppressives

- La *D pénicillamine* est à l'origine de myosites dysimmunes.
- La *myopathie de la chloroquine* à hautes doses (500 mg/j) ressemble à la myopathie par maltase acide. Elle est caractérisée par une faiblesse musculaire avec taux normal de créatine-kinase. La biopsie musculaire montre des vacuoles avec matériel PAS positif et augmentation d'activité lysosomique. L'arrêt du traitement entraîne l'amélioration.
- La *myopathie de la colchicine* qui inhibe la multiplication des microtubules comporte des vacuoles autophagiques. Le tableau associe une myopathie proximale avec créatine-kinase élevée et une neuropathie distale avec aréflexie. Les troubles disparaissent en quelques semaines avec l'arrêt du traitement.
- L'*interféron alpha* utilisé dans les hépatites chroniques entraîne un tableau de fatigue chronique ou de myosite cortico-sensible. L'amélioration suit l'arrêt du traitement.
- Les *corticostéroïdes* (fig. 70) sont une cause fréquente de faiblesse musculaire modérée avec atrophie élective des fibres de type II (fig. 71).

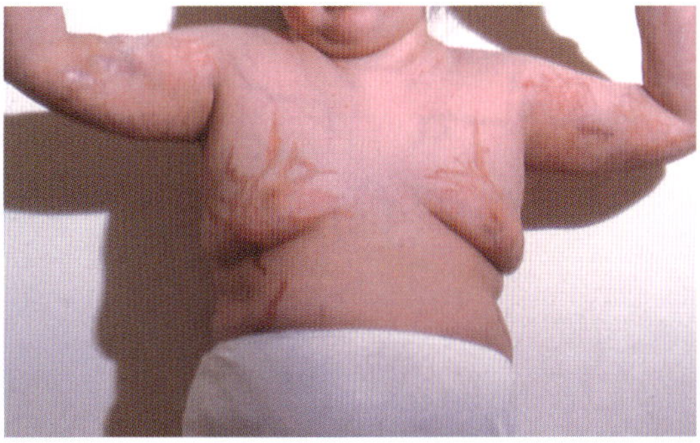

Fig. 70 - Myopathie cortisonique : aspect cushingoïde, vergetures pourpres.

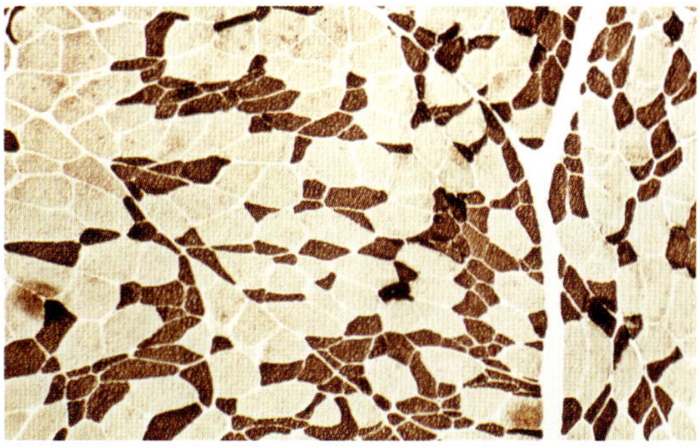

Photo : © Pr J-F Pellissier

Fig. 71 - Atrophie des fibres de type II : coloration en sombre pH 9,47.

- Un cas particulier est celui de rhabdomyolyse considéré à tort comme une polymyosite et traitée abusivement par les corticostéroïdes qui créent une véritable myopathie cortisonique.
- La rhabdomyolyse de la myopathie de réanimation : la *myopathie de réanimation* (109), myopathie quadriplégique aiguë (*critical illness myopathy*), relève d'une pathogénie multifactorielle, notamment après administration de corticostéroïdes à posologie élevée ou de curares, dépolarisants (comme le pancuronium) ou non, chez des patients ventilés. La survenue d'une rhabdomyolyse sévère est inconstante. La faiblesse musculaire généralisée s'installe sur une période de quelques jours. Le taux de créatine-kinase est parfois très élevé. La myoglobinurie est inconstante. La biopsie musculaire montre la nécrose et, en microscopie électronique, une perte élective des filaments épais de myosine, peut-être en raison d'un excès de calpaïne, protéase activée par le calcium.
- Les *antinucléosides* sont surtout la zidovudine (AZT) qui après 6 à 12 mois de traitement entraîne une faiblesse musculaire proximale des membres inférieurs avec créatine-kinase élevée augmentant à l'exercice, EMG myopathique, perte de poids, hyperlactacidémie (102). L'AZT diminue la synthèse d'ADN mitochondrial avec une déplétion d'environ 80 %. La biopsie musculaire montre des fibres *ragged red*, un déficit de la COX (complexe 4) mitochondriale. Parmi les autres antinucléosides, la stavudine est à l'origine d'une myopathie avec lipodystrophie et acidose lactique, la fialuridine cause une myopathie mitochondriale irréversible.

De nombreux produits contaminants sont à l'origine d'atteintes musculaires

Le tryptophane, està l'origine de myalgies avec éosinophilie.

Le germanium, produit considéré comme nutritif, entraîne une myopathie toxique avec vacuolisation et anomalies mitochondriales.

L'émétine utilisée comme vomitif (ipéca dans l'anorexie mentale) entraîne des lésions des stries Z et des myofilaments analogues à la desminopathie.

Les drogues illicites (cocaïne, héroïne, ETO, etc.) créent des rhabdomyolyses et des syndromes compressifs.

Enfin certains antipsychotiques peuvent entraîner une élévation de créatine-kinase : clozapine, halopéridol.

Les lésions musculaires des injections intramusculaires

Elles surviennent dans des circonstances diverses.

La *myopathie de l'aiguille (needle myopathy)* par exemple l'aiguille d'EMG crée une réaction inflammatoire parfois persistante. D'où *la règle de ne pas entreprendre de biopsie musculaire dans la même région avant quelques mois.*

La fibrose locale après injection de certains antibiotiques, de pentazocine notamment, crée une contracture locale pouvant entraîner une attitude fixée.

L'injection d'adénovirus recombinant lors de la thérapie génique des dystrophies musculaires crée une forte réaction immune des lymphocytes T CD8+ par effet transgénique.

Des origines diverses sont enfin à connaître :

- les venins de serpent contiennent des myotoxines spécifiques qui sont sans doute des phospholipases entraînant des altérations du réticulum sarcoplasmique. Il en est de même pour certaines araignées ou les guêpes. Le plasmocide et le toluène ont une action analogue. La succinylcholine entraîne une myolyse avec élévation de créatine-kinasémie chez les amputés pour fractures ou brûlures étendues ;
- parmi les variétés de mécanisme inconnu, la maladie du Haff où des accès aigus de myalgies surviennent après ingestion de certains poissons ou, dans les régions méditerranéennes, les myoglobinuries consécutives à l'ingestion de cailles ayant elles-mêmes ingéré de la ciguë ou de l'hellébore ;
- le syndrome malin des neuroleptiques occupe une place à part. Hyperthermie, rigidité musculaire, troubles de la conscience, fluctuations du système autonome apparaissent progressivement. Une

rhabdomyolyse avec myoglobinurie peut survenir. Les médicaments en cause sont les butyrophénones, les phénothiazines et d'autres antipsychotiques ou thymoleptiques. Le mécanisme est central et non pas musculaire ;

- sont également à citer certaines causes infectieuses : myosites virales (grippe, coxsakie, VIH) ou bactériennes (staphylocoque, légionellose).

Les rhabdomyolyses intermittentes

Les formes déclenchées par *l'exercice et la chaleur*, proches de l'hyperthermie maligne, ont été signalées précédemment.

Les syndromes de loge (fig. 72), dont la fréquence est encore mal appréciée, sont la conséquence d'une augmentation de volume du tissu musculaire dans un espace anatomiquement clos. Ce phénomène entraîne un dépassement de la pression intramusculaire critique à l'origine d'une ischémie microcirculatoire créant un œdème et une nécrose musculaires qui, en retour, augmentent la pression. Ainsi, les deux facteurs favorisants sont une loge aponévrotique entourant le muscle, de capacité insuffisante, et un effort trop intense. Les syndromes de loge, exceptionnels chez l'enfant, s'observent chez l'adulte jeune, essentiellement dans le sexe masculin (104).

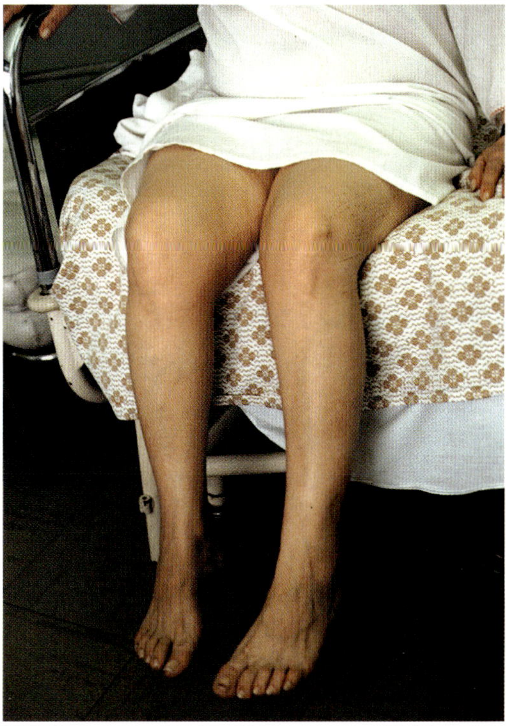

Fig. 72 - Syndrome de loge tibiale antérieure du côté gauche.

Les compartiments atteints se situent surtout aux membres inférieurs (compartiment antérieur de la jambe et participation de la loge péronière), plus rarement aux masses musculaires paravertébrales.

La forme aiguë est une nécrose ischémique des muscles, survenant électivement après une marche prolongée chez de jeunes recrues, véritable « gangrène de marche » avec douleur, gonflement et parfois paralysie du nerf sciatique poplité externe. L'exercice inaccoutumé, et particulièrement la course en descente entraînant une contraction allongeant les muscles, provoque des déchirures du sarcolemme, l'issue de protéines contractiles et une nécrose. L'évolution est plus prolongée qu'au cours des autres rhabdomyolyses, douleur et gonflement étant au maximum 1 à 2 jours après l'exercice.

Des endolorissements musculaires retardés, de mécanisme analogue, surviennent 1 à 2 jours après un exercice inaccoutumé chez des sédentaires voulant améliorer leurs performances et développant une rhabdomyolyse avec myoglobinurie. La sémiologie, mineure au début, se constitue avec retard. En 24 à 48 heures apparaît une pigmenturie accompagnée de courbatures.

La forme chronique s'observe plutôt chez des athlètes, surtout coureurs à pied, normaux au repos. À l'exercice apparaît un syndrome du compartiment antérieur à intervalles variables, souvent amélioré avec le temps. L'hypertrophie musculaire dans une loge étroite joue un rôle. La pression

intramusculaire augmente à l'effort en raison du passage de liquides des vaisseaux dans le compartiment interstitiel extramusculaire. Ceci crée une augmentation du volume musculaire. À titre d'exemple, un effort rapide sur bicyclette crée d'une part une diminution de 19 % de l'eau intravasculaire (avec augmentation de concentration des protéines plasmatiques et de l'hématocrite), d'autre part une augmentation de 15 % de l'eau intramusculaire. Avec l'inuline tritiée, l'eau intramusculaire augmente de 80 %, après effort.
La mesure comparative des pressions musculaires à l'intérieur des loges affirme le diagnostic. Expérimentalement, le flux capillaire s'arrête au-dessus d'un seuil critique estimé à 30 mmHg. Diverses techniques sont proposées (techniques invasives à l'aiguille, scintigraphie au thalium ou à l'hydroxyméthylène diphosphate). Une aponévrotomie, ou une aponévrectomie, serait indiquée lorsque la pression dépasse 40 mmHg, mais les indications, parfois abusives, doivent être soigneusement posées.

Les lésions rhabdomyolytiques au cours de diverses myopathies

Au cours des maladies métaboliques, elles apparaissent lors d'intolérances à l'effort énumérées précédemment.
Lors de diverses dystrophies musculaires, surtout les dystrophinopathies de Duchenne et de Becker, plus rarement la maladie de Steinert, les myopathies facio-scapulo-humérales, la myoglobine sérique, mesurée par dosage radio-immunologique, est susceptible de s'élever à des taux dépassant de dix fois la normale, ce qui témoigne de la myolyse sous-jacente qui n'a cependant pas le caractère massif des grandes myolyses aiguës.
Dans les dystrophies musculaires congénitales, avec ou sans déficit en laminine, le taux de créatine-kinase est souvent élevé jusqu'à 30 fois la normale, bien que la biopsie ne montre que quelques fibres nécrotiques.
Dans les dystrophinopathies, le taux de créatine-kinase s'élève très précocement et avant l'apparition des signes cliniques qui diminuent par la suite et sont sans relation avec la sévérité clinique.
Les lésions de nécrose sont habituelles au cours des dystrophies musculaires. *Stricto sensu*, il s'agit donc de lésions rhabdomyolytiques, mais elles diffèrent en tout point des rhabdomyolyses aiguës.

La nécrose segmentaire suivie de régénération est un élément morphologique de base des *polymyosites* que son origine soit ischémique au cours des dermatomyosites, ou en relation avec une dysimmunité cellulaire au cours des polymyosites. Ces lésions de nécrose sont plurifocales, ce qui explique qu'une biopsie musculaire puisse se faire en territoire sain. De même, le taux de créatine-kinase sérique n'est qu'occasionnellement élevé.
La polymyosite nécrosante, la polymyosite myoglobinurique ne sont qu'un degré de plus des formes habituelles. La rhabdomyolyse est au premier plan. Il s'agit surtout de formes aiguës avec faiblesse musculaire importante et souvent manifestations cutanées.
Dans d'autres cas, l'étiquette de polymyosite est attribuée à tort à des tableaux cliniques de rhabdomyolyse indépendants de toute atteinte musculaire inflammatoire et traités abusivement par une corticothérapie parfois massive.
Ces arguments paraissent parfois suffire à installer une thérapeutique immunosuppressive, le plus souvent cortisonique. Paradoxalement, les symptômes paraissent plus ou moins s'amender et le taux de créatine-kinase s'abaisse parfois. Dès lors, cette modification biologique est mise à l'actif du traitement et semble autoriser à augmenter la posologie. Cependant, il n'existe aucun signe musculaire objectif, ni aucune lésion de type inflammatoire sur la biopsie musculaire. Des signes de surimprégnation cortisoniques, aspect cushingoïde, vergetures pourpres, myopathies cortisoniques se constituent secondairement.

Une hypercréatine-kinasémie isolée

Cette éventualité n'est pas rare en pratique. Elle fait à priori soupçonner une atteinte musculaire, bien qu'on admette qu'une élévation modérée soit possible dans un pourcentage notable (20 % ?) de la population.
Trois précautions préalables sont nécessaires :

- considérer une élévation comme pathologique uniquement si elle dépasse 1 fois 1/2 le taux normal ;
- ne pas tenir compte d'un examen isolé et ne pas hésiter à le refaire chez le sujet après une journée de repos ;
- l'exercice surtout « excentrique » à lui seul est suffisant à élever le taux d'activité enzymatique. Ceci est une raison de plus de refaire l'examen après repos.

Certaines hypercréatine-kinasémies, habituellement peu élevées, sont banales au cours d'affections nerveuses, médullaires (sclérose latérale amyotrophique) ou périphériques.
D'autres sont secondaires à des atteintes médicamenteuses (statine, fibrate, colchicine, antipsychotiques, zidovudine, certains bêtabloquants, isorétinoïde), à des atteintes cardiaques chroniques, à des toxiques (alcool, héroïne, cocaïne), à des affections endocriniennes (hypothyroïdie), métaboliques ou virales.
Reste le groupe des formes infracliniques sans atteinte musculaire objective. Il s'agit principalement de déficits en cavéoline 3, en calpaïne, en dysferline (Miyoshi), en protéines liées à la fukutine. Sont également parfois en cause la glycogénose de l'adulte de type 2, la desminopathie, le défaut de dystrophine (également chez les femmes porteuses), les sarcoglycanopathies, la dystrophie myotonique type 2 (PROMM).
Enfin, les hypercréatine-kinasémies idiopathiques persistantes qui sont parfois familiales et génétiquement déterminées.

La question de savoir si une biopsie musculaire est justifiée peut alors se poser. Elle peut être précédée d'un électromyogramme, à la recherche d'anomalies. Elle est indiquée lorsque le taux de créatine-kinase dépasse 10 fois la normale ou si l'on soupçonne une susceptibilité à l'hyperthermie maligne.

Le pronostic à long terme des hypercréatine-kinasémies isolées est dans l'ensemble favorable. ■

Points importants à retenir

- La nécrose musculaire est la lésion de base des rhabdomyolyses.
- Les grandes rhabdomyolyses aiguës sont faites d'un gonflement musculaire douloureux avec hémoglobinurie, augmentation massive de la créatine-kinase, risque d'évolution vers la nécrose rénale tubulaire aiguë. Les causes sont traumatiques, métaboliques, toxiques, médicamenteuses souvent.
- Les rhabdomyolyses intermittentes proches de l'hyperthermie maligne sont déclenchées par l'exercice et la chaleur. Parmi elles, se situent les syndromes de loge : augmentation du volume musculaire dans un espace anatomiquement clos (loge antéro-externe de la jambe, masses paravertébrales) nécessitant parfois une aponévrotomie.
- Enfin, au cours des diverses myopathies primitives, des lésions de nécrose sont fréquentes mais n'ont pas la même signification.

Références bibliographiques

100. Argov Z (2000) Drug-induced myopathies. Curr Opin Neurol 13: 541-5
101. Dalakas MC (2009) Toxic and drug-induced myopathies. J Neurol Neurosur Ps 80: 832-8
102. Dalakas MC, Illa I, Pezeshkpour GH, *et al.* (1990) Mitochondrial myopathy caused by long term zidovudine therapy. New Engl J Med 322: 1098-105
103. Fernandez Sola J, Spcanella E, Estruch R, *et al.* (1995) Significance of type II fiber atrophy in chronic alcoholic myopathy. J Neurol Sci 130: 69-76
104. Haller RG (1999) Exertional compartmental syndrome. In: Serratrice G, Pouget J, Azulay JP (eds.) Exercise intolerance and muscle contracture. Springer-Verlag, Berlin, 143-54
105. Kakulas BA, Mastaglia FL (1992) Drug-induced, toxic and nutritional myopathies. In: Mastaglia FL, Walton J (eds.) Skeletal muscle pathology. Churchill Livingstone, New York, 511-40
106. Mastaglia FL (1992) Toxic myopathies. In: Rowland LP, Di Mauro S (eds.) Handbook of Neurology, vol 18: Myopathies, Elsevier, Amsterdam, 595-622
107. Moxley RT (1994) Metabolic and endocrine myopathies. In: Walton J, Karpati G, Hilton-Jones D (eds.) Disorders of voluntary muscle. Churchill Livingstone, New York, 647-716
108. Penn AS (1986) Myoglobinuria. In: Engel AG, Banker BQ (eds.) Myology. McGraw-Hill, New York, 1785-1805
109. Ramsay DA, Zochodne DW, Robertson DM, *et al.* (1993) A syndrome of acute severe muscle necrosis in intensive care unit patients. J Neuropathol Exp Neur 52: 387-98
110. Serratrice G, Toga M, Roux H (1966) Syndromes musculaires proximaux d'évolution chronique survenant chez des éthyliques (à propos de 14 cas), Presse Med 33: 1721
111. Serratrice J, Pouget J, Serratrice G (2008) Rhabdomyolyse. Encycl Med Chir 17195 A 10
112. Tein I, Di Mauro S, Rowland LE (1992) Myoglobinuria. In: Rowland LP, Di Mauro S (eds.) Handbook of neurology, vol 18: Myopathies. Elsevier, Amsterdam, 553-93

Chapitre 7

Le muscle myopathique

Chapitre 7

Le muscle myopathique

- Les myopathies génétiques primitives ou dystrophies musculaires progressives
- Les myopathies secondaires
- Quelques myopathies secondaires particulières

Le muscle myopathique

Le terme de myopathie – qui pourrait aussi bien s'appliquer à toute maladie musculaire – est utilisé ici dans le sens restrictif souvent usité de maladie musculaire primitive ou secondaire.
Les myopathies primitives ou dystrophies musculaires habituellement génétiques se séparent des myopathies secondaires (ou se retrouvent notamment diverses formes métaboliques ou inflammatoires précédemment signalées).
Ainsi ce chapitre concerne d'abord le cadre des myopathies génétiques primitives encore dites dystrophies musculaires progressives. Ces formes entrent dans le cadre des amyotrophies systématisées, c'est-à-dire à localisations préférentielles et évocatrices. Cette répartition les oppose aux atteintes diffuses non sélectives des myopathies secondaires de causes variées.

Les myopathies génétiques primitives ou dystrophies musculaires progressives

Largement décrites cliniquement dès le XIXe siècle, leur étude s'est modifiée considérablement depuis le siècle dernier en franchissant peu à peu diverses étapes : défaut d'un gène, anomalie ou absence d'une protéine, dysfonction ou mort cellulaire, phénotype clinique, et éventuelle possibilité thérapeutique.

Ces étapes se retrouvent dans les paragraphes suivants :
- à la myopathie pseudo-hypertrophique de Duchenne a fait suite la notion de dystrophinopathie ;
- au concept très général de myopathie des ceintures a succédé la connaissance des déficits des protéines sarcolemmiques et sarcomériques ;
- la myopathie facio-scapulo-humérale est encore à la recherche de son identité génique ;
- à la maladie de Steinert ont fait suite les syndromes myotoniques précédemment étudiés.

Les relations complexes entre muscle et mitochondries sont toujours en voie d'expansion.

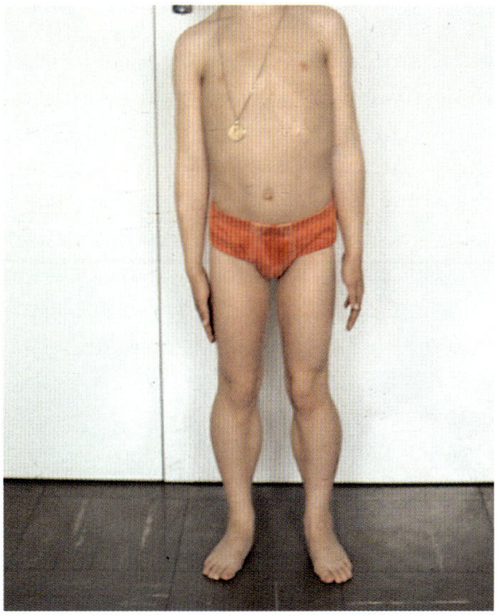
Fig. 73 – Maladie de Duchenne : pseudo-hypertrophie des mollets.

De la maladie de Duchenne aux dystrophinopathies

Descriptions initiales

En 1861, Duchenne décrit d'une façon définitive la sémiologie de la maladie qui porte son nom :
- *Début chez un garçon avant 4 ans*, par chutes, difficultés à courir ou à monter un escalier, *à se relever après accroupissement* ;
- *Pseudo-hypertrophie des mollets* (fig. 73) avec marche sur la pointe des pieds, rétraction des tendons d'Achille ;

- Aggravation progressive et perte totale de la marche vers 10 ans (fig. 74) ;
- Amyotrophie et paralysie progressive, insuffisance cardiaque et respiratoire, évoluant vers la mort à la vingtième année.

En 1955, Becker décrit une *forme de gravité moindre*, également liée à l'X, débutant vers la dixième année, marquée par une faiblesse des muscles de la ceinture pelvienne avec pseudo-hypertrophie des mollets, d'évolution moins invalidante, la perte de la marche ne se faisant guère avant la trentaine (fig. 75).

Par la suite dans ces deux variétés, les examens complémentaires ont été progressivement affinés.
Le taux de créatine-kinase sérique est très augmenté au début (10 à 100 fois la normale) puis décroît spontanément.
L'électromyogramme est de type myopathique.
Le scanner musculaire des cuisses montre un contraste entre l'hypodensité des quadriceps et des ischio-jambiers et la conservation des droits internes et des couturiers.
La biopsie musculaire montre :
- des fibres nécrotiques de contour arrondi surchargées en calcium ;
- de grosses fibres opaques hypercontractées ;
- une fibrose et une adipose.

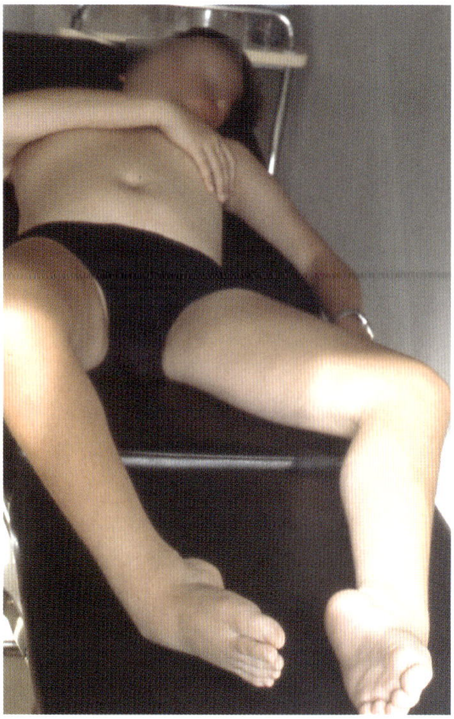

Fig. 74 - Maladie de Duchenne évoluée : « jambes de batracien » avec impossibilité d'adduction des cuisses.

Classifications actuelles

Depuis 1985, Kunkel et de nombreux chercheurs (126, 128) montrent qu'un *déficit en dystrophine* (fig. 76) est à l'origine de la maladie. Le gène de la dystrophine est le plus grand gène connu (3 mégabases en Xp 21) avec 79 exons et d'énormes introns. Le produit du gène, la dystrophine, est une grande protéine de masse moléculaire 427 kDa en forme de bâtonnet, entrant dans le complexe dystrophine-glycoprotéine (sarcoglycan, sarcospan, syntrophine, dystrobrevine notamment).
Les altérations de la dystrophine sont mises en évidence par immunohistochimie ou immunoblot (fig. 77).
Au XXIe siècle, le cadre de la maladie de Duchenne a donc fait place à celui des *dystrophinopathies* se divisant schématiquement en trois groupes :
- déficit complet en dystrophine à l'origine de la maladie de Duchenne ;
- déficit partiel à l'origine de la maladie de Becker ;
- déficits partiels étendus à d'autres atteintes :
  - la cardiomyopathie dilatée liée à l'X : survenant vers la vingtième année chez des hommes, avec insuffisance cardiaque congestive évoluant vers la mort en 1 ou 2 ans, justifiant une transplantation cardiaque,

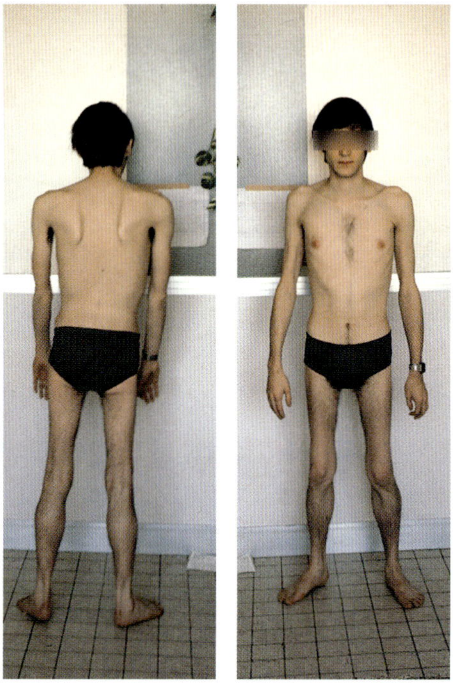

Fig. 75 - Myopathie de Becker : faiblesse et atrophie des muscles des ceintures pelvienne et scapulaire ; pseudo-hypertrophie des mollets.

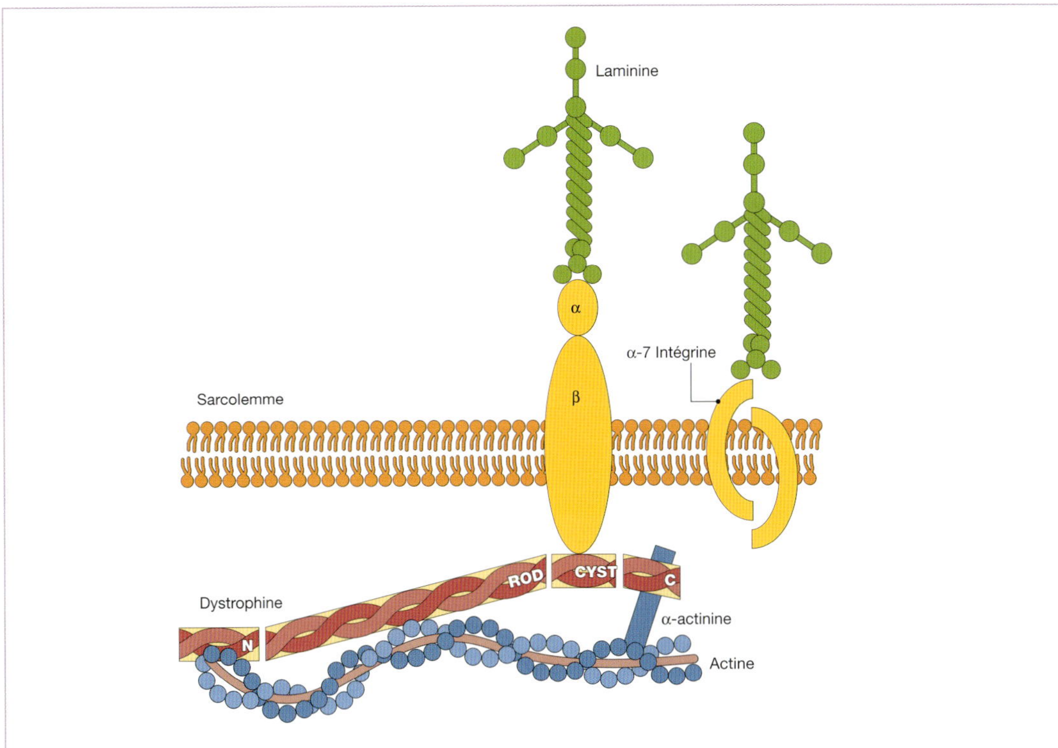

Fig. 76 - La dystrophine.

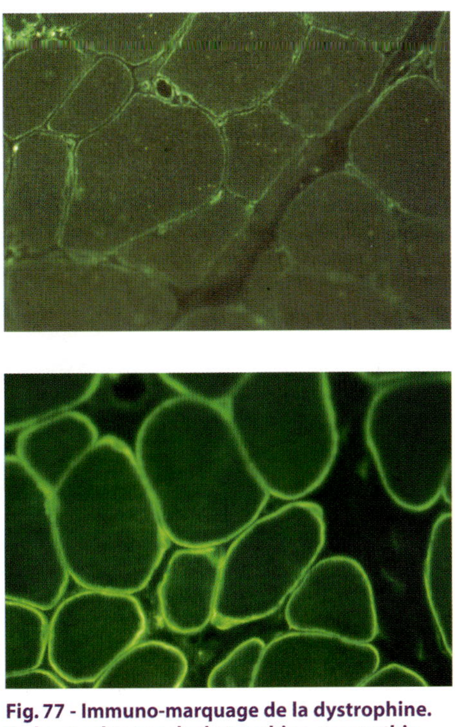

Fig. 77 - Immuno-marquage de la dystrophine. En haut : absence de dystrophine, myopathie de Duchenne. En bas : dystrophine normale.

- des syndromes d'intolérance à l'effort avec crampes et myoglobinurie dont l'évolution paraît être peu sévère,
- certaines amyotrophies limitées au quadriceps.

Enfin, les femmes transmettant la maladie de Duchenne ou de Becker ont parfois une discrète atteinte musculaire clinique asymétrique et des déficits partiels de dystrophine sur la biopsie musculaire.

De nombreux essais thérapeutiques sont à signaler : oligo-nucléotides antisens, transferts de cellules souches, greffes de myoblastes, saut d'exons, gentamycine, périndobril.

Des myopathies des ceintures aux protéines sarcolemmiques et sarcomériques

Descriptions initiales

En 1954, le terme de myopathie des ceintures (*Limb Girdle Muscular Dystrophy* ou LGMD) est créé par Walton et Nattrass.

Il regroupe, à côté des myopathies liées à l'X et des myopathies facio-scapulo-humérales, des formes fréquentes dont les caractères communs sont :

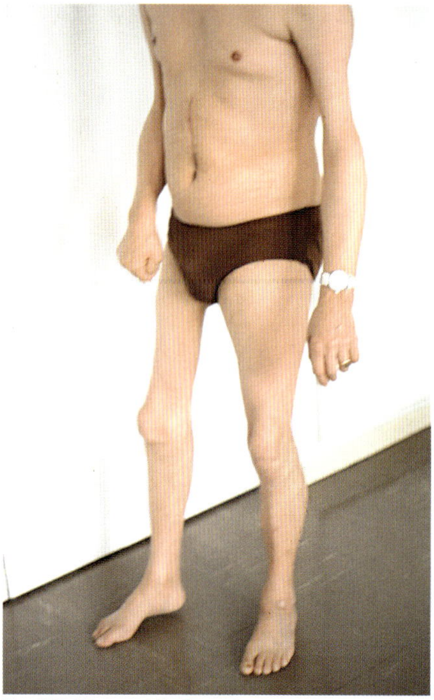

Fig. 78 - Myopathie des ceintures avec atrophie élective (biceps et triceps brachiaux, quadriceps droit).

- une atteinte myopathique des muscles des ceintures des membres respectant les muscles distaux (fig. 78) ;
- un début dans la deuxième ou la troisième décennie, dans les deux sexes, sporadiques ou avec une hérédité autosomique récessive ;
- une évolution lentement progressive ;
- les examens complémentaires étaient ceux de toute myopathie (nécrose et régénération, variabilité de taille des fibres) avec fréquemment des fibres d'aspect lobulé. Néanmoins, le diagnostic restait souvent hasardeux car le terme de myopathie des ceintures regroupait des faits assez divers qui allaient être démembrés.

Classifications actuelles

Depuis 1990, de grands progrès ont été faits aboutissant à une classification complexe, plus historique que véritablement scientifique des LGMD1 (dominantes) et 2 (récessives) avec chacune de nombreux sous-groupes (A, B, C, etc.). Cette classification aride (tableau XXV) n'est pas retenue ici. Les myopathies des ceintures sont classées en termes de protéine déficiente (fig.28) et tableau XXVI.

Tableau XXV - Classification des LGMD (*Limb Girdle Muscular Dystrophy*) ou myopathies des ceintures

Symbole	Localisation chromosomique du gène	Protéine déficiente et correspondances
LGMD 1 Dystrophies des ceintures autosomiques dominantes		
LGMD 1A	5q31	Myotiline (et myopathie distale)
LGMD 1B	1q11-21	Lamine A/C (tr. auriculo-ventriculaires…)
LGMD 1C	3p25	Cavéoline 3 (Myopathie distale, rippling)
LGMD 1D	7q	?
LGMD 1E	6q23	?
LGMD 1F	7q32	?
LGMD 1G	4p21	?
LGMD 2 Dystrophies des ceintures autosomiques récessives		
LGMD 2A	15q15-1, q15-3	Calpaïne 3
LGMD 2B	2p13	Dysferline
LGMD 2C	13q12	Gamma-sarcoglycane
LGMD 2D	17q12, 17q	Alpha-sarcoglycane
LGMD 2E	4q12	Bêta-sarcoglycane
LGMD 2F	5q33, q34	Delta-sarcoglycane
LGMD 2G	17q12	Téléthonine
LGMD 2H	9q	TRIM 32 (Hutterite)

LGMD 2I	19q	Fukutine related (Dystrophie cong. 1C)
LGMD 2J	2q31	Titine (type Udd et Edstrom)
LGMD 2K	9q34	POM transférase 1(Walker-Warburg)
LGMD 2L	11p13	Anoctamine 5
LGMD 2M	9q31	Fukutine (Fukuyama)
LGMD 2N	14q	POM transférase 2 (Walker-Warburg)
LGMD 2O	1p34	POM acétyl aminyltransférase 1

Tableau XXVI - Protéines déficientes et principales manifestations cliniques (R = récessive, D = dominante)

1. Membrane sarcolemmique	• **Sarcoglycanes alpha : R.** Début vers 10 ans. Démarche dandinante, déficit du quadriceps, de la ceinture scapulaire, du deltoïde, des extenseurs du tronc. Cardiomyopathie. Évolution variable. • **Sarcoglycanes gamma : R.** « Duchenne-like ». Deux sexes. Début chez l'enfant. Créatine-kinase (CK) : élévation importante et régressive. Évolution de gravité variable dans une même famille. • **Dysferline : R.** Myopathie proximo-distale. Trois tableaux : myopathie des ceintures, myopathie distale de Miyoshi (atrophie des jumeaux internes), combinaison des deux tableaux. CK très élevée. Biopsie musculaire : aspects inflammatoires fréquents. • **Cavéoline : D.** Début vers 5 ans : crampes à l'exercice, faiblesse des ceintures, hypertrophie des mollets, CK élevée, cardiomyopathie. Progression lente. Autres formes : - Hypercréatinekinasémie isolée. - *Rippling muscle disease* : à l'effort ou à la percussion, ondes de contraction musculaire rapide.
2. Membrane basale (matrice extracellulaire)	**Dystrophie musculaire congénitale :** Début à la naissance ou premiers mois : hypotonie, arthrogrypose, rigidité du rachis, faiblesse musculaire diffuse. Évolution variable, rapidement fatale, invalidante ou lentement progressive. • **Laminine (mérosine)** : Rétraction, cyphoscoliose, retard de développement moteur. IRM : anomalies de la substance blanche cérébrale. Forme avec rigidité précoce du rachis, syndrome respiratoire restrictif, début entre 3 et 8 ans, contractures en flexion. Forme avec cellules inflammatoires, à différencier d'une polymyosite infantile néonatale. • **Intégrine** : Rare. Myopathie peu sévère, retard moteur et mental. • **Perlécan : R.** Syndrome de Schwartz-Jampel. Faciès particulier, chondrodystrophie, petite taille, cyphoscoliose, dysplasie des hanches, pied varus, hypertrophie musculaire et myotonie. EMG : activité continue et décharges myotoniques. • **Collagène VI : D.** – Myopathie de Bethlem. Myopathie des ceintures. Début précoce : contractures congénitales. Aggravation progressive avec faiblesse musculaire des ceintures aboutissant à des difficultés à la marche vers 50 ans. Immunohistochimie et immunoblot normaux. – Maladie d'Ullrich. Faiblesse proximale avec contractures, colonne vertébrale rigide, hypotonie distale. • **Protéine Fukutine-Like : R.** Forme sévère, début précoce, atrophie scapulaire, hypertrophie des mollets, troubles respiratoires, diaphragme, cardiomyopathie dilatée, CK très augmentée.

3. Membrane nucléaire	• **Emerine** : Maladie d'Emery-Dreifuss. Garçon. Début entre 2 ans et 1 an. Rétractions précoces (coudes, pointe des pieds, colonne vertébrale rigide). Puis amyotrophie scapulo-huméro-péronière avec aréflexie tendineuse. Vers 15-20 ans : troubles de la conduction cardiaque. Mort subite • **Lamine A/C : D.** Sept affections différentes. Fréquente avant 50 ans. Biopsie : prolifération de tissu fibreux autour des fibres. - Forme autosomique dominante de la maladie d'Emery-Dreifuss : atrophie humérale ++, hypertrophie du quadriceps, évolution sévère. - Forme autosomique récessive de la maladie d'Emery-Dreifuss, rare. - Myopathie des ceintures dominante avec troubles de la conduction cardiaque (syncopes, mort subite). - Forme cardiaque pure : cardiomyopathie dilatée, troubles de la conduction, arythmie. Manifestations thromboemboliques, mort subite. - Maladie de Dunningan non musculaire, dominante : lipodystrophie distale + diabète. - Dysplasie cranio-mandibulaire avec ostéolyse phalangienne, pigmentation cutanée, lipodystrophie partielle. - Forme récessive de la maladie de Charcot-Marie.
4. Sarcomère	• **Desmine** : Atteinte des ceintures, des muscles distaux et pharyngolaryngés, troubles de la respiration et de la conduction cardiaque. Possibilité de mort brutale. • **Pectine** : Épidermolyse bulleuse de l'enfance et myopathie (ou myasthénie) ultérieure. • **Téléthonine : R.** Début : enfance. Déficit proximal et distal. • **Myotiline : D.** Deux formes. Myopathie des ceintures avec dysarthrie. Myopathie distale avec paralysie pharyngolaryngée.
5. Cytosol	• **Calpaïne 3 : R.** Début vers 10 ans. Atteinte de la ceinture scapulaire avec décollement des omoplates, atrophie des muscles postérieurs des cuisses, respect des quadriceps, rétraction des tendons d'Achille. Évolution lentement progressive. Biopsie musculaire : fibres lobulées. Créatine-kinase très élevée.

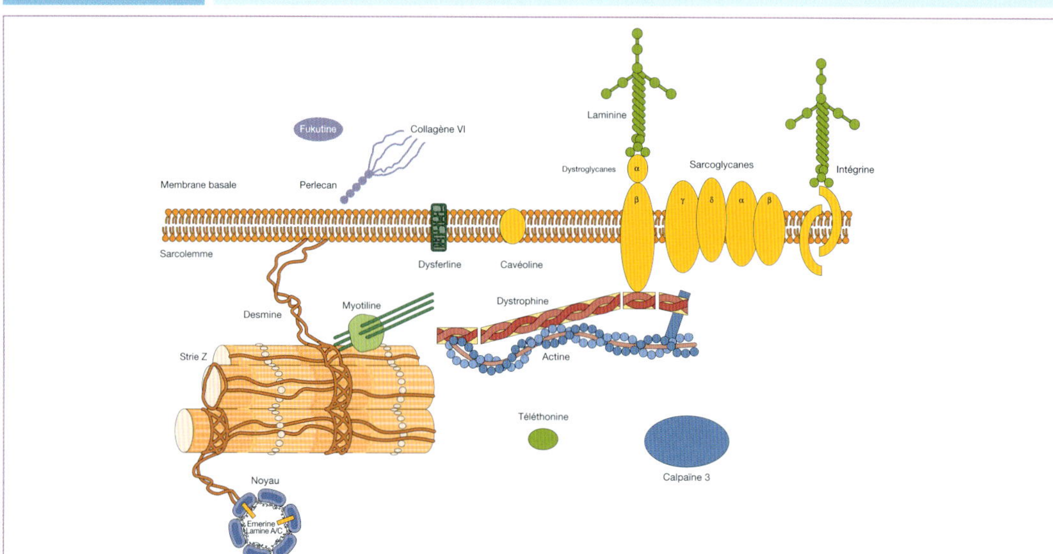

Fig. 28 - Protéines membranaires et sarcomériques.

Le déficit en calpaïne

Le déficit en calpaïne (113, 132) est sans doute la plus fréquente des myopathies des ceintures (30 % des cas). Correspondant à l'ancienne myopathie d'Erb décrite en 1884 (scapulohumérale juvénile), elle a été retrouvée en 1989 par Fardeau (123) chez une série de patients à haute consanguinité à l'île de la Réunion et rattachée au chromosome 15. En 1995, une mutation du gène de la calpaïne 3 a été mise en évidence par Richard.
Le tableau clinique (fig. 79) est évocateur : début vers 10 ans, transmission récessive, atteinte de la ceinture scapulaire avec décollement des omoplates, *atrophie des muscles postérieurs des cuisses* (fig. 80) contrastant avec le respect des quadriceps, rétraction des tendons d'Achille, évolution lentement progressive, fréquence des *fibres lobulées* sur la biopsie musculaire (fig. 81), rareté de lésions dystrophiques.
On sépare trois formes : présymptomatique avec hypercréatine kinasémie, type Erb, forme LGMD2A avec amyotrophie de la face postérieure des cuisses.
La calpaïne est une enzyme cytoplasmique protéolytique calcium-dépendante (protéase modulatrice) dont le turnover est extrêmement rapide créant des faux positifs rendant parfois l'analyse difficile et nécessitant la recherche de mutation du gène p94 calpaïne 3, cette dernière prédominant dans le muscle (CAPN3). Le rapport calpaïne/calpastatine assure un équilibre enzymatique.

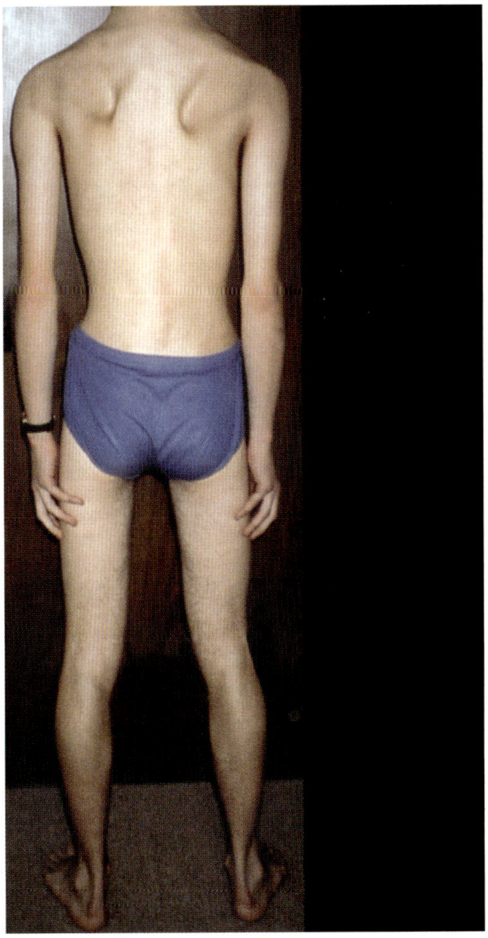

Fig. 79 - Déficit en calpaïne correspondant à l'ancienne myopathie juvénile d'Erb. Amyotrophie de la ceinture scapulaire et de la face postérieures des cuisses chez un adolescent.

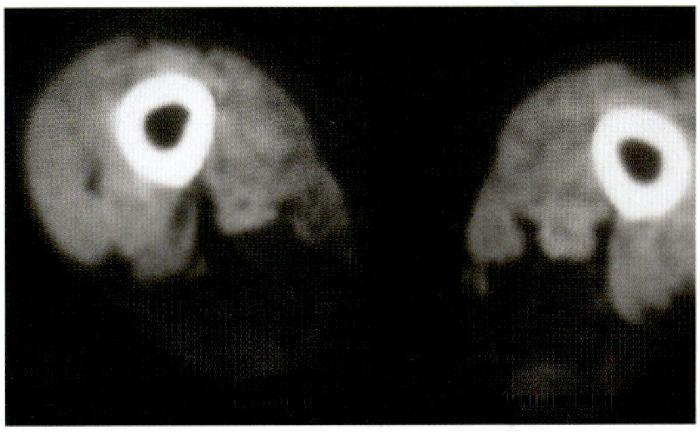

Fig. 80- Scanner des cuisses au cours d'un déficit en calpaïne (malade précédent) : hypodensité totale des loges postérieures des cuisses.

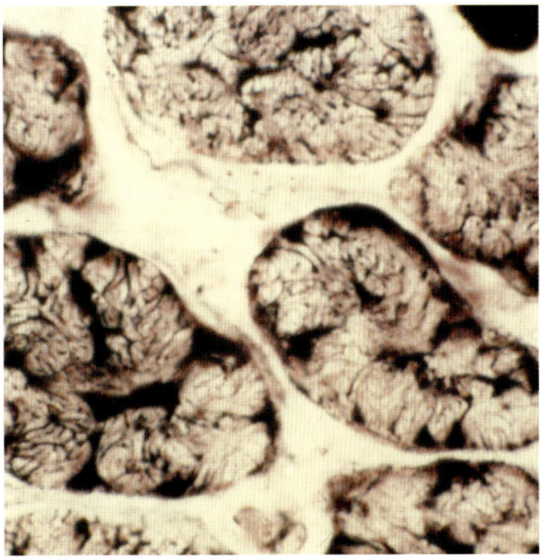

Photo : © Pr J-F Pellissier

Fig. 81 - Fibres lobulées au cours d'un déficit en calpaïne.

Les sarcoglycanopathies

Les sarcoglycanes sont un complexe de quatre protéines membranaires alpha, bêta, gamma, delta, ayant chacune un gène différent. Une mutation de l'un de ces gènes entraîne une fuite membranaire (issue de créatine kinase, entrée de calcium toxique dans la cellule).

La gravité des sarcoglycanopathies, maladies récessives, varie entre un tableau très sévère et une forme asymptomatique limitée à une hypercréatine kinasémie.

Parmi les quatre sarcoglycanopathies, on observe surtout en France :

- le déficit en alpha-sarcoglycane (protéine de 50 kDa) (118), le plus fréquent, débutant vers la 10e année par une démarche dandinante avec déficit du quadriceps, hypertrophie des mollets, déficit de la ceinture scapulaire, du deltoïde et des extenseurs du tronc, évolution de gravité variable (figs. 82-84) ;
- le déficit en gamma-sarcoglycane (protéine de 35 kDa), primitivement observé en Afrique du Nord (117), débutant chez l'enfant, évoluant vers *un tableau de maladie de Duchenne* curieusement étendu *aux deux sexes* et non limité aux garçons, élévation importante et régressive du taux de créatine-kinase, évolution de *gravité très variable* à l'intérieur d'une même famille (fig. 85).

Des essais de transfert de gènes anticorps antivirus sont à signaler.

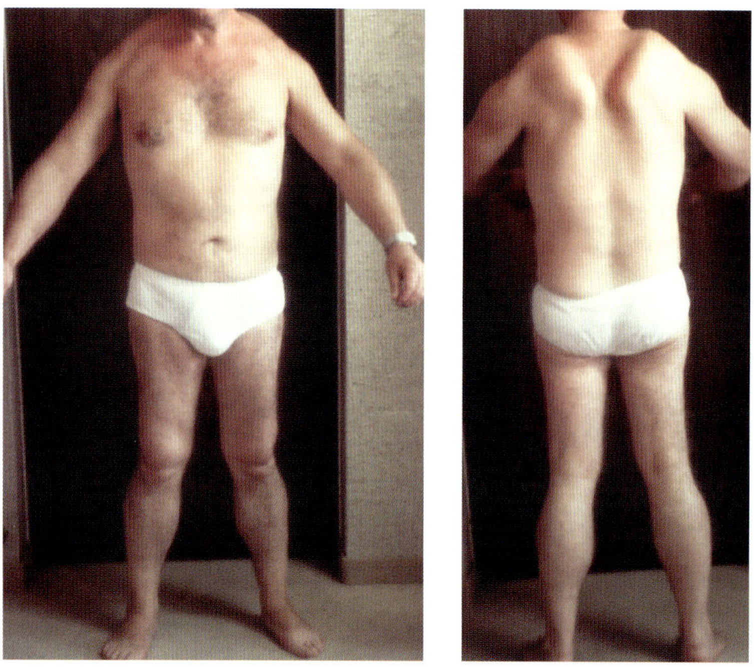

Fig. 82 - Myopathie des ceintures. Déficit en alpha-sarcoglycane : déficit des quadriceps et de la ceinture scapulaire, hypertrophie des mollets.

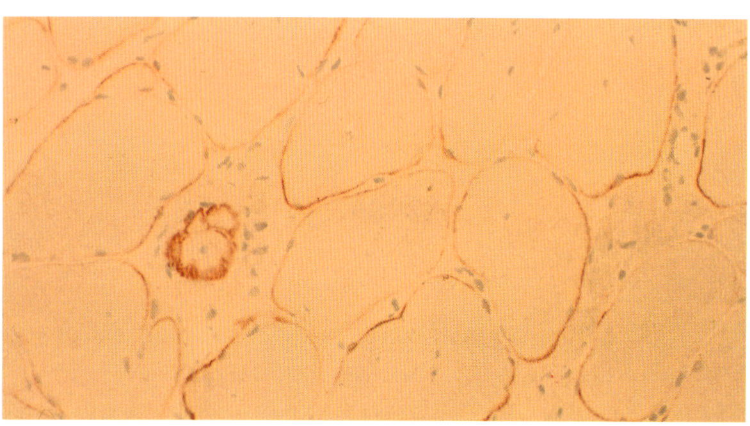

Fig. 83 - La biopsie du quadriceps du patient précédent montre l'absence d'alpha-sarcoglycane (50 kDa), confirmée par immunoblot et étude génétique (mutation R77C, la plus fréquente).

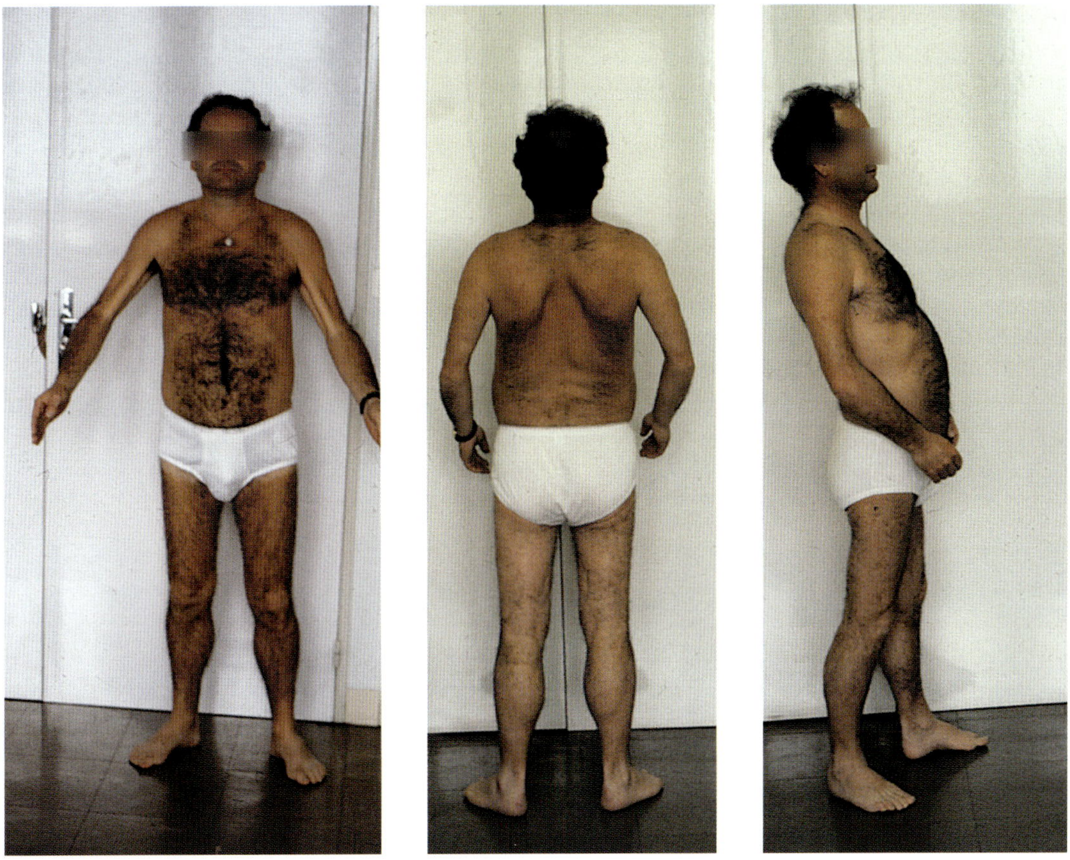

Fig. 84 - Syndrome des ceintures avec atrophie du quadriceps, pseudo-hypertrophie des mollets.

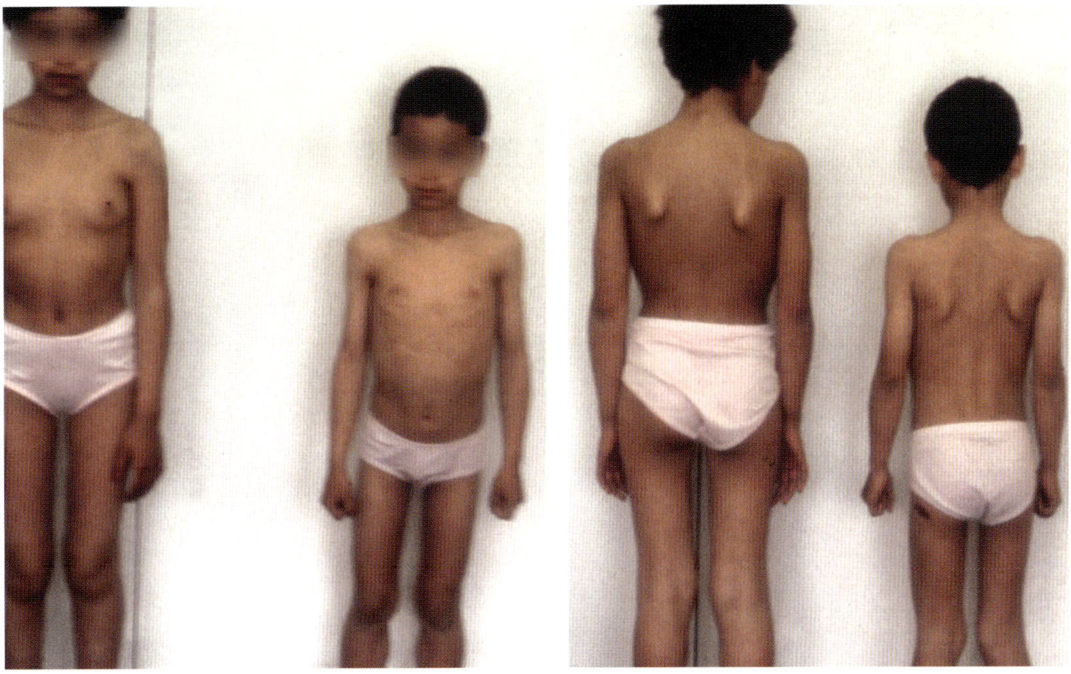

Fig. 85 - Dystrophie maghrébine : jeune garçon et sa sœur présentant un tableau de myopathie de Duchenne. La transmission est autosomique récessive et non liée à l'X. Un déficit en gamma-sarcoglycane en est à l'origine.

La dysferlinopathie

La dysferlinopathie (114-116), myopathie proximodistale, occupe une place originale. Due à une mutation du chromosome 2 (2p 13) entraînant un déficit en dysferline protéine de 240 kDa, elle s'exprime par trois tableaux différents chez un adulte jeune (135).

- *myopathie des ceintures* (LGMD2B) avec respect de la ceinture scapulaire et « boules » dans les biceps (fig. 86).
- *myopathie distale dite de Miyoshi* (qui l'a décrite au Japon) avec une atrophie particulière des jumeaux internes rendant impossible la marche sur la pointe des pieds (fig. 87).
- combinaison des deux tableaux, même à l'intérieur d'une même famille.

La biopsie musculaire permet un immunomarquage montrant l'absence de réaction par rapport au témoin. Elle montre souvent des aspects inflammatoires (fig. 88) qui font porter le diagnostic erroné de polymyosite et traiter à tort ces patients par des corticostéroïdes.

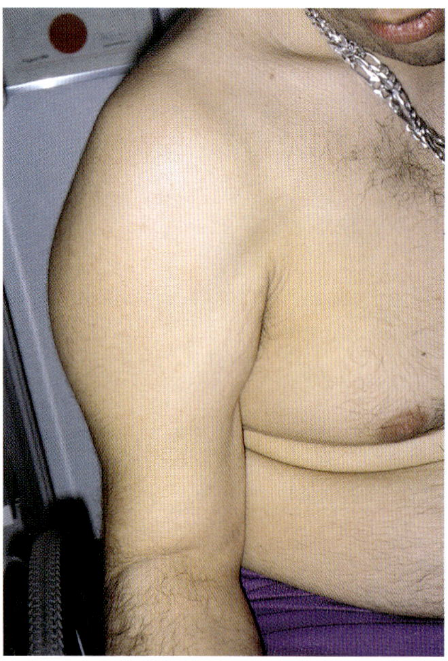

Fig. 86 - Déficit en dysferline : boule dans le biceps.

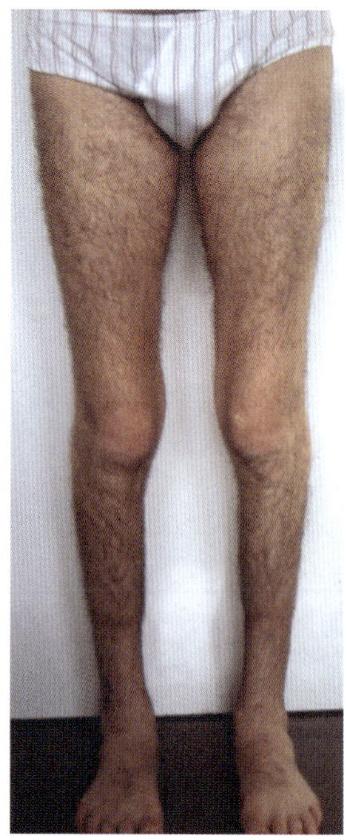

Fig. 87 - Déficit en dysferline : atrophie des deux muscles jumeaux internes caractéristique de la myopathie dite de Miyoshi.

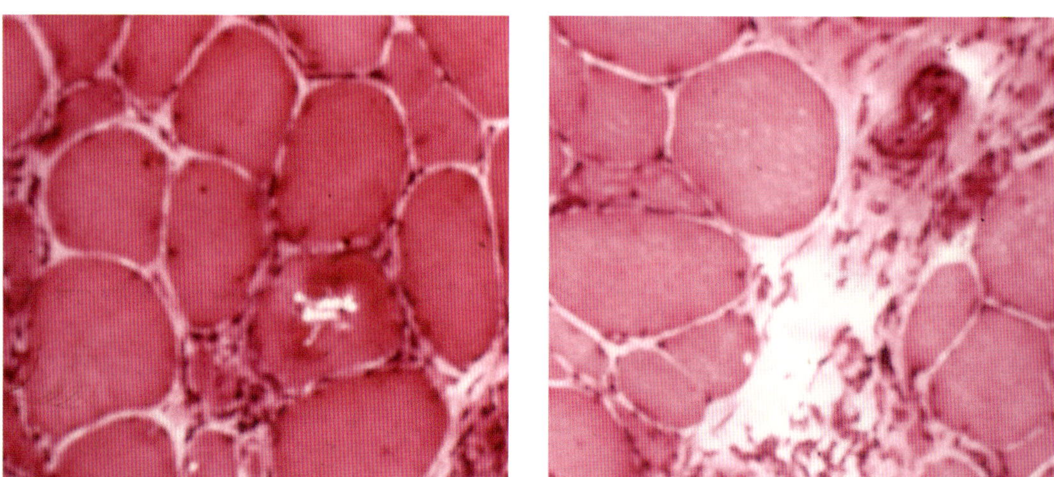

Fig. 88 - Biopsie musculaire d'un déficit en dysferline : foyers de cellules inflammatoires ayant fait porter le diagnostic de polymyosite et entraîné une corticothérapie inutile.

Le déficit en cavéoline

Le déficit en cavéoline, protéine transmembranaire jouant un rôle dans le transport du cholestérol, le trafic transmembranaire, la transduction de signaux, entraîne une maladie dominante débutant vers 5 ans par des *crampes à l'exercice, une faiblesse proximale avec hypertrophie des mollets*, un taux élevé de créatine-kinase, et heureusement une progression lente.

Les mutations du gène de la cavéoline sont à l'origine d'autres manifestations : hypercréatinekinasémie isolée, *rippling muscle disease* (survenue d'ondes de contraction musculaire rapide lors de l'effort ou de la percussion).

Le déficit en desmine et les myopathies myofibrillaires

Le déficit en desmine (fig. 89), *filament intermédiaire réunissant les stries Z* et les enveloppes, est à l'origine d'une myopathie des ceintures d'hérédité dominante associée d'une part à une atteinte des *muscles distaux et pharyngolaryngés*, d'autre part à des troubles de la respiration et surtout de la conduction cardiaque pouvant entraîner une mort brutale (119, 125).

La biopsie musculaire met en évidence des dépôts anormaux de desmine (fig. 90).

Le gène de la desmine est localisé sur le chromosome 2q35 gène DES mais diverses autres liaisons génétiques sont connues.

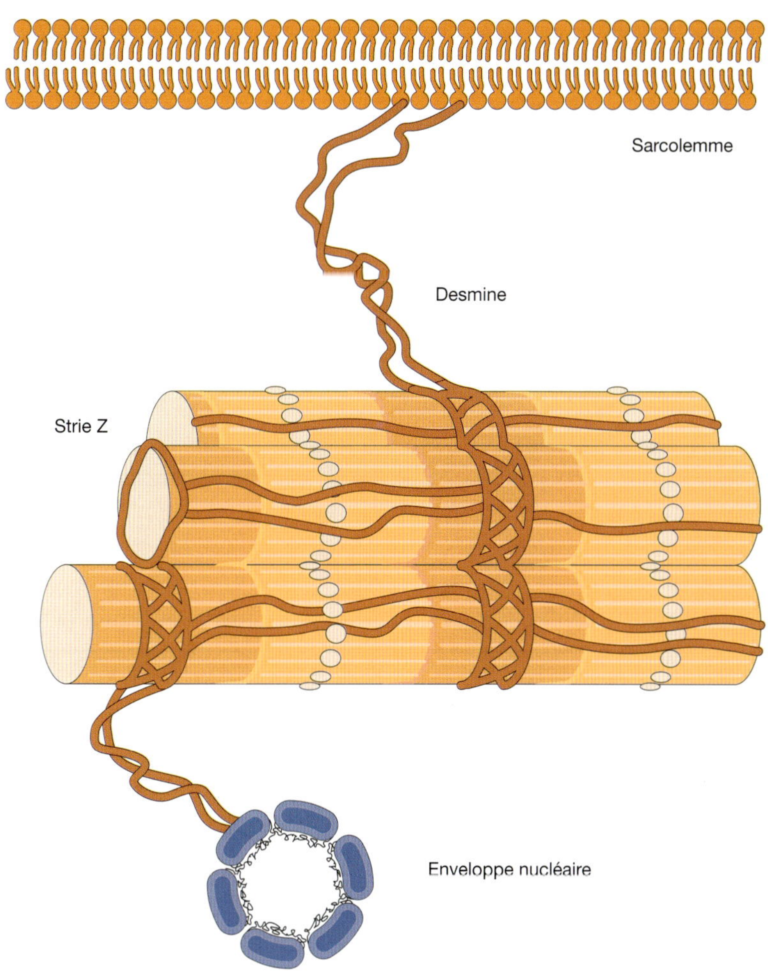

Illustration : © Global Média Santé

Fig. 89 - La desmine.

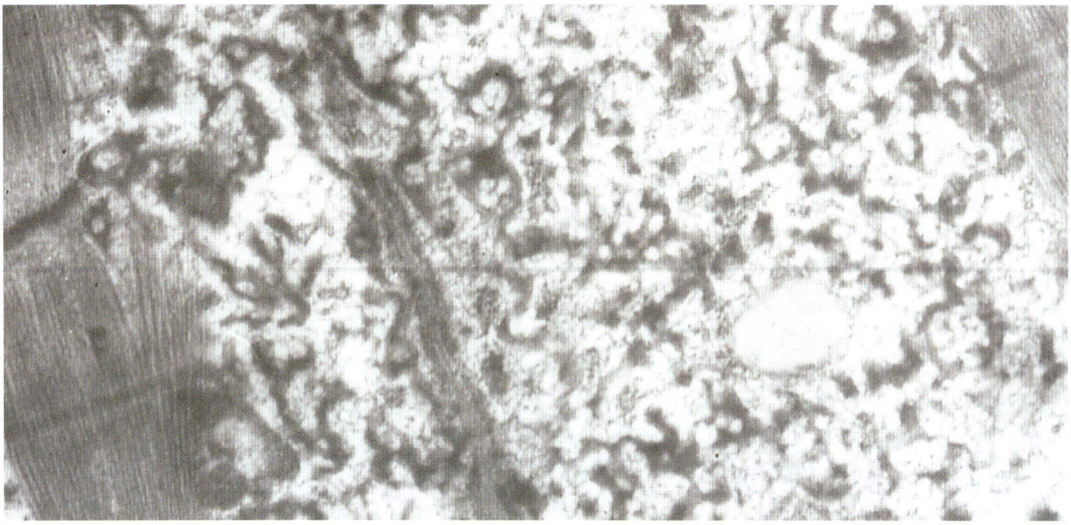

Fig. 90 - Microscopie électronique : accumulation de desmine chez un patient ayant une myopathie proximale et distale avec troubles de la phonation.

Le concept de desminopathie est étendu parfois à celui de *myopathie myofibrillaire* (133) en raison de la présence d'autres dépôts protéiques « en surplus » sur la biopsie musculaire (actine, myosine, titine, dystrophine, etc.) (tableau XXVII).

Tableau XXVII - De la myopathie à desmine au concept de myopathies myofibrillaires

Regroupement de nombreuses dénominations correspondant à l'agrégation de protéines issues des stries Z formant des inclusions :
Protéines de surplus :
– régulières : desmine, alpha-bêta cristalline, dystrophine, ubiquitine, titine, nébuline
– particulières : gelsonim, Ncam

Faiblesse musculaire proximale et parfois distale chez un adulte, parfois cardiopathie
- EMG myopathique avec irritabilité
- biopsie, structures hyalines congophiles, expression de desmine, myotiline, alpha-cristalline, dystrophine, protéine précurseur de l'amyloïde
- électronique, destruction des myofibrilles débutant par la strie Z et accumulées dans des vacuoles autophagiques

Hétérogénéité : chromosome 2q25 pour la desmine, gène CRYAB de l'alpha-bêta cristalline ou son gène chaperon sur le chromosome 11q21-23, autres liaisons aux chromosomes 1 (seléno-protéine, corps de Mallory), 10 (stries Z) ou 12.

Les BAGzopathies, dominantes s'accompagnent de faiblesse des membres, colonne vertébrale rigide, cardiopathie, troubles respiratoires. Les zaspopathies (du domaine LIM) sont à l'origine d'une myopathie distale type Markesbery. La myotiline trouve sa place ici.
Les myopathies myofibrillaires sont ainsi dépendantes d'une anomalie des stries Z, essentiellement A-actinine, Telethonine, Titine, Myotiline, Actine, Nebuline, Zasp, BAG3, FilamineC.

Les déficits en alpha-dystroglycanes

Les déficits en alpha-dystroglycanes sont hétérogènes (FKRP, POMT1, FKTN…). Ils sont dus à un défaut de glycolysation (voir tableau XXXI, chapitre 8).

Les déficits en protéines sarcomériques

Le déficit en **myotiline** de transmission dominante est à l'origine de deux formes originales :
- une myopathie des ceintures avec dysarthrie ;
- une myopathie distale avec paralysie pharyngolaryngée.

Le déficit en **téléthonine** de transmission récessive débute dans l'enfance avec un déficit proximal et aussi distal.
Pour le résumé des principaux aspects cliniques des déficiences protéiques spécifiques, voir le tableau XXVI, pages 147 et 148.

Thérapeutique

Le traitement des dystrophies musculaires était jusqu'ici symptomatique. Kinésithérapie, mobilisation passive ou active et maintien de postures, balnéothérapie, appareillage (orthèses de jour et de nuit), appareils de verticalisation, chirurgie du rachis ou des rétractions, assistance respiratoire ou cardiaque.
Actuellement, de très nombreux essais de thérapie génique sont entrepris. Ils sont encourageants sur l'animal de laboratoire (souris MDX, chien golden retriever (DYS), hamster (SG).
L'application à l'Homme se fera sans doute dans le futur.
Les principes de la thérapie génique sont divers (124) :
1. Thérapie cellulaire (myoblastes, cellules souches hématopoïétiques).
2. Action sur le gène mutant : transplantation d'ADN par vecteurs viraux (Adéno V, AAV), non viraux (plasmides, minichromosomes). Réparation par chimères ARN. ADN.
3. Correction de l'ARN mutant : exon skippping éliminant les exons mutés (oligonucléotides, antisens, ribozymes, gentamicine).
4. Remplacement de la protéine déficiente, surexpression de l'utrophine.

Un essai récent de remplacement de gène par anticorps antivirus de type 1 dans le déficit en alphasarcoglycane a paru très prometteur (129).

La myopathie facio-scapulo-humérale

Parfaitement décrite par Landouzy et Dejerine en 1887, elle est *parmi les plus fréquentes* des myopathies mais l'expression clinique est parfois fruste et alors méconnue. La transmission est autosomique dominante. Le tableau clinique est caractéristique (130) :
- atteinte faciale avec inexpressivité, difficulté à siffler, *rire transversal* (fig. 91), *occlusion incomplète des paupières* pendant le sommeil (le sujet « dort les yeux ouverts » selon son entourage) (fig. 92) ;

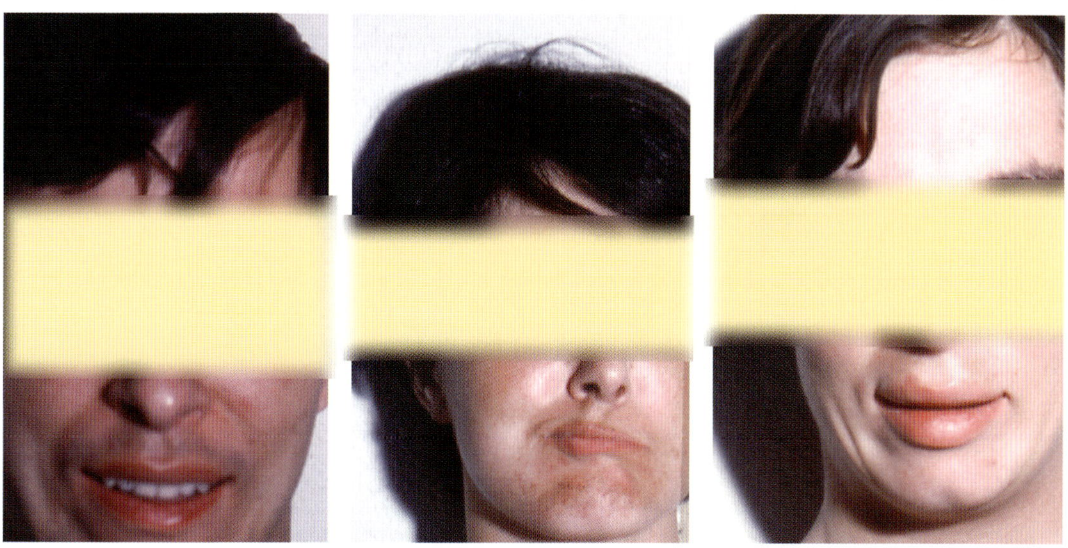

Fig. 91 - Myopathie facio-scapulo-humérale : rire transversal dans une fratrie. Transmission autosomique dominante.

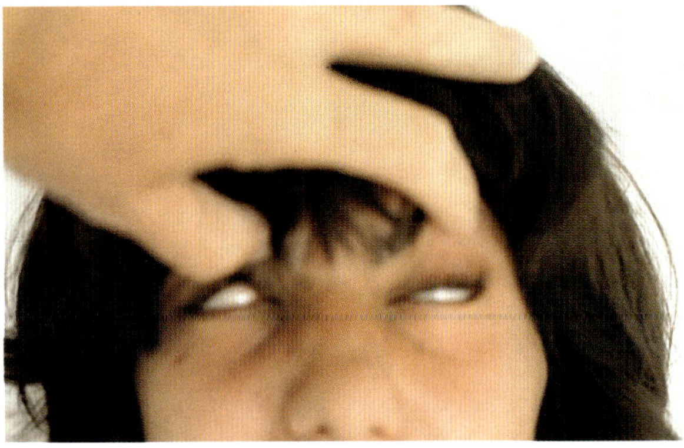

Fig. 92 - Myopathie facio-scapulo-humérale, inocclusion des paupières.

- décollement et *surélévation des omoplates* (fig. 93) augmentés par l'abduction des membres supérieurs (fig. 94) ;
- atrophie des *muscles périhuméraux* (biceps, triceps) avec conservation des deltoïdes et des muscles de l'avant-bras (« avant-bras de Popeye ») (fig. 94). L'évolution est *souvent bénigne* et relativement peu invalidante. Électromyogramme et biopsie musculaire sont peu altérés.

De grandes délétions d'unités répétées à l'extrémité du chromosome 4q35 sont présentes (avec un nombre réduit de répétitions inférieur à 11 alors que normalement ce nombre va de 12 à 100). Cependant ni le gène ni la protéine anormale ne sont encore connus (138). Des essais d'albuterol et de greffe de myoblastes autologues ont été entrepris.

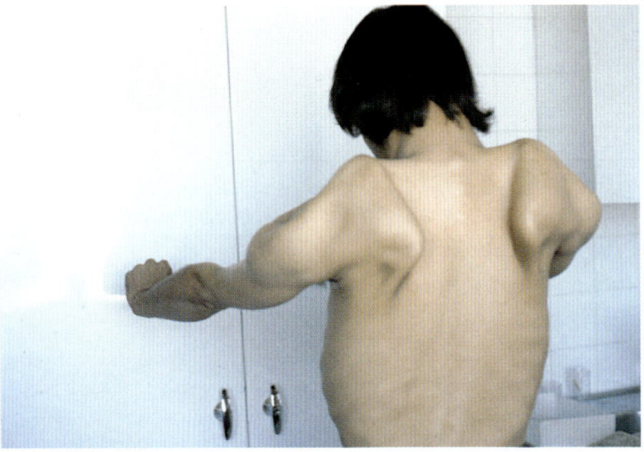

Fig. 93 - Myopathie facio-scapulo-humérale, scapula-alata (décollement des omoplates).

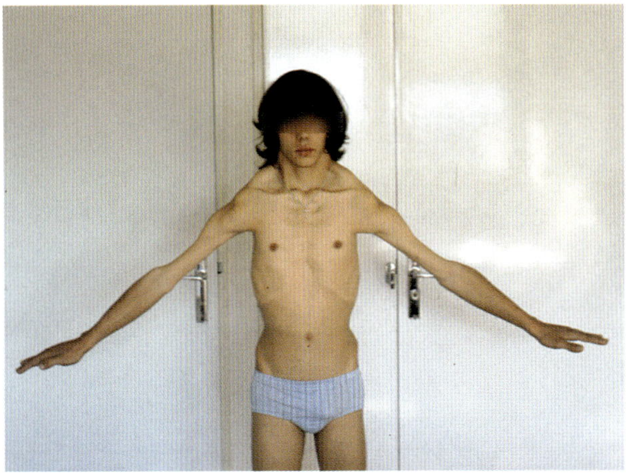

Fig. 94 - Myopathie facio-scapulo-humérale : surélévation des omoplates lors de l'abduction des membres supérieurs et atrophie humérale avec respect des muscles des avant-bras, « avant-bras de Popeye ».

La maladie de Steinert et les syndromes myotoniques

La maladie de Steinert et les syndromes myotoniques ont été étudiés dans le chapitre 4 (« *Le muscle irritable* »).

La maladie d'Emery-Dreifuss et les nucléopathies

La maladie d'Emery-Dreifuss et les nucléopathies ont été étudiées dans le chapitre 3 (« *Le muscle enraidi* »).

Les myopathies oculopharyngées

En 1962, Victor et Adams ont décrit leurs caractères :

- survenue *tardive*, myopathie du sujet âgé, de transmission autosomique dominante ;
- *ptôsis* bilatéral et ophtalmoplégie ;
- *dysphagie* entraînant des troubles de la déglutition parfois importants nécessitant une sonde nasale.

La biopsie musculaire montre en microscopie électronique des *inclusions intranucléaires de 8 nanomètres* de diamètre qui sont des macromolécules de polyalanine. La polyalanine préside normalement au passage et au retour de l'ARN messager à travers la membrane du noyau. La maladie est due à de courtes expansions de triplets (GCG) dans le gène situé sur le chromosome 14 codant pour cette protéine (*Poly A Binding protein 2*) dont le domaine terminal N est anormalement prolongé.
Les myopathies oculopharyngées trouveront également leur place parmi les myopathies propres aux muscles sénescents.

Un cas particulier, le muscle et les mitochondries

Le chapitre des mitochondriopathies (127, 134) occupe une place importante et complexe en pathologie, le muscle intervenant dans de nombreuses circonstances. La mitochondrie est d'abord le siège de réactions cataboliques essentielles : oxydation des acides gras (bêta-oxydation), les acides carboxyliques dérivant des glucides (cycle de Krebs) ou des acides aminés. Ensuite, dans sa membrane interne, se déroule la phosphorylation oxydative avec deux conséquences : la phosphorylation de l'ADP en ATP fournisseur d'énergie et la consommation d'oxygène. Enfin, la chaîne respiratoire est composée de cinq complexes fonctionnant comme transporteurs d'électrons. La présence de mitochondries dans chaque cellule humaine est considérable, de plusieurs dizaines à plusieurs milliers. À cette complexité s'ajoute le fait que diverses protéines de la chaîne respiratoire sont codées en partie par le génome mitochondrial (molécule circulaire d'ADN), en partie par des gènes nucléaires (fig. 95).

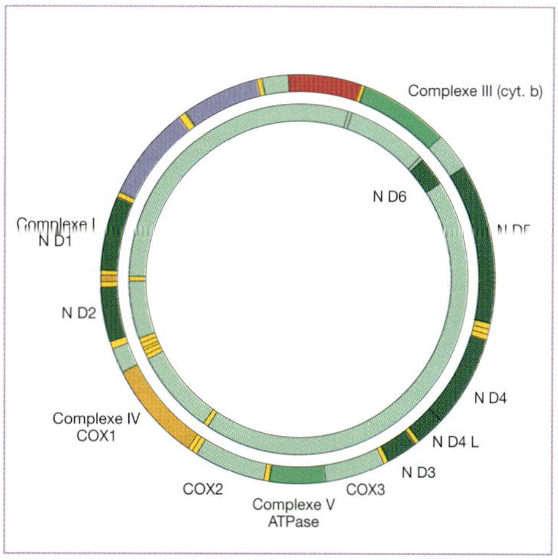

Fig. 95 - L'ADN mitochondrial.
L'ADN mitochondrial est une petite molécule (16,5 kDa), circulaire, à double brin. Il encode 13 molécules de la chaîne respiratoire : complexe I (avec 6 sous-unités de NADH), complexe III (cytochrome b), complexe IV (3 sous-unités de cytochrome oxydase COX), complexe V (ATPase). Il code également pour 22 ARN de transfert.

Les cytopathies mitochondriales regroupent des syndromes variés à expression souvent musculaires ou neuromusculaires, naguère décrites comme myopathies mitochondriales, le terme de cytopathie étant actuellement préféré devant des atteintes multiviscérales associant des organes apparemment sans relation.
Seules sont signalées ici les atteintes musculaires ou à composantes musculaires importantes c'est-à-dire les myopathies oculaires le plus souvent sporadiques ou intégrées dans un syndrome de Kearns et Sayre ou plus rarement de transmission dominante et d'hérédité nucléaire.

De même, certaines myopathies diffuses du sujet âgé relèvent de délétions multiples et des cas d'intolérance à l'effort sont dus à une mutation du gène du cytochrome b.

Les myopathies oculaires mitochondriales les plus fréquentes

Elles sont consécutives à des délétions de l'ADN mitochondrial (121).
Le nombre des délétions varie dans les différents tissus selon le principe de l'hétéroplasmie. Il s'agit surtout de délétions géantes. Dans un tiers des cas environ, cette *délétion dite « commune » porte sur 4 977 paires de bases*. Les cas sont le plus souvent sporadiques. La marque clinique la plus spécifique des délétions est l'ophtalmoplégie progressive, soit isolée, soit associée à des anomalies multisystémiques caractérisant le syndrome de Kearns et Sayre. Le syndrome de Pearson, également caractéristique de ce groupe, est une pancytopénie avec fibrose pancréatique de l'enfance, habituellement fatale mais évoluant, chez les patients qui survivent, vers un syndrome de Kearns et Sayre, ce qui prouve la parenté de ces trois groupes d'atteintes.

Myopathies oculaires mitochondriales

Ces formes sporadiques, relativement bénignes, sont caractérisées par une *ophtalmoplégie progressive avec ptôsis* et parfois déficit proximal les faisant qualifier de myopathies oculaires descendantes. Le début se fait chez l'adolescent ou l'adulte jeune. L'évolution est lentement progressive. Des RRF sont présentes sur la biopsie musculaire. Un déficit en COX est fréquent. Une délétion isolée de l'ADN mitochondrial est présente dans 50 % des cas mais son siège et sa taille diffèrent considérablement selon les cas. Une encéphalopathie spongiforme est présente à l'autopsie (137)).

Syndrome de Kearns et Sayre (fig. 96)

Il est habituellement défini (120,139) par une triade :
- début avant 20 ans,
- *ophtalmoplégie progressive*,
- *rétinite pigmentaire*,
- et association, selon les cas, à un *bloc cardiaque*, un syndrome *cérébelleux*, une protéinorachie élevée ou encore une petite taille, une surdité neurosensorielle, parfois des épisodes de coma, un diabète, une hypoparathyroïdie, une démence.

L'électroencéphalogramme n'est pas spécifique. Le scanner montre des aspects d'hypodensité de la substance blanche et des calcifications en cas d'hypoparathyroïdie.

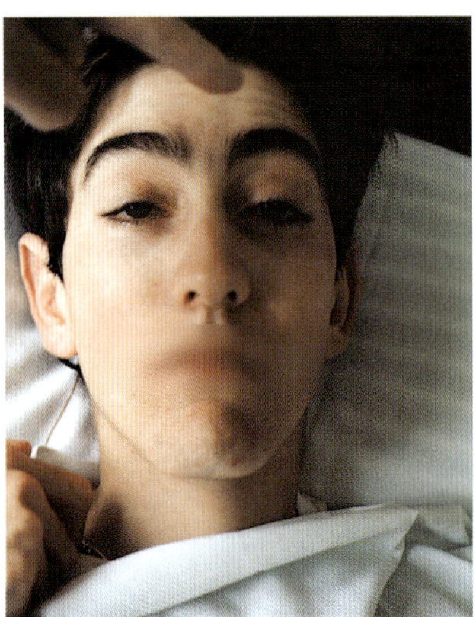

Fig. 96 - Maladie mitochondriale, myopathie oculaire d'un syndrome de Kearns et Sayre.

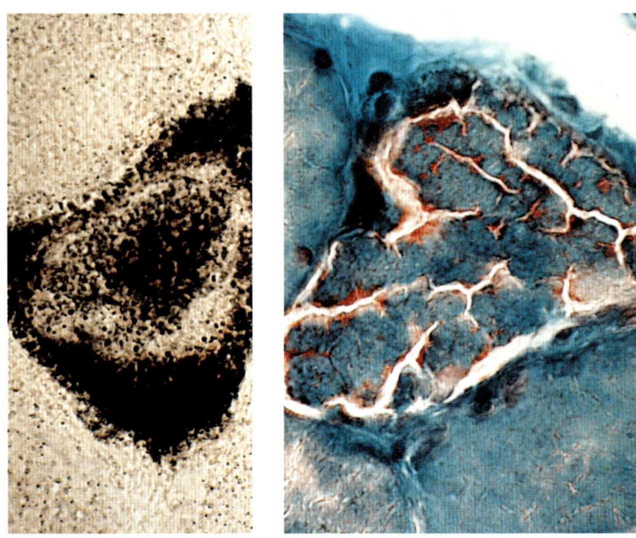

Fig. 97 - *Ragged red fibers* (fibres rouges déchiquetées caractéristiques d'une atteinte mitochondriale).

La biopsie musculaire montre des RRF (*ragged red fibers*) (fig. 97) et des mitochondries anormales en microscopie électronique. Le pronostic est défavorable malgré la mise en place d'un pacemaker. La mort se produit habituellement entre 20 et 30 ans.

Plus rares sont d'autres myopathies oculaires

De transmission autosomique dominante (gène PEO1), elles sont dues à des délétions multiples de l'ADN mitochondrial (elles-mêmes dues à des mutations dans les gènes nucléaires nécessaires à la stabilité du génome).
Fréquemment retrouvées dans des cas familiaux de myopathie oculaire à transmission autosomique dominante (alors que la plupart des myopathies oculaires liées à des délétions de l'ADN mitochondrial sont sporadiques), elles traduisent un défaut de signal intergénomique impliquant la réplication ou la réparation de l'ADN mitochondrial.
Le diagnostic de myopathie oculaire se pose parfois avec des causes non musculaires, en particulier s'il existe un ptôsis (tableau XXVIII).

Tableau XXVIII - Les ptôsis non myopathiques

Différents des myopathies oculaires et du ptôsis myasthénique

Ptôsis paralytique par atteinte plus ou moins complète du nerf moteur oculaire commun
- Cause locale : lésion du sinus caverneux
- Diabète, ischémie : ptôsis douloureux avec ophtalmoplégie
- Migraine ophtalmoplégique récidivante
- Syndrome de Tolosa-Hunt inflammatoire
- Syndrome de Weber : ptôsis avec hémiplégie croisée
- Ophtalmoplégie nucléaire progressive

Ptôsis sympathique : syndrome de Claude Bernard-Horner
Enophtalmie « petit œil, petite pupille » par lésion sur le trajet des fibres oculo-pupillaires
- Centrale : syndrome de Wallenberg
- Plexulaire : syndrome de Pancoast-Tobias

Ptôsis congénital :
- Avec parfois malformation palpébrale (fig. 98)
- Constitué dès la naissance, non évolutif

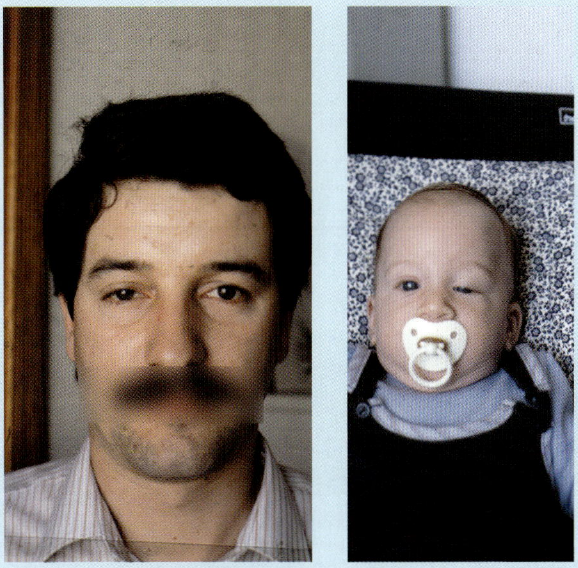

Fig. 98 - Ptôsis congénital chez le père (paupière droite) et le fils (paupière gauche).

D'autres formes comportent une participation musculaire

Les myalgies d'effort et les syndromes d'intolérance marqués par une sorte de claudication intermittente musculaire qu'ils s'accompagnent ou non de myoglobinurie, sont un autre mode fréquent d'expression d'un dysfonctionnement mitochondrial qui doit être séparé des autres anomalies métaboliques, notamment enzymes glycolytiques à l'origine de syndromes analogues.
Un autre groupe est celui des *myopathies proximales* ou diffuses avec faiblesse et atrophie musculaires de l'adulte, celui des myopathies précoces : néonatale bénigne ou fatale du nourrisson, celui des myopathies mitochondriales des sujets âgés.
Enfin, des formes exceptionnelles avec atteintes musculaires diverses sont secondaires à des mutations ponctuelles.

La maladie de Munchmeyer ou myosite ossifiante progressive est rare et a un statut particulier

De transmission autosomique dominante, le gène est localisé sur le chromosome 4q27-31 (136), protéine ACVR1 récepteur des protéines osseuses de développement osseux.
Le début se fait *surtout avant 10 ans*, parfois vers 20 ans, par de petites zones de tuméfaction d'allure inflammatoire, chaudes, sensibles ou douloureuses, parfois ulcérées, parfois fébriles, siégeant à l'intérieur des muscles surtout du dos, des épaules et de la nuque, entraînant une attitude de pseudo-torticolis. Au bout de quelques semaines, la douleur diminue, la tuméfaction s'affaisse, laissant persister une zone d'induration pâteuse qui, dans les semaines suivantes *s'ossifie* graduellement et aboutit à la formation d'os dans des zones où n'étaient présents que des muscles et des tendons (fig. 99).
L'évolution des ossifications se fait par *périodes* entrecoupées de phases d'inactivité. Tardivement, de grands groupes de muscles sont ossifiés et forment des masses indurées à la palpation. Les côtes sont souvent fixées entre elles, ce qui est à l'origine de phénomènes infectieux pulmonaires souvent mortels. Les ossifications sont visibles radiologiquement sous forme de baguettes ou de ponts osseux réalisant parfois des synostoses.

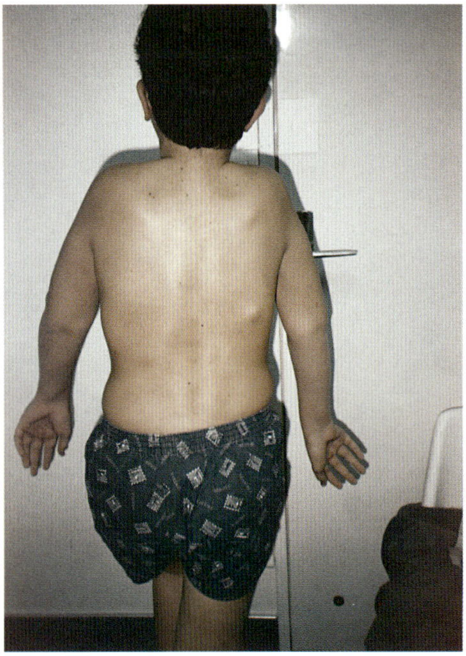

Fig. 99 - Myosite ossifiante de Munchmeyer : durcissement par ossification progressive des muscles périscapulaires et périthoraciques.

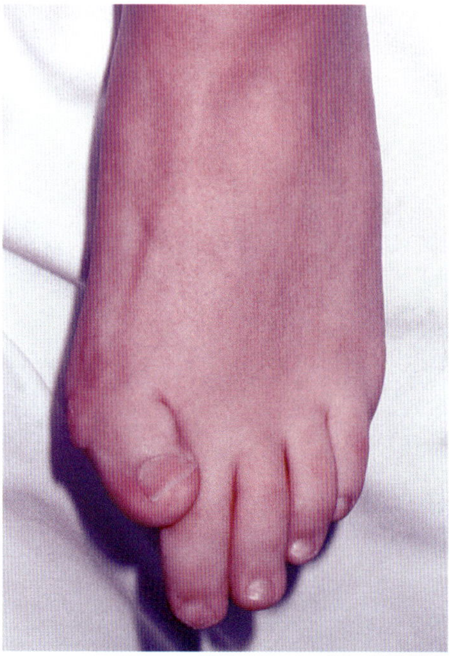

Fig. 100 - Myosite ossifiante de Munchmeyer : aplasie du gros orteil.

La maladie est en relation avec la formation postnatale d'os ectopique. Les lésions initiales comportent une infiltration lymphocytaire associée à une dégénérescence musculaire suivie de prolifération fibreuse puis d'ossification enchondrale.
Le second élément caractéristique (fig.100) est l'association de *déformations congénitales des pouces et des gros orteils*. Il s'agit surtout de microdactylie, de monophalangisme et d'exostoses. Un hypogénitalisme et une surdité avec absence des lobules des oreilles sont parfois associés.
L'évolution, d'une *extrême gravité*, se fait par poussées progressives. Les mouvements des épaules, de la nuque et du rachis puis des hanches deviennent peu à peu impossibles. Les enfants sont immobilisés dans une coque osseuse qui crée une ankylose totale.
Le point de départ semble se situer dans le tissu connectif du derme et des fascias, il est fait d'inflammation, d'hémorragies et de fibrose. Puis du cartilage néoformé et de l'os circonscrivent et infiltrent le tissu altéré qui se transforme en masses fibromateuses. L'os néoformé est un os normal. Les lésions musculaires résultent de l'infiltration et de la compression par le tissu néoformé.
Le traitement, peu efficace, associe corticoïdes et étidronate de sodium. Une kinésithérapie est justifiée.

Les myopathies secondaires

Elles comportent en plus des myopathies infectieuses, les myopathies métaboliques, les myopathies toxiques et iatrogènes étudiées précédemment, les myopathies endocriniennes et la myopathie amyloïde.

Myopathies endocriniennes

L'effet des hormones sur les muscles est connu de longue date, en particulier celui des hormones thyroïdiennes et corticosurrénales. Récemment des facteurs musculaires trophiques à effet anabolique ont été identifiés. Le meilleur exemple est le facteur de croissance type insuline ou IGF (*Insulina Like Growth Factor*).
La dysfonction musculaire provient soit d'un déficit soit d'un excès hormonal. L'expression clinique est essentiellement un déficit proximal avec un degré variable d'amyotrophie et des modifications histologiques peu caractéristiques sur la biopsie musculaire, plus fonctionnelles que structurales.

Myopathies thyroïdiennes

L'hyperthyroïdie s'accompagne dans 5 % des cas d'une amyotrophie franche, surtout scapulaire avec décollement des omoplates, plus rarement distale. Des crampes et des fasciculations peuvent orienter à tort vers une sclérose latérale amyotrophique.
Le taux de créatine-kinase est normal. L'électromyogramme est de type myopathique. La biopsie montre une discrète atrophie diffuse des fibres.
Exceptionnellement, le tableau est celui d'une rhabdomyolyse aiguë. L'association à une myasthénie est également possible ainsi qu'une paralysie périodique hypokaliémique. Un cas particulier est celui de la myopathie oculaire hyperthyroïdienne avec exophtalmie maligne douloureuse et risque de cécité.
La myopathie hypothyroïdienne est fréquente, susceptible de survenir dans 40 % des cas d'hypothyroïdie. Le début, insidieux se fait par une *faiblesse musculaire proximale* modérée, accompagnée de crampes et de myalgies aggravées par le froid. Une chute de la tête est parfois signalée ainsi qu'une myoglobinurie. *Une hypertrophie musculaire* est parfois importante s'accompagnant d'une lenteur de décontraction et de contraction des muscles, étiquetée « pseudo-myotonie » et syndrome d'Hoffmann. La percussion musculaire entraîne *souvent un bourrelet* de myoœdème. Les réflexes tendineux sont diminués ou absents. Le taux de créatine-kinase est parfois très élevé.

L'électromyogramme est mixte avec tracé myopathique mais aussi activités spontanées (fibrillations, potentiels lents). Chez l'enfant, le syndrome de Kocher-Debré-Semelaigne associe une hypertrophie musculaire quasi herculéenne avec perte de force et retard de croissance d'origine hypothyroïdienne.

Myopathies stéroïdiennes

L'excès de corticostéroïdes est à l'origine d'une faiblesse et d'une atrophie musculaire indolore prédominant sur les membres inférieurs et associées à un syndrome de Cushing. L'*origine iatrogénique* est fréquente surtout après dérivés fluorés (triamcinolone, bêtaméthasone, dexométhasone). Le taux de créatine kinase est normal.

L'électromyogramme est myopathique. La biopsie musculaire montre une *atrophie des fibres de type II.* Un cas particulier est celui de la *myopathie aiguë de réanimation*. Elle réalise une quadriplégie sévère chez des sujets en soins intensifs correspondant à un syndrome de déplétion en myosine à chaîne lourde. Il s'agit de sujets en état de mal asthmatique ou ayant subi une transplantation hépatique. De fortes doses de corticostéroïdes associées à des agents bloquants neuromusculaires non dépolarisants sont alors à l'origine d'une paralysie flasque généralisée avec troubles respiratoires. La biopsie musculaire montre une perte des filaments épais de myosine de la bande A avec préservation de la strie Z. L'électromyogramme est mixte d'autant qu'une neuropathie « de soins intensifs » coexiste souvent. Malgré l'importance de l'atteinte musculaire, les troubles régressent peu à peu, en quelques mois.

L'insuffisance corticosurrénale de la maladie d'Addison s'accompagne dans la moitié des cas d'une faiblesse proximale modérée sans anomalie importante associée (créatine-kinase et électromyogramme normaux, modifications musculaires très discrètes sur la biopsie).

Excès d'hormone de croissance

L'acromégalie s'accompagne parfois d'une faiblesse musculaire douloureuse proximale avec fatigabilité, hypertrophie musculaire, électromyogramme myopathique, créatine-kinase normale, lésions musculaires peu spécifiques.

Anomalies insuliniques

Le diabète s'accompagne surtout de neuropathies. Des atteintes musculaires s'observent dans deux circonstances :

- infarctus des muscles de la cuisse chez des diabétiques jeunes, mal contrôlés avec masse douloureuse palpable, uni- ou bilatérale, dans la loge antérieure ou postérieure, visible sur le scanner musculaire. Ces lésions associent nécrose, hémorragies, inflammation. L'évolution se fait vers la régression ;
- le syndrome de Flier associe des crampes avec myalgies et fatigabilité sans faiblesse musculaire, un élargissement des mains et des pieds, un acanthosis nigricans et un diabète.

Atteintes musculaires parathyroïdiennes

L'hyperparathyroïdie s'accompagne parfois de raideur et de faiblesse musculaires des membres inférieurs avec parfois réflexes vifs et fasciculations. L'électromyogramme est myopathique mais le taux de créatine-kinase et la biopsie musculaire sont normaux.

Facteurs trophiques et hormones

Leur insuffisance apparaît surtout dans la sénescence musculaire, à l'origine pour une part de la lente diminution de la masse musculaire ou encore dans l'ostéomalacie. Le facteur de croissance type insuline (IGF) paraît le plus prometteur. Son expression est augmentée durant l'exercice. Il contribue en particulier au passage du métabolisme hydrocarboné à celui des acides gras. Son action expérimentale chez le rat diminuerait les effets du vieillissement musculaire. D'autres facteurs sont la testostérone, la déhydro-épiandrostérone, l'œstradiol et la progestérone.

Myopathie amyloïde (fig.101)

Cette atteinte, rare, est caractérisée par le dépôt de substance amyloïde, entre les myofibrilles, au cours des dyscrasies plasmocytaires de type AL à chaînes légères lambda ou kappa.
La forme hypertrophique est rare avec une *pseudo-hypertrophie* musculaire diffuse et surtout un *élargissement de la langue*.
La forme atrophique se traduit chez l'adulte par une faiblesse et une atrophie musculaire proximales, avec parfois extension distale. Une claudication intermittente musculaire avec myalgies post-exercice est fréquente, due à l'obstruction des vaisseaux par la substance anormale. Certains muscles sont électivement atteints : les fléchisseurs du cou, les muscles des cuisses ou de la ceinture scapulaire. L'atteinte diaphragmatique est à l'origine de troubles respiratoires sévères.
La biopsie musculaire montre le dépôt intermyofibrillaire de substance amyloïde coloré par le rouge Congo et visible en lumière polarisée.

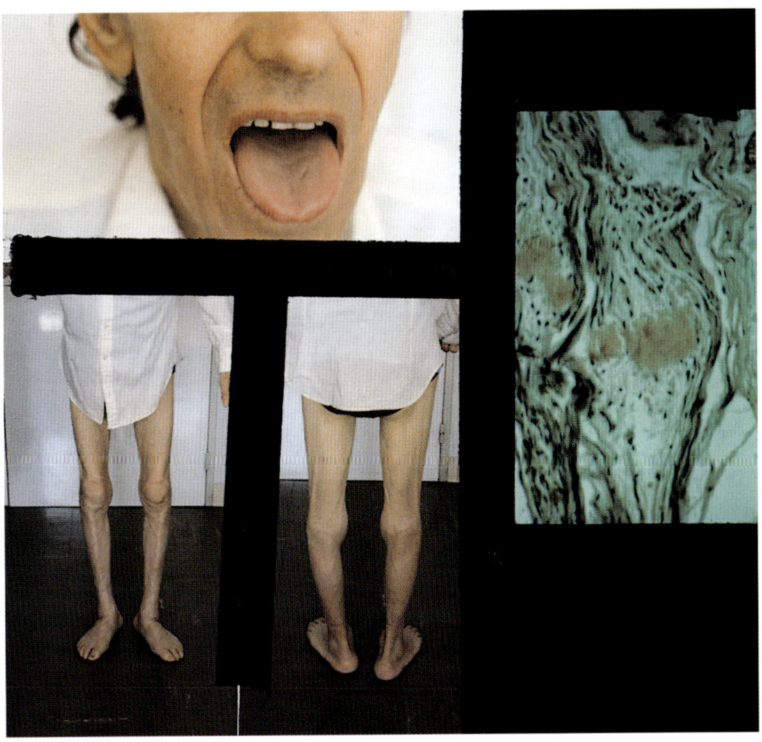

Fig. 101 – Amylose : macroglossie, atrophie des muscles des membres inférieurs, coloration rouge Congo dans un nerf.

Quelques myopathies secondaires particulières

Maladies de stockage

La myopathie à polyglucosans (131)

- Dépôt de polysaccharide polymère du glucose, vacuole PAS+, inclusions filamentaires
- Déficit proximal.

La maladie de Chanarin-Dorfman (118)

- Autosomique récessive, fréquente en pays méditerranéen, chromosome 3p25.24. La protéine est le domaine abhydrolase 5.

- Stockage multisystémique de triglycérides, défaut d'oxydation des acides gras à longue chaine
- Myopathie proximale avec taux élevé de créatine kinase
- Ichtyose
- Ataxie, surdité, microcéphalie.

Autres myopathies lipidiques

D'autres myopathies lipidiques par défaut du catabolisme sont connues, faites de dépôts intramusculaires, de gouttelettes de lipide par défaut d'oxydation des acides gras (tableau XXIX).

Tableau XXIX - Autres myopathies lipidiques

Déficit	Mutation du gène
Primaire en carnitine	SLC22A5
MADD AcetylcoAdéshydrogènase sensible à la riboflavine (acid glutarique type 2)	ETF Electron Transfert Flavoprotéine
Secondaire en coenzyme Q10	ETF Electron Transfert Flavoprotéine
Stockage de lipides neutres avec ichtyose	CGI 58
Stockage de lipides neutres avec myopathie	PNP PLA 2

Les anomalies musculaires de nature catabolique

Elles sont représentées par des formes diverses dont certaines sont rares.

Les formes lysosomiales

- Le déficit en maltase acide (alpha glycosidase) glycogénose de type II est la plus fréquente (125). Le déficit en maltase acide (122) est une maladie particulière dont il faut connaître les caractères et le diagnostic. Glycogénose de type II, déficit en alphaglycosidase acide (ou maltase acide), elle comporte une surcharge en glycogène généralisée des muscles squelettiques et cardiaques. La maladie est de transmission autosomique récessive.
  Trois formes se distinguent selon l'âge :
  - une forme précoce, dite maladie de Pompe, marquée par une hypotonie néonatale rapidement fatale avec cardiomégalie, troubles respiratoires, macroglossie. La mort survient avant deux ans ;
  - une forme juvénile, avec déficit des muscles des ceintures, tableau de myopathie pseudo-hypertrophique de Duchenne avec hyperlordose ;
  - la forme de l'adulte se traduit par un déficit des muscles de la ceinture pelvienne souvent précédé de troubles respiratoires par atteinte diaphragmatique, parfois compliquée de cœur pulmonaire. L'activité élevée de la créatine-kinase (2 à 10 fois la normale) oriente parfois à tort vers une polymyosite. L'électromyogramme est de type myogène avec parfois décharges myotoniques. La biopsie musculaire montre un nombre variable de vacuoles glycogéniques PAS positives et digérées par l'amylase. La mobilisation des lysosomes se traduit par une augmentation de l'activité phosphatase acide.

L'accumulation de glycogène est due au déficit en alphaglycosidase. Le glycogène pénètre à l'intérieur des lysosomes. Cette accumulation provoque la souffrance et la mort cellulaire. Ceci est une illustration du concept de maladie lysosomiale.
L'anomalie génique est localisée sur le ch 17 (17q21-23). L'alpha-glucosidase humaine recombinante est à l'essai.

- La myopathie vacuolaire liée à l'X avec autophagie excessive de Kalimo
  Ses caractéristiques sont les suivantes :
  - début chez un garçon, liaison à Xq28 ;
  - la protéine chaperon Vma21p intervient dans la pompe H+ ATPase vésiculaire ;
  - faiblesse proximale modérée ;
  - taux élevé de créatine-kinase ;
  - EMG myotonique avec décharges de haute fréquence ;
  - scanner normal ;
  - pronostic favorable ;
  - biopsie absence de nécrose, vacuoles avec matériel basophile par exo- ou endocytose selon les interprétations.
- La maladie de Danon ou LAMP2 (protéine membranaire associée au lysosome protégeant les enzymes protéolytiques)
  Déficit en protéine membranaire associé au lysosome, chromosome Xq24 associant myopathie, cardiomyopathie, retard mental léger, la biopsie montre des vacuoles autophagiques avec granulations basophiles.

Les formes protéosomales

Il s'agit du déficit en calpaïne 3, enzyme protéolytique cytosolique non liée à la membrane correspondant à la myopathie des ceintures LGMD2A.

Les cardiomyopathies

Atteintes primitives de la musculature cardiaque, elles sont de trois types :

- cardiopathies hypertrophiques par épaississement de la cavité cardiaque ;
- cardiopathies dilatées avec diminution de la contractilité ;
- cardiopathies restrictives avec insuffisance de remplissage diastolique du ventricule gauche. Ces dernières sont plus rares.

La classification génétique de ces cardiomyopathies est très complexe et inspirée de celle des myopathies des ceintures. Elle est loin de la clinique.

Les cardiopathies hypertrophiques

La sémiologie est schématiquement :

- hérédité autosomique dominante ;
- début dans l'adolescence ou chez l'adulte jeune ;
- dyspnée, palpitations, douleurs thoraciques, parfois absentes ;
- électrocardiogramme et échocardiogramme : *hypertrophie interventriculaire et ventriculaire gauche ;*
- évolution *imprévisible* : défaillance cardiaque, accident vasculaire cérébral, mort subite ;
- lésion foyer de fibres désorganisées dans la paroi du ventricule.

La classification de ces formes autosomiques dominantes est la suivante :

- type 1 : chromosome 14, chaîne lourde de myosine cardiaque ;
- type 2 : chromosome 1q32, troponine ;
- type 3 : chromosome 15q22, tropomyosine 1 ;
- type 4 : chromosome 11p, myosine liée à la protéine C ;
- type 6 : chromosome 7q31, protéine kinase;
- type 7 : chromosome 19q13, troponine cardiaque ;
- type 8 : chromosome 3p21, chaîne légère de myosine ;
- type 9 : chromosome 2q, titine;
- type 10 : chromosome 12, chaîne légère de myosine ;
- type 12 : chromosome 15, alpha actine;
- type 13 : chromosome 3, cavéoline 3 ;
- forme avec déficit en vinculine : chromosome 10.

Les cardiopathies dilatées

Elles entraînent une faiblesse de la contraction systolique avec reflux mitral.
Les causes sont nombreuses, infections virales, alcoolisme, adriamycine.
La transmission est autosomique dominante (sauf dans la forme 1p et dans de rares formes liées à l'X). Certaines formes maternelles sont d'origine mitochondriale.
La sémiologie est pure ou associe des troubles du rythme : bloc auriculo-ventriculaire, bradycardie-tachycardie.

Du point de vue génétique, on identifie de nombreuses variétés (la protéine n'étant pas identifiée dans tout les cas) :
1A : chromosome 21, lamine AC
1AA : chromosome 1, alpha actinine
1B : chromosome 9q13, protéine ?
1C : chromosome 10q22, stries Z
1D : chromosome 1q32, troponine cardiaque
1E : chromosome 3p, trouble de conduction canal sodium voltage-dépendant
1F : chromosome 6q, protéine ?
1G : chromosome 2q31, titine
1H : chromosome 2q14, protéine ?
1I : chromosome 2q35, desmine
1J : chromosome 6, eye absent
1K : chromosome 6, protéine ?
1L : chromosome 5, sarcoglycane
1M : chromosome 11, cystéine
1N : chromosome 17, téléthonine
1O : chromosome 12, sous-groupe lié à l'ATP
1P : chromosome 6, phospholambane seule forme récessive
1Q : chromosome 7, protéine ?
1R : chromosome 15, alpha actine
1S : chromosome 14, chaîne lourde myosine
1T : chromosome 12, thymopoïétine
1U : chromosome 10, vinculine
1Z : chromosome 3, troponine lente
Autres formes de déficit :
fukutine 9q31, tafazzine Xq28, dystrophine Xp21, laminine 6q21, intégrine 11p.

Cardiopathies restrictives

Elles sont exprimées par un défaut de remplissage lors de la diastole. Du point de vue génétique :
- type 1 : chromosome 19, troponine cardiaque ;
- type 2 : chromosome 10, protéine inconnue.

Syndrome du long QT et arythmie

Syndrome du long QT et arythmie sont signalés dans le chapitre 4 dans le groupe shaker. ■

Points importants à retenir

- Les myopathies primitives ou dystrophies musculaires primitives sont devenues un chapitre très complexe avec les progrès parallèles de la morphologie et de la génétique.

- La maladie de Duchenne, forme grave du garçon, avec pseudo-hypertrophie des mollets, a ouvert le chapitre des dysferlinopathies comportant entre autres la forme dite de Becker de gravité moindre.

- Le groupe très fourni des myopathies des ceintures réunit actuellement les déficits en calpaïne (correspondant à l'ancienne myopathie d'Erb), les sarcoglycanopathies (alpha les plus fréquentes avec démarche dandinante ; gamma offrant un tableau de myopathies de Duchenne mais dans les deux sexes et avec une gravité variable dans la même famille), la maladie de Miyoshi (proximodistale avec lésion inflammatoire la faisant confondre avec une polymyosite), les déficits en cavéoline, en desmine (forme étendue au groupe des myopathies myofibrillaires).

- La myopathie facio-scapulo-humérale a des caractères stéréotypés :
  - Atteinte faciale et occlusion incomplète des paupières, décollement des omoplates, atrophie des muscles péri-huméraux ;
  - Hérédité dominante, génétique encore imprécise.

- Les myopathies oculo-pharyngées sont le propre du sujet âgé. Les atteintes mitochondriales sont représentées au 1er chef par des myopathies oculaires. La myosite ossifiante, rare, associe des dysmorphies des pieds.

- Les myopathies secondaires sont également importantes, en particulier les formes hypothyroïdiennes, les myopathies stéroïdiennes. Sont également à connaître la myopathie amyloïde, diverses formes de stockage musculaire et les cardiomyopathies (séparées en trois groupes hypertrophiques, dilatées, restrictives, correspondant à des anomalies génétiques très diversifiées).

Références bibliographiques

113. Bartoli M, Richard I (2005) Calpains in muscle wasting. Int J Biochem Cell Biol 37: 2115-33

114. Bashir R, Keers S, Strachan T, *et al.* (1996) Genetic and physical mapping at the limb-girdle muscular dystrophy locus (LGMD2B) on chromosome 2p. Genomics 33: 46-52

115. Bashir R, Strachan T, Keers S, *et al.* (1994) A gene for autosomal recessive limb-girdle muscular dystrophy maps to chromosome 2. Hum Mol Genet 3: 455-7

116. Bejaoui K, Hirabayashi K, Hentati F, *et al.* (1995) Linkage of Miyoshi myopathy (distal autosomal recessive muscular dystrophy) locus to chromosome 2p12-14. Neurology 45: 768-72

117. Ben Hamida M, Fardeau M, Attia N (1983) Severe childhood muscular dystrophy affecting both sexes and frequent in Tunisia. Muscle Nerve 6: 469-80

118. Chanarin I, Patel A, Slavin G. *et al.* (1975) Neutral lipid storage disease. A new disorder of lipid metabolism. Brit Med J 1: 553-5

119. Dalakas MC, Park K-Y, Semino-Mora C, *et al.* (2000) Desmin myopathy, a skeletal myopathy with cardiomyopathy caused by mutations in the desmin gene. N Engl J Med 342: 770-80

120. Desnuelle C, Pellissier JF, Serratrice G, *et al.* (1989) Le syndrome de Kearn-Sayre. Rev Neurol 145: 842-50

121. DiMauro S, Bonilla E, Zeviani M, *et al.* (1985) Mitochondrial myopathies. Ann Neurol 17: 521-38

122. Engel AG, Hirshhorm R (1994) Acid maltase deficiency. In: Engel G, Myology, McGraw-Hill, NY, 1533: 1553

123. Fardeau M, Hillaire D, Mignard C, *et al.* (1996) Juvenile limb-girdle muscular dystrophy. Clinical, histopathological and genetic data from a small community living in the Reunion Island. Brain 119: 295-308

124. Fletcher S, Wilton SD, Howell JMcC (2000) Gene therapy and molecular approaches to the treatment of hereditary muscular disorders. Curr Opin Neurol 13: 553-60

125. Goebel HH, Fardeau M (1995) Desmin in myology. Neuromuscul Disord S: 161-6

126. Hoffman EP, Brown RH, Kunkel LM (1987) Dystrophin the protein product of the Duchenne muscular dystrophy locus. Cell 51: 919-28

127. Karpati G, Arnold D, Matthew P, *et al.* (1991) Correlative multidisciplinary approach to the study of mitochondrial encephalomyopathy. Rev Neurol 147: 455-61

128. Kunkel LM, Monaco AP, Middlesworth W, *et al.* (1985) Specific cloning of DNA fragment absent from the DNA of a male patient with an X chromosome deletion. Proc Nat Acad Sci USA 82: 4778-82

129. Mendell JR, Rodino-Kaplac LR, Rozales-Quintero X, *et al.* (2009) Limb girdle muscular dystrophy type 2D Gene therapy restores a sarcoglycan and associated proteins. Ann Neurol 66: 290-7

130. Padberg GW, Fransts R, Brouwer FUW, *et al.* (1995) Facio scapulo humeral muscular dystrophy in dutch population. Muscles Nerves 2: 81-4

131. Pellissier JF, Barsy T de, Bille J, *et al.* (1981) Polysaccharide (amino-pectine like) storage myopathy. Histochemical, ultrastructural, biochemical studies. Acta Neuropathol, Berlin, suppl. 7; 292-6

132. Richard I, Broux O, Alamand V, *et al.* (1995) Mutations in the proteolytic enzyme calpain 3 cause limb girdle muscular dystrophy type 2A. Cell 81: 1-20

133. Selcen D, Hono K, Engel AG (2004) Myofibrillar myopathy: clinical morphological and genetic studies in 63 patients. Brain 127: 439-451

134. Serratrice G, Desnuelle C (2001) Encéphalopathies mitochondriales. Encycl Med Chir 17055 A 50

135. Serratrice G, Pellissier J-F, Attarian S, *et al.* (2002) Dysferlinopathies. Exemple d'une nouvelle myopathie. B Acad Nat Med 186: 1025-34

136. Serratrice G, Somoza M (1988) Un cas de myosite ossifiante à type de fibrodysplasie ossifiante progressive. Rev Rhumat 55: 798-9

137. Serratrice G, Pellissier JF, Desnuelle C, *et al.* (1991) Myopathies mitochondriales et myopathies oculaires (62 cas). Rev Neurol 147: 474-5

138. Wijnaga C, Dauwerse HG, Padberg GW, *et al.* (1995) FSH maping of 250 cosmid and 26 yac clones to chromosome 4 with special emphasis on the FSHD regions at Q35. Muscle Nerve 2: 14-8

139. Zeviani M, Moraes CT, Di Mauro S, *et al.* (1988) Deletions of mitochondrial DNA in Kearns-Sayre syndrome. Neurology 38: 1339-46

Chapitre 8

Le muscle congénitalement déficient

Chapitre 8

Le muscle congénitalement déficient

- Les myopathies congénitales. De la classification morphologique vers une classification moléculaire
- De la dystrophie musculaire congénitale aux maladies de la matrice extra-cellulaire

Le muscle congénitalement déficient

Certaines atteintes musculaires à début très précoce ont pu être classées parmi les myopathies congénitales en raison d'une sémiologie décelée dans la période postnatale. Une telle attitude peut créer la confusion en rapprochant des maladies fondamentalement différentes.
Arbitrairement – et traditionnellement – ne sont envisagés que deux groupes dont le pronostic diffère en tous points.

Le premier est celui des **myopathies congénitales**, non dystrophiques, affections souvent bénignes caractérisées par des lésions morphologiques spécifiques ne comportant pas de nécrose, présentes dès la naissance.
Le second groupe, celui des **dystrophies musculaires congénitales**, ne doit pas être confondu avec le précédent en raison de l'importance et de l'évolutivité des altérations musculaires ainsi que d'un pronostic le plus souvent réservé.

Les myopathies congénitales. De la classification morphologique vers une classification moléculaire

Diverses myopathies congénitales

De 1956 à 1963, Shy a ouvert le chapitre des diverses myopathies congénitales (très différentes de par l'absence de nécrose et de leur bénignité des « dystrophies » musculaires congénitales).
Ainsi ont été progressivement individualisées :

- *la myopathie à « central core »* avec hypotonie infantile, luxation de la hanche, rétractions musculaires, scoliose, myopathie souvent scapulopéronière chez l'adulte. La biopsie montre des « cores », zones arrondies dépourvues de myofibrilles sélectives pour les fibres de type I (fig. 102). Une susceptibilité à l'hyperthermie maligne est fréquente chez ces patients ;
- *la myopathie à bâtonnets* (fig. 103) ou *nemaline myopathy* avec amyotrophie diffuse, dysmorphies

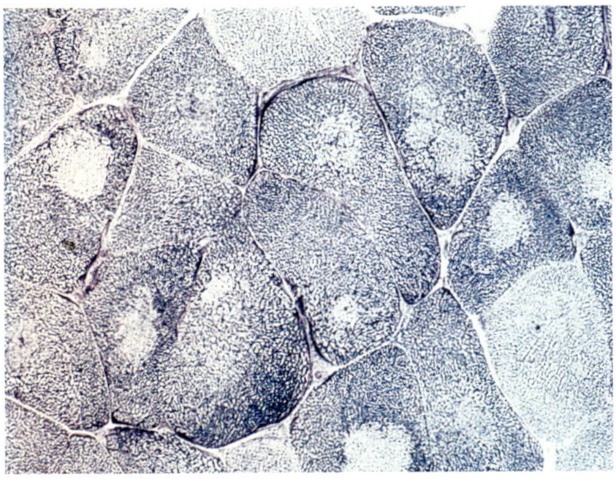

Fig. 102 - *Central core disease* : clarté au centre de la fibre.

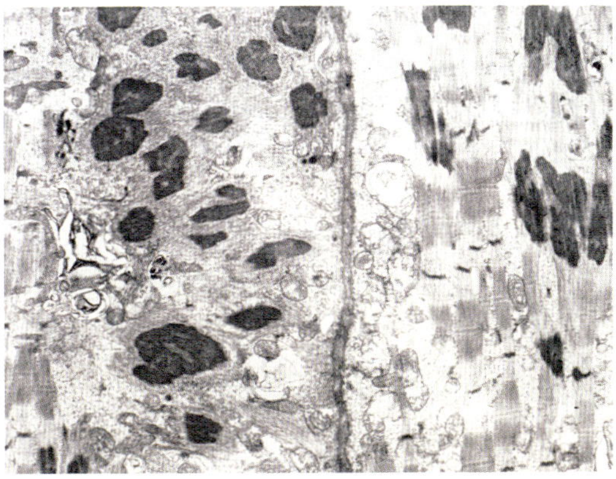

Fig.103 - *Nemaline myopathy* (à bâtonnets) microscopie électronique.

Photos : © Pr J-F Pellissier

(faciès allongé, pieds creux, aréflexie). La biopsie montre une atrophie des fibres de type I avec présence de bâtonnets allongés faits d'un matériel identique à celui des stries Z. L'évolution est en général peu invalidante sauf dans une forme d'hypotonie néonatale avec troubles respiratoires ;

- *la myopathie centronucléaire* (150) (figs. 104 et105) avec déficit diffus, ptôsis, parfois ophtalmoplégie. La biopsie montre des noyaux centraux entourés d'un halo clair. L'évolution est bénigne. La transmission souvent dominante ;

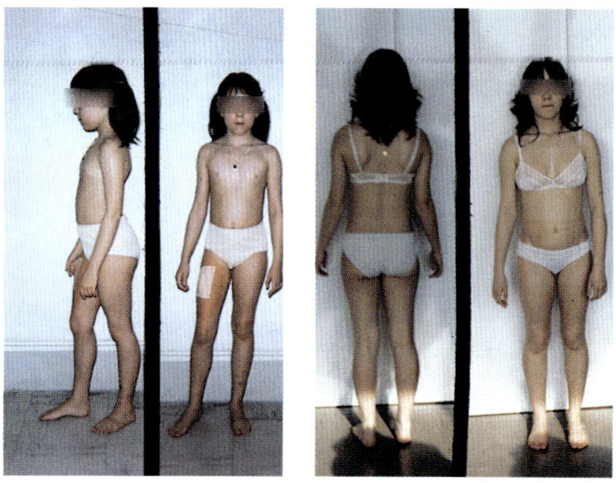

Fig. 104 - Myopathie congénitale : évolution bénigne sur plusieurs années dans une myopathie centronucléaire de la fibre.

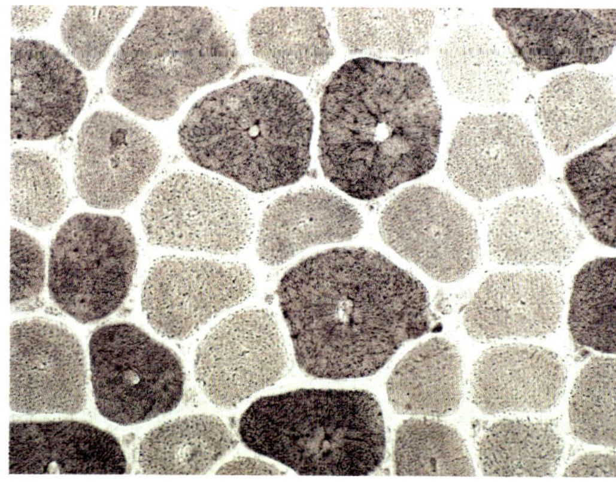

Photo : © Pr J-F Pellissier

Fig. 105 - Myopathie centronucléaire.

- une forme néonatale, liée à l'X, rapidement fatale, est dite myopathie myotubulaire car les fibres ressemblent à des myotubes fœtaux ;
- *la myopathie à multiminicore* ;
- *la myopathie à core-rod* (149) est due à une mutation du gène de la nébuline ;
- *la myopathie à agrégats tubulaires* donne un aspect caractéristique. Les tableaux cliniques, variés, correspondent parfois à une intolérance à l'effort ;
- *les nombreuses myopathies congénitales* caractérisées par des anomalies visibles en microscopie électronique (empreintes digitales, corps zébrés, etc.)

Myopathies congénitales : classification moléculaire

Actuellement une classification moléculaire apparaît souhaitable mais elle n'est pas définitivement atteinte.

- *La myopathie centronucléaire* dominante est due au chromosome 19. La protéine est la dynamine 2. La variété récessive dépend du chromosome 2, la protéine est l'amphiphysine.
- *La myopathie à central core* récessive est liée à une mutation du gène de la ryanodine sur le chromosome 19 (commun avec une susceptibilité à l'hyperthermie maligne).
- *La myopathie myotubulaire* est due à la mutation d'un gène situé sur le chromosome X dont le produit est la myotubularine 1. La mutation sur le gène Xq28, myotubularine, provoque une tubulation des membranes par le biais de l'amphiphysine 2 qui courbe les membranes.

La forme néonatale est rapidement fatale.
Une forme de l'enfant est marquée par un déficit musculaire diffus de topographie variable avec déformation et parfois crises d'épilepsie ainsi que décharges myotoniques sur l'électromyogramme.
L'hérédité est dominante ou sporadique (mutation de dynamine 2, parfois mutation du récepteur de ryanodine) ou récessive (mutation B1N1 d'amphiphysine 2).
Les formes tardives, sporadiques, comportent une myopathie des ceintures ou une myopathie scapulo-péronière.

- *La myopathie à bâtonnets* dépend de plusieurs gènes (chr 1q21, 2q22, 1q42, 9p13) codant pour : alpha tropomyosine, nébuline, alpha actine, bêta tropomyosine, troponine T, cofiline, et même gène de la ryanodine. Des essais de salbutamol sont proposés.
- *La myopathie avec disproportion des types de fibres* est tantôt dominante (chromosome 1q42, actine alpha 1), tantôt récessive chromosome 1p36, sélénoprotéine.
- *La myopathie à multiminicores*, récessive, tantôt est liée au chromosome 1p36 (sélénoprotéine N1), tantôt dans sa forme avec ophtalmoplégie au chromosome 19q13 récepteur de la ryanodine.
- Sont également à citer la *cap-disease* (9p13 tropomyosine), le déficit en contactine (12q11 protéine de jonction), la myopathie avec amyotrophie posturale et l'hypertrophie diffuse (Xq27, FHL1).

Il n'est pas rare que des myopathies congénitales se révèlent chez l'adulte après 20 ans (de 22 à 71 ans dans une série de 44 cas avec un début distal et souvent scapulo-péronier).

De la dystrophie musculaire congénitale aux maladies de la matrice extra-cellulaire

Descriptions initiales

La dystrophie musculaire congénitale (à ne pas confondre avec les myopathies congénitales, bénignes, non dystrophiques) est connue depuis le siècle dernier (Batten, 1903).
Elle débute par une hypotonie musculaire dès la naissance ou dans les premiers mois de la vie. Des déformations articulaires, isolées ou multiples réalisant un tableau d'arthrogrypose sont présentes dans un tiers des cas, avec parfois un tableau de colonne vertébrale rigide.
La faiblesse musculaire est diffuse. Des troubles respiratoires s'observent. L'évolution est variable, rapidement fatale, invalidante ou encore très lentement progressive.

Classifications actuelles

Les maladies de la matrice extracellulaire, hétérogènes, constituent actuellement les divers tableaux des dystrophies musculaires congénitales.

Déficit en laminine alpha2 (ou déficit en mérosine) (143, 151)

La laminine alpha2, chaîne de la mérosine (fig. 106), est codée par un gène situé sur le chromosome 6q2. La maladie est autosomique récessive ou sporadique. Le tableau correspond à celui décrit avec rétraction et cyphoscoliose, retard de développement moteur. L'imagerie de résonance magnétique nucléaire montre des anomalies de la substance blanche cérébrale. Une forme, non liée à un déficit en mérosine, ne comporte pas d'anomalies de la substance blanche.

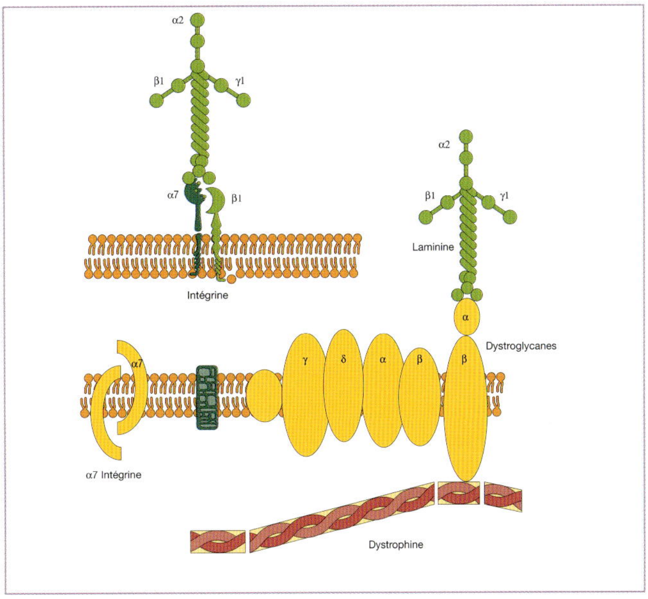

Fig. 106 - La laminine.
La laminine est liée à la dystrophine par l'intermédiaire des alpha et bêta-dystroglycanes.
Elle est ancrée sur la membrane par l'intermédiaire de l'alpha-intégrine.

Illustration : © Global Média Santé

Diverses variétés sont connues (tableau XXX) :

- une forme avec rigidité précoce de la colonne vertébrale et syndrome respiratoire restrictif débute entre 3 et 8 ans, s'accompagne de scoliose et de contractures en flexion. La faiblesse diaphragmatique entraîne des troubles nocturnes de la respiration. La maladie est due à la mutation d'un gène situé sur le chromosome 1 : codant pour la sélénoprotéine N à activité antioxydante (140) ;
- une forme de déficit en laminine considérée à tort comme une polymyosite infantile néonatale du fait de la présence de cellules inflammatoires (lymphocytes T et B) ;
- une forme avec protéine « fukutine like » (chromosome 19q13 récessive) : sévère, à début précoce avec atrophie scapulaire et hypertrophie des mollets, troubles respiratoires, cardiomyopathie dilatée, taux très élevé de créatine-kinase. Cette forme parfois moins sévère comportant une atteinte des ceintures alors classée comme dystrophie des ceintures récessive (LGMD2 I).
- une forme hypertrophique non progressive (chr 1q42) classée MDC1B ou myopathie congénitale 1B ;
- une forme hyptertrophique progressive (chr 19q13) classée MDC1C et aussi LGMD2I.

Tableau XXX - Un regroupement nouveau des dystrophies congénitales. Sous l'égide de la sélénoprotéine N

Le groupe nouveau des myopathies reliées à des mutations de sélénoprotéine N réunit quatre formes de dystrophies congénitales à début précoce et de transmission autosomique récessive, antérieurement considérées comme des entités :

- dystrophies congénitales avec syndrome de la colonne vertébrale rigide (148) ;
- desminopathie avec inclusions de type Mallory (144) ;
- multiminicore (145) ;
- dysproportion congénitale des types de fibres (142).

Un phénotype clinique est commun à ces formes :

- faiblesse et atrophie des muscles du tronc, du diaphragme et de la nuque ;
- scoliose avec insuffisance respiratoire.

Le stress oxydatif est à l'origine de la mutation des gènes de la sélénoprotéine N (chr 1p36) créant une activité oxydante dans les myotubes et une oxydation excessive des protéines contractiles myofibrillaires.

Un traitement pharmacologique par antioxydant pourrait être spécifique des dystrophies congénitales (147).

Le déficit en intégrine

L'intégrine est un récepteur de la laminine situé sur le sarcolemme et assurant son intégrité. Son déficit, rare, entraîne une myopathie peu sévère récessive avec retard moteur et mental par délétion d'un gène situé sur le chromosome 12q13.

Les dystrophies congénitales avec anomalies de la migration cérébrale

Plus rares en France, elles se regroupent en tant que désordre de la glycolyltransférase (glycolysation de l'alpha dystroglycan) (tableau XXXI).

- La maladie de Fukuyama (146) est fréquente au Japon et associe des crises d'épilepsie et un retard mental, la fukutine est codée par un gène situé sur le chromosome 9q31.33.
- Le syndrome MEC (muscle, œil, cerveau) par déficit en 0 mannosyl-transférase (chromosome 14).
- La maladie de Walker-Warburg (récessive chromosomes 22, 1, 19, 14) avec microcéphalie et lissencéphalie. Enfin, diverses formes hétérogènes.
- La forme avec protéine fukutine like, sans anomalie cérébrale, entre dans ce groupe.

Tableau XXXI - Anomalies de glycolysation de l'alpha-dystroglycane					
Maladie	**Clinique**	**Gravité**	**Chr**	**Gène**	**Protéine**
Walker-Warburg (LGMD2K et M)	Récessive Faiblesse Rétraction Immobilité, hydrocéphalie, encéphalocèle, microphtalmie	+ + + mort avant 3 ans	9q34	POMT1	O mannosyl transférase 1
Muscle Eye Brain	Hypotonie, glaucome, retard mental, épilepsie pachygyrie	+ + spectre LGMD	1p13	POMG Nt1	O mannose acetyl glucaminyl transférase1
Fukuyama (LGMD2M)	Faiblesse progressive, hypertrophie (MI, langue), cardiopathie, lissencéphalie, polymicrogyrie	+ +	9q31	FCMD	Fukutine
Déficit secondaire en mérosine (Dystrophie congénitale 1B)	Faiblesse musculaire	+ -	1q42	Inconnu	Inconnu
Myopathie liée à la fukutine (Dystrophie congénitale 1C	Hypotonie, retard moteur, troubles cardiorespiratoires, hypertrophie (mollets, langue), parfois kyste cérébelleux, cerveau normal	+ +	19	FKRP	Fukutine related
Dystrophie congénitale 1D	Récessive, retard mental, pachygyrie	+	22q	LARGE	LARGE
Dystrophie progressive avec kyste cérébelleux 1C+	Retard mental Kyste cérébelleux	+	19q13	FKRP	Fukutine

Le déficit en perlecan ou syndrome de Schwartz-Jampel

Il est très caractéristique, de transmission autosomique récessive.
Il associe chez un enfant :

- un *faciès particulier* avec rétrécissement des fentes palpébrales dans les deux sens (blépharophimosis), petit menton, oreilles abaissées, « air triste » ;
- une *chondrodystrophie* avec petite taille, cyphoscoliose, dysplasie des hanches, pieds varus ;
- une *hypertrophie musculaire* avec myotonie et sur l'électromyogramme activité musculaire continue et décharges myotoniques.

Ce syndrome est dû à un déficit en *perlecan* (héparine sulfate protéoglycane) dont le gène, de grande taille, est situé sur le chomosome 1. Le perlecan (fig. 107) situé dans la membrane basale est un facteur de croissance des fibroblastes, il joue dans la connexion sarcolemme-membrane basale et a un rôle majeur sur l'acétylcholinestérase de la jonction neuromusculaire expliquant les activités musculaires continues. La protéine est semi-fonctionnelle dans le syndrome de Schwartz Jampel. Un déficit total est à l'origine de la maladie osseuse de Silverman rapidement fatale.

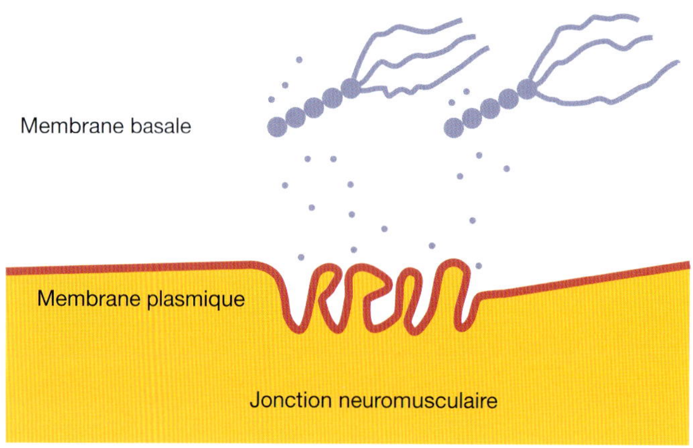

Le perlecan agit :
- dans la régulation des facteurs de croissance des fibroblastes ;
- dans la connexion entre membranes basale et plasmique ;
- dans la libération de l'acétylcholinestérase à la jonction neuromusculaire.

Fig. 107 - Le perlecan.

Les déficits en collagène VI

La myopathie de Bethlem

La myopathie de Bethlem (142) d'hérédité dominante est de début précoce par des *contractures congénitales* (poignets, coudes, chevilles, torticolis congénital). Elle évolue vers une faiblesse des muscles des ceintures s'aggravant peu à peu avec des difficultés à la marche à la cinquantaine. L'immunohistochimie et l'immunoblot sont normaux. Le diagnostic est confirmé par la recherche d'une mutation du gène du collagène VI (alpha I et alpha 2 sur le chromosome 21, alpha 3 sur le chromosome 2).

La maladie d'Ullrich

La maladie d'Ullrich également due à des mutations identiques sur les mêmes gènes du collagène VI associe curieusement une *faiblesse proximale avec contractures* (notamment colonne vertébrale rigide) et une *hypotonie distale*.

La maladie d'Ehlers-Danlos (152)

On rapproche des maladies de Bethlem et d'Ullrich les atteintes neuromusculaires de la maladie d'Ehlers-Danlos, déficit en collagène dû à une anomalie de la ténascine X. Cette maladie du tissu connectif est classée en six variétés de transmission autosomique dominante ou récessive associant :

- une hypermobilité articulaire ;
- une hyperextensibilité cutanée ;
- une fragilité vasculaire.

La sémiologie musculaire comporte surtout des myalgies, des crampes, des douleurs musculo-squelettiques, une hypotonie, une fatigue et une faiblesse musculaire.

Des atteintes des nerfs périphériques sont souvent associées. La biopsie musculaire montre des aspects mixtes myogènes et neurogènes. Des essais de ciclosporine ont été proposés dans les myopathies de Bethlem et Ullrich.

La myopathie avec hyperlaxité de type Brais

Cette myopathie congénitale avec hyperlaxité est relativement peu invalidante. Elle diffère des précédentes, en particulier de la maladie d'Ullrich. Elle est liée à une mutation génique portant sur le chromosome 3p23 - 21.3 ■

Points importants à retenir

■ Les myopathies congénitales, le plus souvent d'évolution bénigne du fait de l'absence de nécrose musculaire, sont caractérisées par des anomalies morphologiques des muscles, présentes dès la naissance. les plus fréquentes sont les myopathies à central core, la myopathie à bâtonnets, la myopathie centronucléaire et bien d'autres formes caractérisées par des anomalies visibles en microscopie électronique.

■ Les dystrophies musculaires congénitales sont au contraire d'évolution sévère, liées à des anomalies variées de la matrice extra-cellulaire (déficit en mérosine, mutation de sélénoprotéine, déficit en intégrine, formes avec anomalies de la migration cérébrale type Fukuyama, syndrome de Schwartz-Jampel, déficit en collagène VI.

Références bibliographiques

140. Arbogast S, Beuvin M, Fraysse B, *et al.* (2007) Oxydative stress in SEP N1-related myopathy: from pathophysiology to treatment. Ann Neurol 65: 677-86

141. Bethlem JA, van Wijngaarden GK (1976) Benign myopathy with autosomal dominant inheritance: a report of three pedigrees. Brain 99: 91-100

142. Clarke NF, Kidson W, Quijano-Roy S, *et al.* (2006) SEPN1 associated with congenital fibre type disproportion and insulin resistance. Ann Neurol 59: 546-52

143. Fardeau M, Tomé FMS, Helbling-Leclerc, *et al.* (1996) Dystrophie musculaire congénitale avec déficience en mérosine. Analyse clinique, histopathologique, immunocytochimique et génétique. Rev Neurol (Paris) 152: 11-9

144. Ferreiro A, Centerik-de Groote C, Marks JJ, *et al.* (2004) Desmin related myopathy with Mallory body-like inclusions is caused by mutations of the selenoprotéin N gene. Ann Neurol 55: 676-86

145. Ferreiro A, Quijano-Roy S, Pichereau C, *et al.* (2002) Mutations of the selenoprotein N gene which is implicated in rigid spine muscular dystrophy causes the classical phenotype of multiminicore disease, reassessing the nosology of early onset myopathies. Ann J Hum Gen 71: 739-49

146. Fukuyama Y, Osawa M, Suzuki H (1981) Congenital progressive muscular dystrophy of the Fukuyama type. Brain Dev 3: 1-9

147. Godfrey C, Clément E, Mein R, *et al.* (2007) Refining genotype-phenotype correlations in muscular dystrophy with defective glycolysation of dystroglycan. Brain, 130 ; 2725-2735

148. Moghadazadeh B, Petit N, Jalliard C, *et al.* (2001) Mutations in SEPN1 causes congenital muscular dystrophy with spinal rigidity and restrictive respiratory syndrom. Nat Genet 29: 17-8

149. Romero NB, Lehtokari VL, Quijano-Roy S, *et al.* (2009) Core-rod myopathy caused by mutations in the nebulin gene. Neurology 72: 6

150. Serratrice G, Pellissier JF, Faugère MC, *et al.* (1978) Centro nuclear myopathy. Possible central nervous origin. Muscle and nerves Boston 1: 62-9

151. Tomé FMS, Evangelista J, Leclerc A, *et al.* (1994) Congenital muscular dystrophy with merosine deficiency. CR Acad Sc Paris 317: 351-7

152. Voermans NC, Van Alpen N, Pillen S, *et al.* (2009) Neuromuscular involvement in various types of Ehlers-Danlos syndrome. Ann Neurol 65: 687-97

Chapitre 9

Le muscle localement lésé

Chapitre 9

Le muscle localement lésé

- Affirmer la nature musculaire d'une atrophie est la première démarche
- Éliminer les localisations musculaires focales au cours des maladies générales
- Évoquer systématiquement une amyotrophie d'origine nerveuse
- Le domaine des atrophies musculaires focales reste malgré tout complexe
- Les syndromes musculaires paravertébraux
- Une amyotrophie unilatérale de nature mal déterminé : l'amyotrophie monomélique
- Le cas particulier des tumeurs musculaires

Le muscle localement lésé

Le diagnostic des atrophies musculaires focales, parfois évident, est quelquefois difficile. Leur topographie et leurs causes sont très variées. La présentation qui suit énumère les situations les plus fréquentes, dans d'autres cas il s'agit de lésions occupantes inflammatoires ou tumorales.
Auparavant, il est essentiel de différencier divers syndromes ou maladies d'origine non musculaire, souvent confondus avec des lésions musculaires focales.

Affirmer la nature musculaire d'une atrophie est la première démarche

Une erreur commune – et qui amène souvent les patients à consulter – est une **lipodystrophie focale.** Il est courant que des patients consultent avec le diagnostic d'amyotrophie localisée, surtout de la fesse ou de la cuisse, plus rarement de l'épaule ou de l'abdomen alors que la lésion est limitée à la graisse sous-cutanée. La morphologie est *souvent en « entonnoir »* (fig. 108). Parfois la lésion est plus étendue et l'absence de graisse sous-cutanée se répartit sur plusieurs centimètres avec des contours à bords nets. Cependant, le muscle sous-jacent est normal. Son volume est conservé. Sa contraction est indemne. Parfois une cause locale antérieure est mise en évidence, surtout l'injection locale de cortisone ou chez les diabétiques d'insuline.

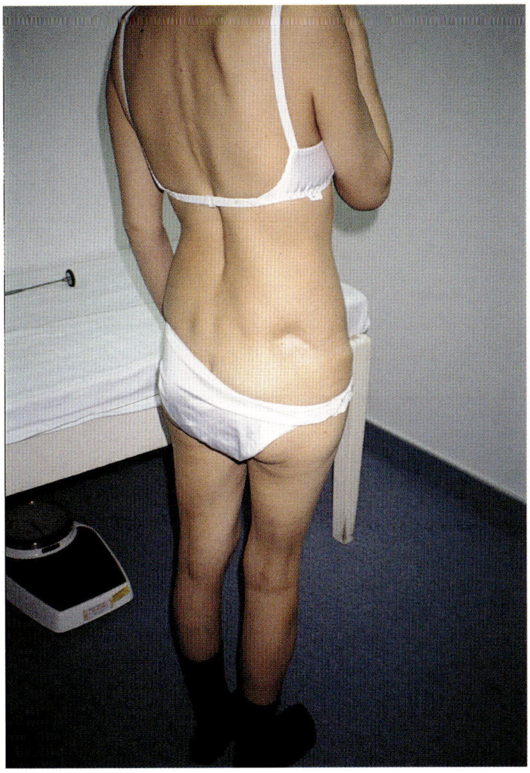

Fig. 108 - Pseudo-amyotrophie focale d'origine lipodystrophique : aspects en entonnoir sur la fesse. Les patients viennent souvent consulter pour une atteinte musculaire.

La **panniculite nodulaire lipoatrophiante** débute par des nodules inflammatoires évoluant par poussées, laissant des zones lipoatrophiques de localisation distale et d'extension progressive. La graisse disparaît totalement, laissant voir un réseau veineux et le muscle sous-jacent. Il s'agit d'une nécrose graisseuse progressive, d'origine vraisemblablement dysimmune, mais pas d'une amyotrophie. On peut en rapprocher *la maladie de Dunningan*, maladie non musculaire qui est une lipodystrophie distale familiale associée à un diabète. La perte de la graisse sous-cutanée des extrémités associée à une hypertrophie graisseuse cushingoïde proximale pourrait être confondue avec une amyotrophie distale. La maladie est due à une mutation du gène des lamines A et C située sur le chromosome 1q11.23.

Les **phacomatoses** sont souvent à l'origine de zones atrophiques des membres auxquelles participent les tissus sous-cutanés et en particulier les vaisseaux, avec une dysplasie artérielle ou veineuse ou une angiomatose sous-cutanée.

La **sclérodermie localisée**, si l'on excepte certaines formes de myosite focale sclérodermique, s'accompagne, de même, de zones d'atrophie musculaire, sous-jacentes à la lésion cutanée.

Enfin, **les ruptures musculaires** (fig. 109) sont un cas particulier. Survenant après un effort brusque, connu ou méconnu, elles siègent souvent sur le *biceps brachial* ou le quadriceps. Elles se traduisent par une perte du relief musculaire formant une sorte de « *coup de hache* ». À la contraction, les deux bouts rompus s'écartent et seul le reste du muscle, si une portion profonde est respectée, se contracte normalement. Tardivement, un certain degré d'amyotrophie peut compliquer la rupture. L'échographie musculaire affirme le diagnostic s'il en est besoin.

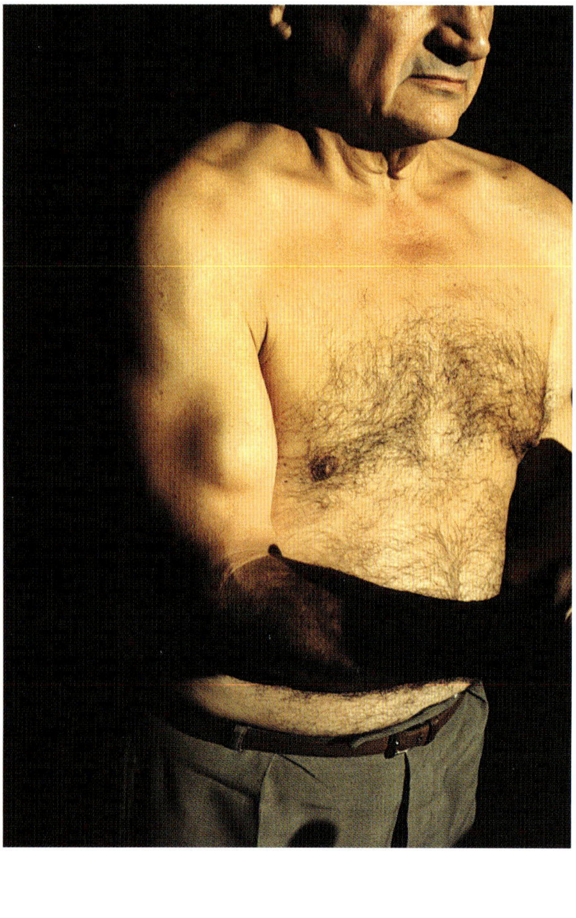

Fig. 109 - Rupture du biceps, aspect hypertrophique du moignon.

Éliminer les localisations musculaires focales au cours des maladies générales

Elles relèvent le plus souvent d'une atteinte métabolique, infectieuse ou dysimmune, le diabète au premier chef.

Amyotrophies focales du diabète

L'amyotrophie diabétique proximale est la plus classique, marquée par son caractère douloureux (155). Le début est parfois brutal, en un ou deux jours, parfois subaigu, constitué en une ou plusieurs semaines.
L'amyotrophie *unilatérale* est le signe majeur (ce qui justifie le terme d'amyotrophie diabétique) suivant de deux à trois semaines une faiblesse musculaire focale. L'amyotrophie porte sur le quadriceps, l'iliopsoas et l'adducteur de la cuisse. L'aréflexie rotulienne est proportionnelle à l'importance de l'atrophie.
Les muscles de la loge postérieure de la cuisse et les gastrocnémiens sont atteints dans la moitié des cas. Les conséquences fonctionnelles sont l'instabilité du genou, une difficulté au maintien de la station debout et à la marche, une gêne particulière dans les marches d'escalier.
La douleur est quasi constante, profonde, permanente, sévère, exacerbée la nuit avec une composante de brûlure. Parfois, elle débute dans la région lombaire ou dans la fesse ou s'étend de la hanche au genou. Malgré son intensité, son pronostic est favorable. Elle ne s'accompagne habituellement pas de signes sensitifs objectifs.
Une ischémie des nerfs sensitifs en est sans doute l'origine.

La lèpre

La lèpre est à l'origine d'amyotrophies focales, soit au cours de la lèpre tuberculoïde atteignant les nerfs médian et cubital (avec une atrophie de type Aran-Duchenne, très évocatrice si elle s'associe à des mutilations digitales) ou sciatique poplité externe, soit au cours de la lèpre lépromateuse, en particulier dans le territoire cubital.

Les vasculites

Au cours de la périartérite noueuse et des vasculites nécrosantes, l'amyotrophie obéissant à une topographie tronculaire s'associe à des troubles sensitifs – les séquelles trophiques sont fréquentes.

Évoquer systématiquement une amyotrophie d'origine nerveuse

Amyotrophies dépendant de la moelle épinière

La plus fréquente et la plus grave est la **sclérose latérale amyotrophique** à début focal. Il est essentiel de la reconnaître car son diagnostic est un arrêt de mort.

Il est fréquent que le début d'une sclérose latérale amyotrophique soit marqué par une atrophie précédant la faiblesse. Les topographies le plus souvent rencontrées sont une atrophie thénarienne évoluant vers une main d'Aran-Duchenne, une atrophie jambière avec steppage progressif, parfois une amyotrophie plus ou moins étendue des muscles des épaules. Le diagnostic est habituellement facilité par la rapidité d'évolution, la coexistence de crampes et de fasciculations, d'hyperréflexie et la diffusion sur trois territoires de la dénervation sur l'EMG.

Amyotrophie de la syringomyélie

Elle reste parfois unilatérale et même asymétrique lorsqu'elle se bilatéralise. Elle porte sur les muscles interosseux, thénariens et hypothénariens évoluant vers une « main en griffe ». La coexistence d'aréflexie et de troubles sensitivotrophiques suspendus et l'imagerie de la moelle cervicale permettent le diagnostic.

Amyotrophie unilatérale de la diastématomyélie

Une amyotrophie distale unilatérale à extension proximale d'un membre inférieur est associée à un raccourcissement du membre, à des troubles sensitivotrophiques unilatéraux comportant parfois un mal perforant plantaire. Une *hypertrichose* localisée, présente dans la moitié des cas, est hautement évocatrice. Elle forme une touffe de poils en triangle lombaire à base supérieure, avec pigmentation cutanée sous-jacente. Un éperon osseux médian est visible sur les radiographies. La myélographie met en évidence un cône terminal abaissé et surtout une duplication médullaire asymétrique, le côté atrophique étant ipsilatéral à l'amyotrophie.

Poliomyélite antérieure aiguë

La poliomyélite antérieure aiguë est à l'origine des amyotrophies les plus variées dans leur topographie. Après la phase initiale, elles se fixent, à l'origine de déformations. Elles s'accompagnent d'aréflexie, de fasciculations et de tracés de dénervation sur l'EMG.

Le syndrome postpoliomyélitique

Il est fréquent et doit être reconnu sur des critères simples. Il se traduit souvent par une amyotrophie focale, se constituant de longues années après la période initiale.
Les critères sont :

- poussée de poliomyélite dans l'enfance ;
- intervalle libre de plusieurs dizaines d'années ;
- second épisode avec aggravation des séquelles atrophiques vers 45 ans.

L'origine pourrait être un remaniement des unités motrices.

Amyotrophies dépendant d'atteintes périphériques

De nombreuses amyotrophies focales ressortissent à la lésion d'une racine nerveuse motrice (compression discale, neurinome, méningiome dont le diagnostic est en général aisé), ou d'une prise au piège dans les défilés (atrophie thénarienne du syndrome du canal carpien) ou d'une amyotrophie douloureuse des muscles sus- et sous-épineux exagérés par l'adduction croisée des bras. Enfin les traumatismes nerveux peuvent entraîner des amyotrophies persistantes dans le territoire du nerf.

Les neuropathies multifocales avec blocs de conduction persistants (fig. 110)

Plus fréquentes chez l'homme, elles débutent souvent avant 45 ans. L'atteinte motrice est paralytique ou amyotrophique ou les deux. Elles siègent dans le territoire d'un tronc nerveux : médian, cubital, radial au membre supérieur, à prédominance distale, quoiqu'à la main elles soient souvent confluentes sans topographie tronculaire. Au membre inférieur, elles portent surtout sur le nerf sciatique poplité externe avec une amyotrophie péronière. Crampes et fasciculations sont fréquentes, les réflexes tendineux sont diminués ou abolis. Il n'y a pas de troubles sensitifs. L'étude des vitesses de conduction nerveuse montre des *blocs de conduction* sur les nerfs moteurs témoignant d'une démyélinisation focale. Les titres d'*anticorps, anti-GM1 sont souvent élevés*. Les immunoglobulines par voie veineuse entraînent dans beaucoup de cas une amélioration de la paralysie et de l'amyotrophie avec cependant des récidives.

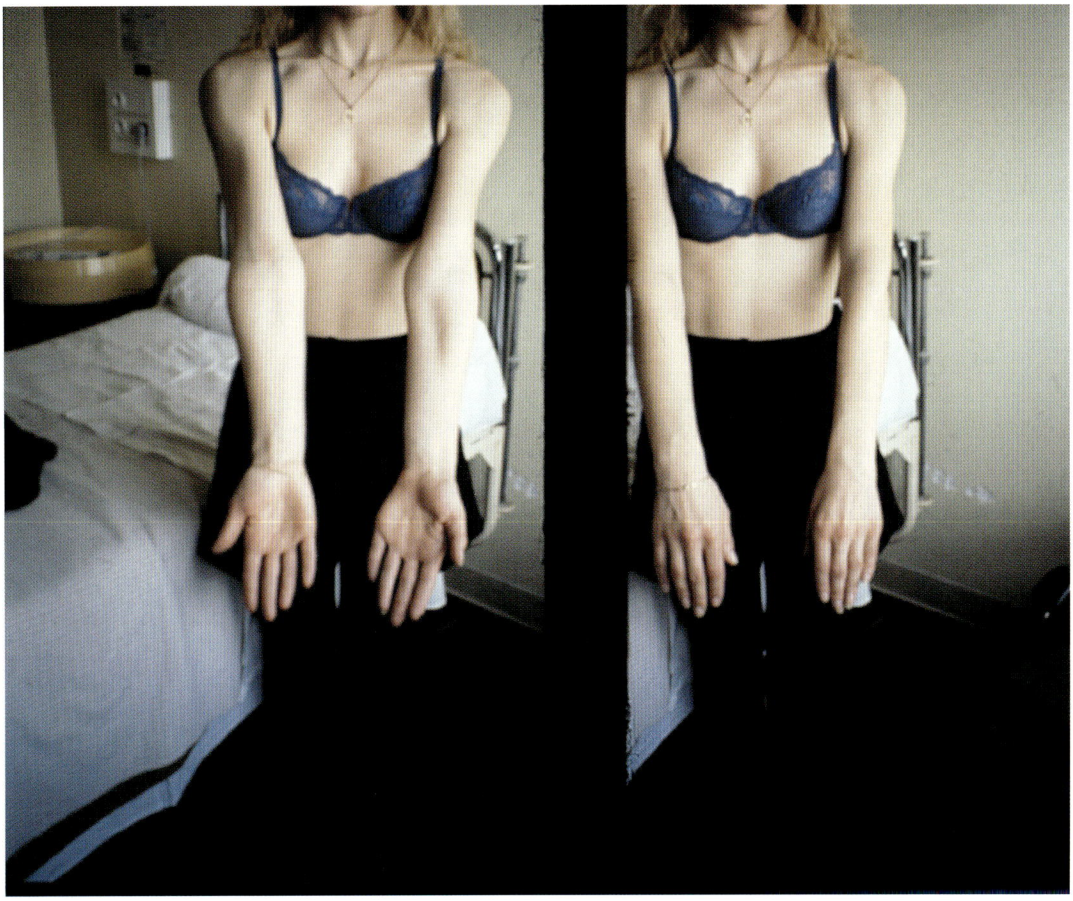

Fig. 110 - Neuropathie multifocale avec blocs de conduction nerveuse. Atrophie oblique de l'avant-bras gauche chez une jeune femme. Blocs de conduction persistants. Anticorps anti-GM1.

Entre dans ce cadre le diagnostic des atrophies des muscles de l'épaule.

Elles sont fréquentes, douloureuses ou indolores, bilatérales ou unilatérales, très diverses dans leur origine. Les amyotrophies accompagnant les diverses périarthrites scapulohumérales sont aisément reconnaissables.

Les amyotrophies du plexus brachial surviennent dans des infections très diverses locales ou générales (mononucléose infectieuse, toxoplasmose, toxicomanie). Les paralysies vaccinales ou sériques sont rares. Les séquelles amyotrophiantes des traumatismes du plexus brachial sont importantes et souvent définitives, de topographie variable, les compressions tumorales par cancer de l'apex pulmonaire créent un syndrome de Pancoast-Tobias.

Le syndrome de Parsonage et Turner, névralgie amyotrophiante de l'épaule

La forme sporadique survient surtout chez l'homme adulte entre 25 et 50 ans, parfois après un épisode infectieux.

Les symptômes sont caractéristiques :

- *douleur scapulaire aiguë brutale* à prédominance nocturne, insomniante, lancinante, recrudescent lors du mouvement ;
- après une à deux semaines, sans grande transition, *la douleur s'atténue puis disparaît faisant place à une paralysie et à une amyotrophie* d'un ou plusieurs muscles de l'épaule, constituée en une à deux semaines ;

- paralysie flasque avec amyotrophie rapide de distribution élective (grand dentelé, deltoïde, sus- et sous-épineux, biceps, triceps) ;
- amyotrophie massive, décollement de l'omoplate souvent révélateur ;
- *régression spontanée* sans séquelle en six mois mais parfois incomplète dans 10 à 20 % des cas avec déficit souvent du grand dentelé.

Les formes familiales sont de transmission autosomique dominante. Les caractères sont :
- amyotrophie névralgique de l'épaule, de régression plus lente que dans les formes sporadiques avec rechute et récidives ;
- *dysmorphie*, bec-de-lièvre, syndactylie et surtout hypotélorisme ;
- facteurs favorisants infectieux vaccinaux et surtout gravidiques quelques heures ou quelques jours après un accouchement ;
- mutation du gène de la septine 9 sur le chromosome 17q25.

Leur diagnostic se pose avec **l'hypersensibilité des troncs nerveux à la pression** de transmission autosomique dominante :
- début au réveil favorisé par *posture anormale* ;
- *absence de douleur* ;
- atteinte plexique C5-C6 ;
- délétion de 1,5 mégabase sur le chromosome 17, le produit génique étant la protéine myélinique PMP22 ;
- présence de *tomacules* sur une éventuelle biopsie musculaire.

Le domaine des atrophies musculaires focales reste malgré tout complexe (164)

Sont à séparer plusieurs cas particuliers fréquents dans des éventualités différentes :
- les myopathies focales ;
- les aplasies musculaires ;
- les syndromes musculaires paravertébraux ;
- l'amyotrophie monomélique.

Les myopathies focales

Elles sont de nature dystrophique ou inflammatoire.

Les dystrophies musculaires sont parfois à prédominance focale.

Les myopathies scapulo-péronières

Elles débutent dans l'adolescence souvent par les loges antéro-externes des jambes, les patients consultant pour des troubles de la marche ou des douleurs mécaniques. Si l'atrophie est asymétrique, elle peut en imposer pour une paralysie du nerf sciatique poplité externe.
Les éléments caractéristiques sont (159, 162) :
- un aspect creusé des loges antéro-externes avec un steppage uni- ou bilatéral ;
- un relief persistant des muscles pédieux sur le dos du pied ;
- parfois une rétraction des tendons d'Achille avec conservation du mollet ;
- une surélévation des omoplates en ailerons dans l'abduction des membres supérieurs ;
- une hérédité autosomique dominante parfois, mais souvent une forme sporadique.

Ces formes paraissent liées génétiquement à une mutation sur le chromosome 12 et proches de certaines desminopathies ou encore à des mutations de la chaîne lourde de la myosine (MYH7) sur le chromosome 14, désordre allélique à la cardiopathie hypertrophique familiale et à la myopathie distale type Laing.

Le diagnostic se fait avec les maladies musculaires avec participation scapulo-péronière et les syndromes scapulo-péroniers non myopathiques (tableau XXXII).

Tableau XXXII - Les myopathies scapulo-péronières

1. Maladies musculaires avec atteinte scapulo-péronière

- Desminopathies
- Calpaïnopathies (LGMD2A)
- Dystrophies myotoniques
- Déficit en maltase acide
- Déficit en phosphorylase
- Mitochondriopathies, polymyosites, myopathies congénitales (centro-nucléaires, myotubulaires)

2. Amyotrophies scapulo-péronières primitives non myopathiques

- Syndrome de Stark-Kaeser
  Avec atrophie jambière prédominante, aréflexie, électromyogramme neuropathique, liaison au chromosome 12
- Syndrome de Davidenkow
  - Tableau de neuropathie périphérique (aréflexie, troubles sensitifs, pieds creux) proche de celui de la maladie de Charcot-Marie-Tooth.
  - Électromyogramme de dénervation avec diminution des vitesses de conduction nerveuse motrice et sensitive

Les myopathies quadricipitales et le syndrome amyotrophique quadricipital

Les myopathies quadricipitales pures (fig. 111) sont rares, plus fréquentes chez l'homme, elles comportent une *amyotrophie élective des vastes internes* et s'accompagnent de signes électriques et biopsiques de type myopathique (163).

Ces formes doivent être séparées de formes quadricipitales secondaires comme le déficit en maltase acide au début ou les polymyosites chroniques localisées au quadriceps.

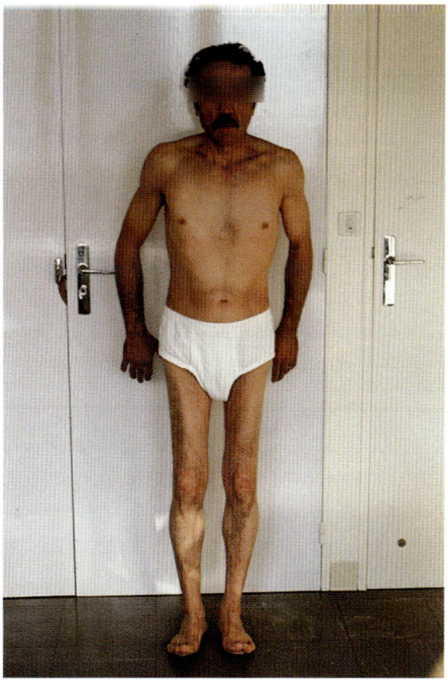

Fig. 111 - Myopathie quadricipitale : amyotrophie myopathique des deux quadriceps, symétrique, EMG, biopsie de type myopathique.

Les myopathies diaphragmatiques

Parmi les myopathies à début focal, les myopathies diaphragmatiques sont souvent révélatrices dans un second temps de maladies diverses (déficit en maltase acide, myopathie amyloïde, mitochondriopathie, myopathies myofibrillaires, dystrophie myotonique, myosite, myopathie à multicores, némaline, myopathie à corps hyalins, myopathie congénitale avec insuffisance respiratoire et syndrome de la colonne vertébrale rigide lié à une mutation du gène de la sélénoprotéine).

Les myopathies distales

Parmi les diverses myopathies distales, certaines ont un **début tardif**.
Le *type Welander*, d'hérédité autosomique dominante liée au chromosome 2p13, survient vers la cinquantaine, prédomine sur les *muscles des mains* et les fléchisseurs distaux (fig. 112). L'évolution invalidante s'étend tardivement aux muscles distaux des membres supérieurs. Les lésions musculaires sont modérées, avec des vacuoles bordées.
Le type Markesbery-Griggs dominant lié au chromosome 10q22, gène ZASP (stries Z) est également de début tardif portant sur les *loges antérieures des jambes* (une forme assimilable est la myopathie tibiale d'Udd (168) décrite en Scandinavie (2q31 titine), l'évolution se fait vers une faiblesse proximale et la marche devient impossible en une vingtaine d'années. Les mains sont atteintes tardivement. Des vacuoles bordées sont fréquentes sur les muscles.
Des formes à **début précoce** surviennent chez l'adulte jeune (fig. 113). La plus typique est la forme décrite par Nonaka, de transmission autosomique récessive liée au chromosome 9p12q11- gène GNE-protéine : glucosamine et d'*évolution sévère*. Le début se fait également par les loges antéro-externes des jambes avec steppage, rapidement en quelques années, la faiblesse s'étend à l'ensemble des muscles des jambes et à la cuisse. Des *vacuoles bordées* et des inclusions sont très abondantes et rapprochent ce type des myopathies héréditaires à inclusions (*hereditary IBM*).

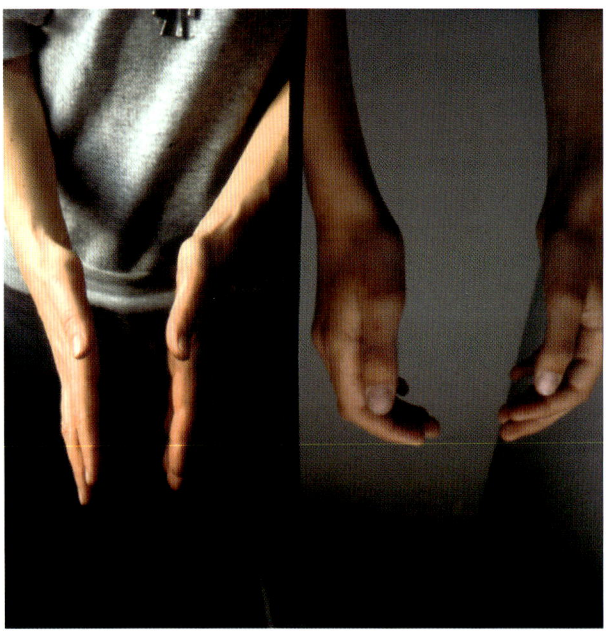

Fig. 112 - Myopathie distale de type Welander prédominant sur les muscles des mains chez une mère et son fils.

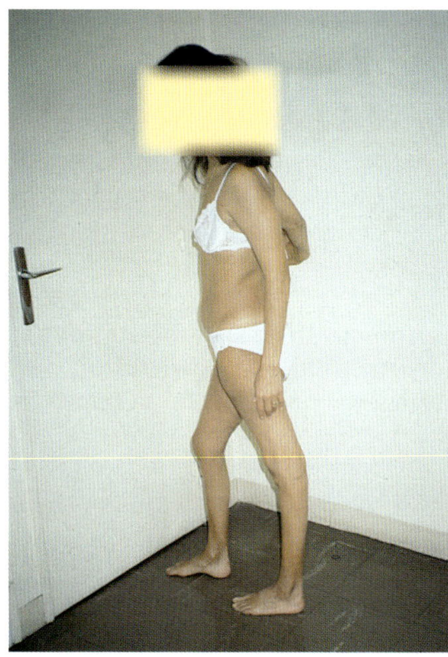

Fig. 113 - Myopathie distale, atrophie jambière bilatérale, *genu recurvatum*.

La myopathie distale type Laing, dominante, débutant précocement par les loges antéro-externes, s'étendant aux fléchisseurs du cou et aux longs extenseurs des doigts, est liée au chromosome 14q11, le gène est MYH7, la protéine est la chaîne lourde de myosine.
Une forme précoce avec steppage et troubles sensitifs décrite par Cirak est due à une mutation du gène Kelch LHL9 (chromosome 9p21) ouvrant la voie Cul3-ubiquitine.

La **myopathie distale de Miyoshi** est un cas particulier et complexe résultant de la connaissance parallèle de deux maladies différentes. En 1967, une forme originale de myopathie distale de l'adulte jeune est décrite au japon par Miyoshi *et al.*
Cette forme nouvelle est rattachée à une localisation sur le chromosome 2p13. Parallèlement, il apparaît qu'une variété particulière de myopathie des ceintures de l'adulte jeune peut être

rattachée au même locus 2p13. Par la suite, des mutations du gène DYSF, gène de la dysferline, sont identifiées chez des patients atteints de myopathie de Miyoshi et de myopathie des ceintures, étiquetée 2B, démontrant l'extrême variabilité du spectre clinique. Cela aboutit à la *notion, cliniquement un peu confuse, de myopathie proximodistale dépendant de mutations variables du gène DYS*, sans corrélation très claire entre génotype et phénotype (tableau XXXIII).

Tableau XXXIII - Hétérogénéité des myopathies distales

Type	Début	Symptômes	Chromosome	Gène
Laing	1-25	Loges antéro-externes (AE) puis proximales	14q	MYHZ myosine lourde
Cirak	8-18	Loges AE, troubles sensitifs, CK++	9p21	KLHL9
Miyoshi (AR)	15-30	Jumeaux, CK++ inflammation	2p13	Dysferline
Nebuline (AR)	15-25	Loges AE, fléchisseurs nuque	2q22	NEB
Desmine	15-40	MS.MI distaux, cardiopathie myofibrillaire	2q35	Desmine
Nonaka (AR)	15-30	Loges AE, vacuoles bordées	9p1q1	GNE protéine
Servidei	15-50	Neuromyopathie, pieds creux, aréfléxie pharyngolaryngée	19p13	
Udd	> 35	Tibiales	2q31	Titine
Welander	> 40	Mains, extenseurs, vacuoles bordées	2p13	
Markesbery-Griggs	40-60	Mains, membres inférieurs	10q	Zaspopathie
Matrine	33-55	Tibiales, laryngopharyngée	5q	MAT 3
Myotiline	40-60	Mains, jambes	5q31	MYOT

Les formes autosomiques récessives sont marquées AR ; MS : Membres Supérieurs ; MI : Membres Inférieurs.

L'originalité propre à la myopathie distale de Miyoshi est la survenue chez un adulte jeune de difficultés à la station sur la pointe des pieds, l'amyotrophie focale élective des jumeaux internes et des soléaires confirmée par le scanner musculaire, parfois des douleurs jambières avec intolérance à l'effort, un taux très élevé de créatine-kinase sérique, un aspect de nécrose et de régénération sur la biopsie musculaire, avec souvent des images inflammatoires. L'association de douleurs, du taux élevé de créatine-kinase, de signes musculaires inflammatoires fait que *souvent le diagnostic de polymyosite est porté*. Une corticothérapie à posologie élevée reste sans effet et la faiblesse musculaire finit par s'étendre aux régions proximales. Cependant, la maladie est relativement bénigne et les patients sont rarement en fauteuil roulant. Malgré ces caractères originaux, on ne peut totalement assimiler myopathie de Miyoshi et dysferlinopathie en raison de l'hétérogénéité génétique de la myopathie de Miyoshi, certaines formes dépendant d'une anomalie du chromosome 10. Les formes proximales s'inscrivent parmi les myopathies des ceintures dont elles réalisent le type 2B

à côté du déficit en calpaïne (2A chromosome 15), des sarcoglycanopathies, de la rare téléthonopathie qui comporterait parfois une élévation importante de la créatine-kinase sérique dans un tableau proximodistal, de la myopathie proximale d'Edstrom avec troubles respiratoires précoces (titine).
Sont enfin signalées les myopathies distales :

- avec déficit en nébuline chromosome 2q22 récessive, gène NEB ;
- avec déficit en cavéoline 3 chromosome 3p25 dominante (LGMD1C) ;
- liées à la dynamine 2, dominante chromosome 19p13 ;
- avec déficit en myotiline, dominante, chromosome 5q31, gène MYOT.
- avec atteinte pharyngo-laryngée dominante 5q31, Matrine 3.

Les myopathies oculaires (167)
Les myopathies oculaires ont été précédemment signalées.

Les myosites focales

Elles s'expriment aussi souvent par une tuméfaction musculaire que par une atrophie (153, 156, 157). On connaît cependant des cas de myosites inflammatoires primitives focales avec amyotrophie localisée surtout sur le quadriceps. On signale aussi une atrophie associée des muscles de l'avant-bras et du long supinateur.
L'électromyogramme montre des aspects myogènes et des fibrillations. La biopsie montre des signes inflammatoires et la corticothérapie entraîne parfois une discrète amélioration.
Ces myosites focales sont fréquentes et diverses dans leur topographie et leur aspect microscopique.
La topographie est selon les cas :

- bilatérale en particulier les myosites du quadriceps ;
- localisée à un membre surtout inférieur ;
- localisée à un muscle ou un groupe de muscles : myosites orbitaires, trapèzes, bras, avant-bras, jumeaux.

La nature histologique est variable, formes fibreuse, nodulaire, proliférative, formes avec éosinophilie (en particulier atteinte des muscles masticateurs) (160).
Les *myosites à inclusions* signalées au chapitre 5, de définition morphologique (*vacuoles bordées* en microscopie optique sur la biopsie musculaire, *inclusions de 18 mm de diamètre* en microscopie électronique), s'expriment souvent au début par une amyotrophie locale, asymétrique. La localisation à certains muscles a une valeur diagnostique (en particulier le quadriceps, les extenseurs ou fléchisseurs des doigts, les muscles de la loge antéro-externe de la jambe et le sterno-cléido-mastoïdien). La nature inflammatoire ou dégénérative de la maladie n'est pour l'instant pas déterminée.

Les aplasies et les agénésies

Elles s'expriment par l'absence ou l'insuffisance de développement d'un muscle.

Aplasie des muscles scapulaires

Une aplasie du trapèze ou du rhomboïde caractérise le syndrome de Sprengel avec surélévation de l'omoplate et faiblesse des muscles de l'épaule. La rétraction musculaire crée parfois une attitude de torticolis.

Agénésie du grand pectoral

Elle est rarement totale. Il s'agit le plus souvent d'une hypoplasie prédominant sur le chef inférieur du muscle. Une agénésie du petit pectoral est fréquemment associée. La gêne fonctionnelle est très modérée, portant essentiellement sur la rotation interne.

L'agénésie pectorale est tantôt isolée, tantôt intégrée dans le cadre d'un *syndrome de Poland* (fig. 114) associant des *malformations de la main homolatérales*, plus souvent du côté droit, et plus fréquente chez l'homme. Ces malformations sont de trois degrés :

- syndactylie avec brachyphalangie ;
- syndactylie avec absence de la 2e phalange ;
- ectrodactylie ou absence de doigts médians. Aux malformations de la main s'ajoutent des malformations diverses : surtout absence ou agénésie de la glande mammaire et du mamelon homolatéraux, atrophie du sternum, absence de cartilages costaux, rarement malformation globale du membre supérieur. Enfin, une leucose aiguë serait parfois associée.

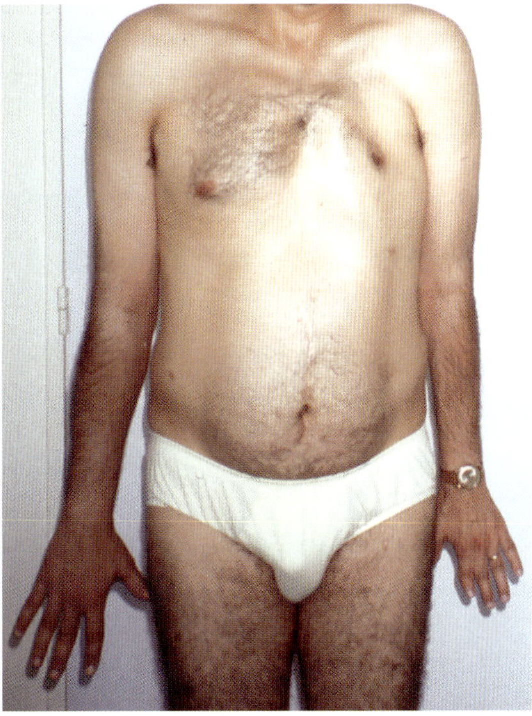

Fig. 114 - Syndrome de Poland : atrophie du grand pectoral gauche et aplasie de la main gauche.

Aplasie des muscles thénariens

L'aplasie des muscles de l'éminence thénarienne (161, 154), parfois méconnue, répond cependant à une sémiologie évocatrice associant une hypoplasie localisée, des anomalies osseuses et vasculaires. Souvent, l'aplasie est découverte lors d'un examen systématique, parfois à l'occasion d'entorses récidivantes de la première articulation métacarpophalangienne pour lesquelles le diagnostic du syndrome du canal carpien a été posé. L'affection est plus fréquente dans le sexe féminin.

Les principaux caractères sont (fig. 115) :

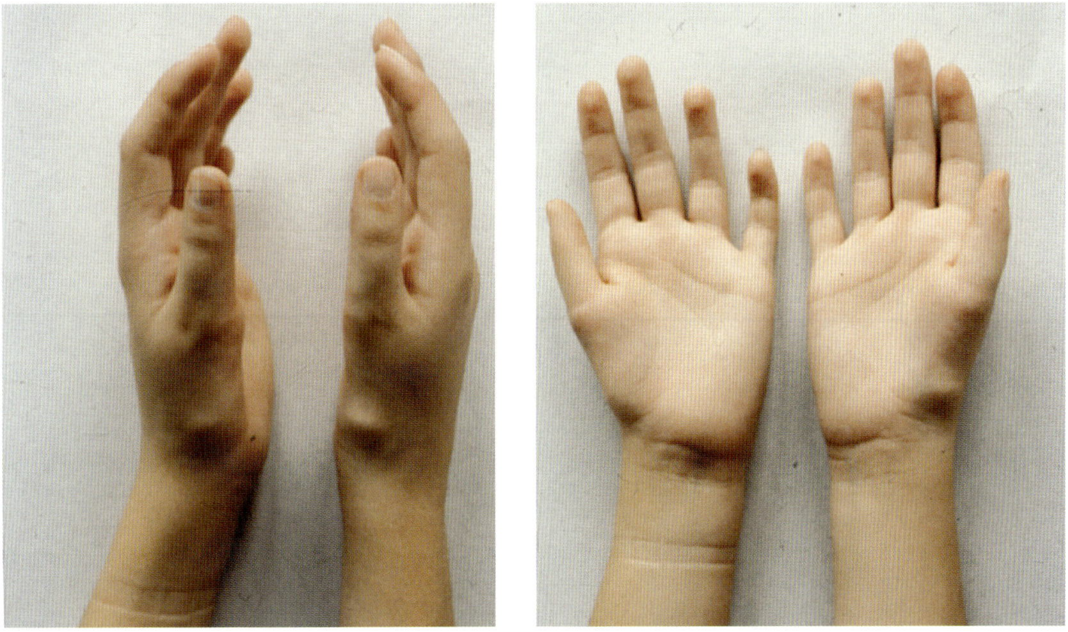

Fig. 115 - Aplasie thénarienne avec hypoplasie osseuse et disparition du pouls.

- amyotrophie souvent unilatérale, parfois bilatérale. Il s'agit d'un aplatissement diffus de l'éminence thénarienne. La gêne fonctionnelle est minime. La dysplasie épargne l'adducteur du pouce, ce qui évoque un trouble de l'innervation ;
- absence du pouls radial orientant parfois à tort sur un syndrome de la traversée thoracobrachiale ;
- atteinte osseuse constante (scaphoïde, trapèze, premier métacarpien, phalanges du pouce). Cette topographie évoque une atteinte distale du rayon radial.

Les gènes HOX interviennent dans les anomalies des extrémités (syndrome main - pied - utérus) mais surtout le syndrome d'Holt-Oram (158), qui associe des malformations cardiaques et des anomalies du rayon radial uni- ou bilatéral des membres supérieurs comme des pouces triphalangiens, et qui est dû à des mutations du gène TBX5 (T Box 5 – gènes à boîte T).

L'amyotrophie thénarienne de Wilson

Elle est due à la coexistence de côtes cervicales avec une sélectivité de l'atrophie pour le versant externe de l'éminence thénar par atteinte élective des muscles opposants et adducteurs du pouce (fig. 116).

Ces formes s'aggravent peu et ne nécessitent pas d'intervention chirurgicale haute.

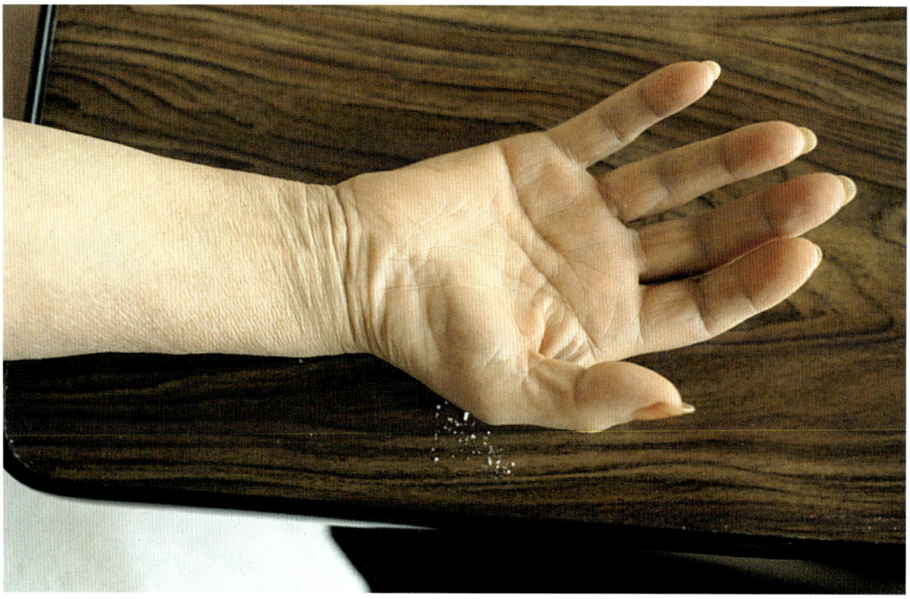

Fig. 116 - Amyotrophie thénarienne par côte cervicale, creusement en navette, radiographie côte cervicale.

L'amyotrophie thénarienne du sujet âgé

Ce concept ancien définit une forme bénigne encore appelée « atrophie thénarienne diffuse non évolutive des sujets âgés ». Cette atrophie se retrouve sous diverses dénominations : atrophie isolée non progressive des petits muscles de la main de Pierre Marie et Foix, amyotrophie thénarienne non évolutive du vieillard de Jean Lhermitte, téphromalacie des cornes antérieures de la moelle, atrophie thénarienne partielle du Wartenberg. Ce type d'atrophie, isolée et indépendante de tout signe neurologique, est communément attribué à une atteinte localisée de cornes antérieures de la moelle, qui sont le siège d'une raréfaction neuronale. L'EMG met en évidence des aspects neurogènes. Toutefois, certains de ces cas seraient d'origine carpienne.

Le diagnostic d'une amyotrophie thénarienne doit être porté avec précision (tableau XXXIV).

Tableau XXXIV - Le diagnostic d'une amyotrophie de l'éminence thénarienne

- Toujours redouter une affection grave :
  La sclérose latérale amyotrophique évoluant rapidement vers une main d'Aran Duchenne, avec fasciculations, faiblesse musculaire, syndrome pyramidal, dénervation en trois territoires sur l'électromyogramme.
- Amyotrophie non évolutive du versant externe de l'éminence, secondaire à une côte cervicale.
- Aplasie des muscles avec hypoplasie osseuse et vasculaire (absence de pouls).
- Syndrome du canal carpien avec compression du nerf médian.
- Atrophie thénarienne de la sénescence.

Aplasie des muscles abdominaux

Elle caractérise le syndrome du « ventre pruneau » donnant un aspect plissé de la peau de l'abdomen associé à certaines dysmorphies.

Les syndromes musculaires paravertébraux

Les muscles paravertébraux représentent une partie importante de la musculature (tableau XXXV). Leur composition est très variée. Diverses atteintes portent sur cette région. Seuls sont conservés ici les cas d'atteintes isolées ou prévalentes.

Tableau XXXV - La musculature paravertébrale

Couche profonde

Muscles puissants, action de redressement :
- sous-occipitaux
  - extenseurs de la tête
  - obliques inférieurs rotateurs
  - splenius capitis
- extenseurs du rachis
  - dans les gouttières paravertébrales (lames, apophyses épineuses et transverses)
  - colonne longitudinale évasée à partir du sacrum
  - à la fois extenseurs, muscles de la station et de la bipédie, lutte contre la pesanteur
- transversaires épineux : extenseurs et rotateurs

Couche superficielle

- Trapèze
- Grand dorsal
- Grand dentelé

L'exploration se fait sur un sujet en décubitus ventral d'abord, mains derrière la nuque.

Les contractures des muscles paravertébraux

Elles sont de nature variable et correspondent aux trois formes de contracture.

Contractures antalgiques

En particulier lombaires secondaires à la douleur, exacerbées par tout mouvement du rachis.

Contractures algiques

Surtout marquées par le *syndrome de loge paravertébrale*, déclenchées par un effort intense et inhabituel avec une période de relâchement insuffisante des muscles à l'intérieur, d'une aponévrose inextensible. Le dépassement d'un seuil critique de pression apprécié globalement à 30 mmHg crée des troubles microcirculatoires ischémiques.
Dans la forme aiguë après un exercice intense et de durée inhabituelle, des lombalgies sévères, exacerbées par le moindre effort, surviennent. Une tuméfaction musculaire est palpable. Ce tableau s'accompagne de fièvre, de leucocytose neutrophile et d'élévation du taux de créatine-kinase sérique en cas de rhabdomyolyse. La douleur, et par la suite la tuméfaction, disparaissent en quelques semaines après repos et antalgiques.
La forme chronique se traduit par des douleurs lombaires d'exercice survenant lors d'efforts soutenus, plutôt que dans les activités de la vie quotidienne. Le repos les calme. Les pressions intramusculaires s'élèvent particulièrement à l'exercice. L'évolution est celle d'une claudication intermittente d'effort survenant après une certaine distance et avec une certaine intensité. Elle se fait soit vers l'aggravation, soit vers l'adaptation.

Contractures analgiques

Elles s'intègrent dans le cadre du *syndrome de la colonne cervicale rigide de Dubowitz*.
Les dystrophies musculaires congénitales comportent rarement (multiminicore, corps de Mallory) un *rigid spine syndrome*, bien que les rétractions articulaires soient fréquentes. Les syndromes de rétractions précoces liées à l'X, avec troubles secondaires de la conduction cardiaque ou maladie d'Emery-Dreifuss, se distinguent en raison de ce dernier élément. Mais le rigid spine syndrome y est fréquent. L'anomalie génique se situe en Xq28. Le produit du gène est l'émerine.
Les myoscléroses primitives, rares et mal individualisées, comportent une prolifération du tissu fibroadipeux. La sclérose est extensive et la souffrance musculaire diffuse.
La maladie d'Ullrich associe des rétractions, diverses malformations et une hypotonie très particulière des extrémités, à un syndrome de la colonne vertébrale rigide.

Faiblesse et atrophie localisée des muscles paravertébraux

Ils sont parfois réunis dans un syndrome diffus des muscles axiaux bien que des différences sémiologiques et étiologiques séparent deux syndromes (fig. 117).

Syndrome de la tête tombante ou *dropped head syndrome*

Il survient dans les deux sexes plutôt après 50 ans.
Les formes primitives (*isolated neck myopathy*) débutent à un *âge tardif*, s'installent rapidement en quelques semaines avec une biopsie de *type myopathique*.
Les formes secondaires dépendent soit de syndromes neurologiques (Parkinson, atteintes médullaires), soit d'atteinte musculaire : myasthénie, myopathie métabolique (maladie de Pompe), déficit en carnitine, déficit en maltase acide, myosites (signes de l'oreiller) objectivant l'atteinte des extenseurs de la nuque.

Syndrome camptocormique (*bent spine syndrome*) (166)

Il est caractérisé par une faiblesse et une amyotrophie de la musculature paravertébrale, se constituant progressivement après 50 ans sans cause évidente. Les principaux caractères sont :

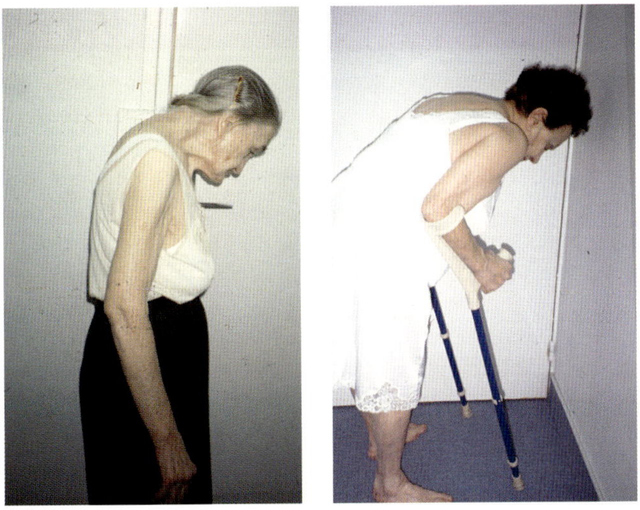

Fig. 117 - À gauche, syndrome de la tête tombante, extension du cou impossible.
À droite, *bent spine syndrome*, possibilité d'extension du cou.

- une *anteflexion du tronc* en position debout exagérée par la marche ;
- sa *réductibilité* en position couchée ;
- son évolution irréductible en position debout ;
- masses paravertébrales aplaties et déprimées ;
- signe du pli vertical interscapulaire ;
- scanner musculaire *contours aponévrotiques vides* ou avec zones d'hypodensité ;
- imagerie de résonance magnétique montrant la raréfaction des fibres en position verticale ;
- résultat peu significatif de l'EMG et de la biopsie musculaire.

Le diagnostic doit éliminer les formes secondaires d'attitude penchée en avant (maladie de Parkinson, sclérose latérale amyotrophique, maladie de McArdle, camptocormie hystérique des névroses de guerre).

Une amyotrophie unilatérale de nature mal déterminée : l'amyotrophie monomélique

Leur statut est mal établi (165). Certaines formes du sujet jeune seraient d'origine spinale. Elles sont parfois dites *maladies d'Hirayama* (fig.118). La marque clinique de cette dernière est une amyotrophie très focalisée « oblique » unilatérale, ou à prédominance unilatérale s'étendant du bord cubital de l'avant-bras au-dessous du coude aux muscles interosseux et hypothénariens. La faiblesse musculaire prédomine sur les extenseurs des doigts, surtout des derniers doigts, et les fléchisseurs du poignet tandis que la pronation est respectée. Il n'y a pas ou peu de troubles sensitifs. Les réflexes sont habituellement présents.

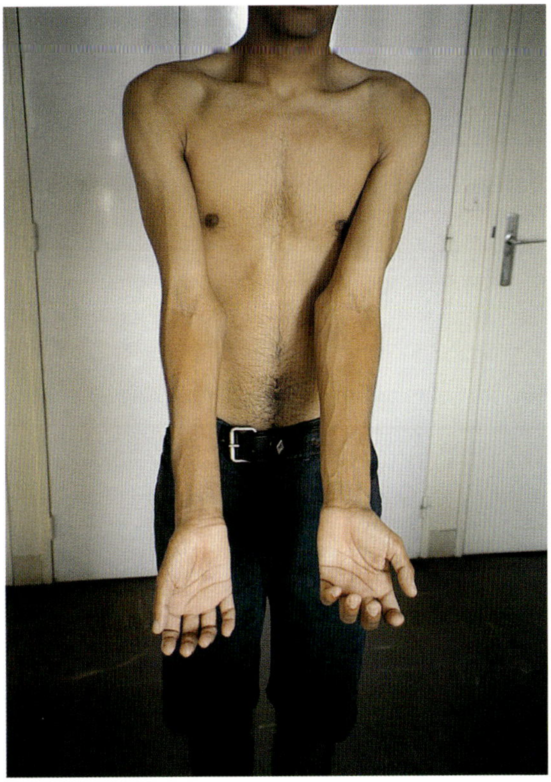

Fig. 118 - Amyotrophie monomélique : maladie d'Hirayama.

L'amyotrophie est franchement monomélique (dans plus de la moitié des cas). Elle s'étend parfois aux muscles de la main controlatérale mais ne devient jamais symétrique. Un tremblement fin, rapide et dissocié des doigts survient à l'extension du membre supérieur.
Une discrète sémiologie autonome est parfois associée : troubles vasomoteurs particulièrement déclenchés par le froid, syndrome de Claude Bernard-Horner.
L'évolution se fait souvent en deux phases. Le début est insidieux chez un sujet jeune, par une faiblesse des doigts et une atrophie de la main et de l'avant-bras sans facteur déclenchant apparent. L'augmentation progresse très lentement avec souvent une importante faiblesse des doigts d'importance variable. Le processus paraît parfois se stabiliser en un à trois ans, parfois en quelques années.
Les examens complémentaires apportent quelques arguments en faveur d'une atteinte de la corne antérieure de la moelle. L'EMG montre une dénervation avec des vitesses de conduction nerveuse motrice et sensitive normales.
Le liquide céphalorachidien est normal avec parfois une légère hyperprotéinorachie. L'épreuve de Queckenstedt est normale sauf après hyperflexion de la nuque qui entraîne un retard d'élévation de pression. La biopsie du muscle grand palmaire a parfois montré des aspects neurogènes.
Les examens neuroradiologiques surtout dynamiques feraient apparaître un aplatissement de la moelle cervicale en hyperflexion par déplacement en avant de la dure-mère postérieure.
Le scanner X avec injection de métrizamide montre un aplatissement antéro-postérieur ou antéro-latéral de la moelle, exagéré par la flexion et surtout plus marqué du côté de l'amyotrophie.
Selon certains, la maladie d'Hirayama est un syndrome pouvant relever d'un mécanisme précis, en particulier d'une neuropathie à anticorps antigangliosides. Les immunoglobulines par voie veineuse ont été efficaces dans ces derniers cas.
D'autres formes sont de nature polymyositiques.

Le cas particulier des tumeurs musculaires

Elles sont rares et plutôt du domaine chirurgical. Parfois latentes ou de découverte fortuite, une biopsie chirurgicale avec examen histologique est souvent indispensable au diagnostic.
Certaines variétés méritent une courte description.

Une tumeur redoutable des cuisses ou des membres chez l'homme adulte : le rhabdosarcome pléiomorphe. Survenant plutôt chez l'homme entre 40 et 70 ans, elle siège surtout sur les *muscles des cuisses* (fig. 119), exceptionnellement au tronc. La tumeur lobulaire ou lobulée bien circonscrite, pseudo-inflammatoire est de croissance rapide. Le diagnostic histologique est parfois difficile (nécrose, aspect en raquette de cellule polymorphe). La survie est rare après cinq ans. Les récidives locales et les métastases pulmonaires et ganglionnaires sont fréquentes.

Des tumeurs rapidement mortelles. Chez le garçon avant 15 ans, le rhabdosarcome embryonnaire juvénile :

- soit de type alvéolaire, siégeant aux extrémités des membres supérieurs avec adénopathie et métastases précoces, mortelles en quelques mois malgré une certaine radiosensibilité ;
- soit de type botryoïde, de siège génito-urinaire, tumeur infiltrante gravissime.

Les rares **rhabdomyomes** sont bénins mais avec un potentiel de malignité.
Ils apparaissent surtout chez la femme après la cinquantaine comme une masse blanc-jaunâtre dans la région cervico-faciale ou axillaire.
Les **métastases** musculaires (fig. 120) sont très rares et d'*origine surtout bronchique*.

Diverses **tumeurs bénignes dérivant d'autres éléments** du muscle :

- origine adipeuse, les lipomes sont souvent circonscrits d'aspects arrondis, visibles au scanner ;

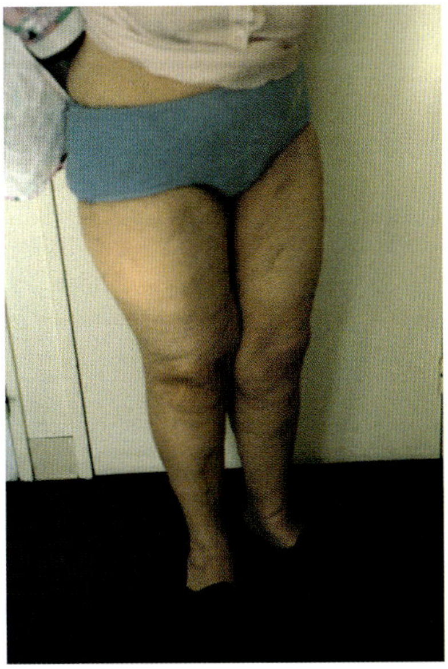

Fig. 119 - Rhabdomyosarcome de la cuisse droite.

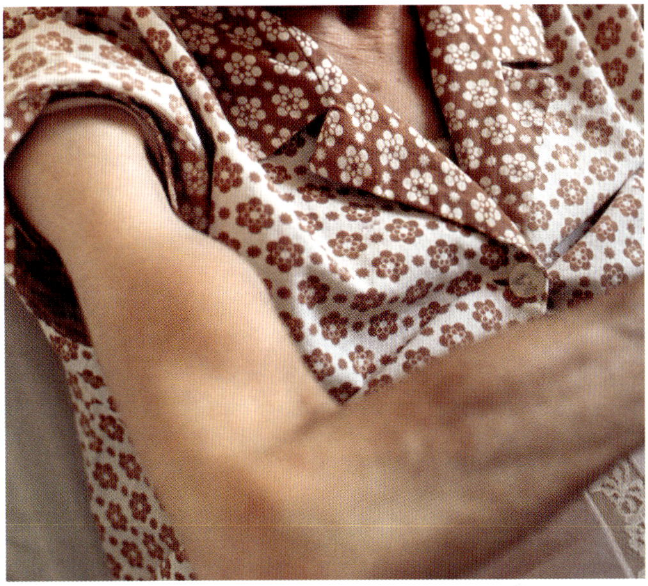

Fig. 120 - Métastase du muscle biceps droit.

- les liposarcomes relativement fréquents siègent à la cuisse et donnent des métastases pulmonaires ;
- origine fibroblastique, les tumeurs desmoïdes siègent sur l'abdomen, sont souvent découvertes au cours d'une grossesse et ont un potentiel malin local ;
- origine vasculaire, les **angiomes musculaires** *sont les plus fréquentes tumeurs* et doivent être diagnostiqués. Certains éléments sont caractéristiques (figs. 121 et 122) :

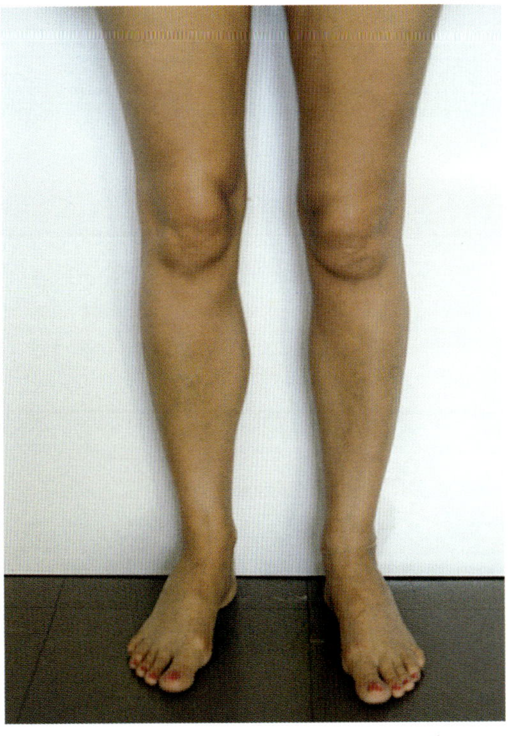

Fig. 121 - Hypertrophie du mollet droit par angiome musculaire.

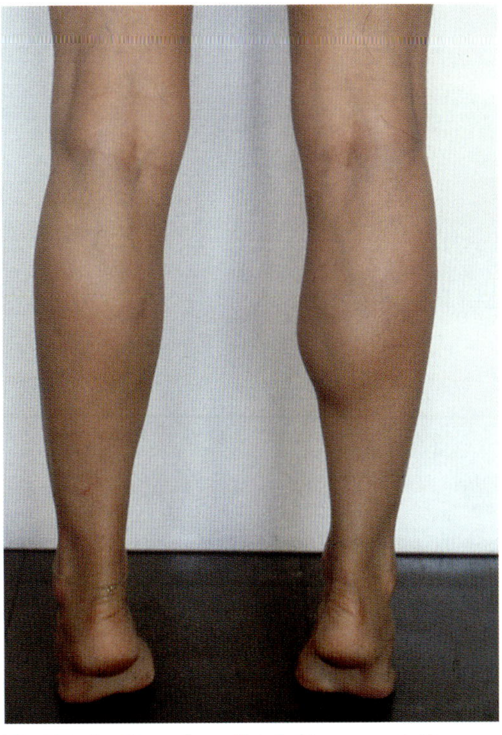

Fig. 122 - Angiome du mollet droit : augmentation de volume à la contraction.

- *tuméfaction douloureuse* prédominant sur les membres inférieurs chez un sujet jeune,
- douleur d'intensité variable dans la moitié des cas, réveillée par l'effort, la menstruation, la grossesse,
- *consistance variable*, élastique, fluctuante ou ferme de forme variable avec les changements de position, un souffle est rarement audible.

Les radiographies montrent des *calcifications* dans un tiers des cas. Le scanner montre un aspect fenêtré évocateur. L'artériographie montre des pelotons vasculaires enchevêtrés.

L'aspect macroscopique est celui d'espace caverneux avec aspect spongieux.
Un traumatisme est souvent révélateur et à l'origine d'un accroissement de l'angiome.
Le traitement est essentiellement chirurgical.

Bien d'autres tumeurs musculaires sont décrites (sarcome alvéolaire, rhabdomyome fœtal, tumeur d'Abrikosoff) portant sur les muscles de la langue. Elles sont habituellement rares. ■

Points importants à retenir

- Déterminer la nature d'une atteinte musculaire localisée est un problème pratique fréquent.
- Il convient d'abord d'éliminer une origine non musculaire, essentiellement lipodystrophie, amyotrophie diabétique douloureuse crurale, causes neurologiques médullaires ou périphériques comme les diverses atrophies de l'épaule.
- Les myopathies ont parfois une expression focale (forme scapulo-péronière, quadricipitale, diaphragmatique, et surtout myopathies distales). Diverses myosites sont parfois localisées.
- Parmi les aplasies, les plus importantes à connaître sont le syndrome de Poland (atrophie du pectoral et de la main unilatérale) et les aplasies thénariennes portant sur les os et les vaisseaux.
- L'atteinte des muscles paravertébraux s'exprime par deux syndromes : la tête tombante et la camptocormie. L'atrophie monomélique siège plutôt sur le membre supérieur (maladie d'Hirayama).
- Enfin les tumeurs musculaires des membres (rhabdomyosarcome, métastases, angiomes) ont des répartitions focales particulières.

Références bibliographiques

153. Bharucha NE, Morgan-Hughes JM (1981) Chronic focal polymyositis in the adult. J Neurol Neurosurg Psychiatry 44: 419-25
154. Cavanagh NP, Yates DA, Sutcliffe J (1979) Thenar hypoplasia with associated radiological abnormalities. Muscle Nerve 1 2 : 431-436
155. Garland HT (1955) Diabetic amyotrophy. Brit Med J 2: 1287
156. Heffner RR, Armbrustmacher WV, Earle KM (1977) Focal myositis Cancer 40: 301-6
157. Lederman RJ, Salenga VD, Wilboone AJ, *et al.* (1984) Focal inflammatory myopathy Muscle Nerves 7: 142-6
158. Li Qy, Neubury-Escobar A, Terret JA, *et al.* (1997) Holt-Oram syndrome is caused by mutation in TBX5 a member of the brachyury (T) gene family. Nat Genet 15: 21-9
159. Munsat TL, Serratrice G (1992) Facio-scapulo-humeral and scapulo peroneal syndromes. Handbook Clinical Neurol 18: 161-77
160. Serratrice G, Pellissier JF, Lachard A, *et al.* (1985) Myosite localisée avec éosinophilie. Presse Med 14: 533-5
161. Serratrice G, Pouget J (1986) L'aplasie de l'éminence Thénar : une forme partielle et terminale de dysplasie du rayon radial : six observations. Presse Med 15: 193-6
162. Serratrice G, Pellissier JF, Pouget J, *et al.* (1982) Les syndromes scapulo-péroniers. Rev Neurol 138: 691-711
163. Serratrice G, Gastaut JL, Pellissier JF, *et al.* (1983) Myopathie quadricipitale ou syndrome amyotrophique quadricipital. Étude nosologique à propos de 10 observations Rev Neurol 139: 367-73
164. Serratrice G (2008) Amyotrophies focales. Encycl Med Chir 17044 B 10
165. Serratrice G, Pouget J, Pellissier JF (1987) Les atrophies monoméliques chroniques. Étude de 25 cas. Rev Neurol 143: 201-21
166. Serratrice G, Pouget J, Pellissier JF (1996) Bent spine syndrome. J Neurol Neuro Surg Psyc 60: 51-4
167. Serratrice G, Pellissier JF (1987) Myopathies oculaires Étude nosologique de 49 cas. Press Med 16:1969-74
168. Udd B, Partanen J, Halonen P, *et al.* (1993) Tibial muscular dystrophy: late adult-onset distal myopathy in 66 finish patients. Arch Neurol 50: 604-9

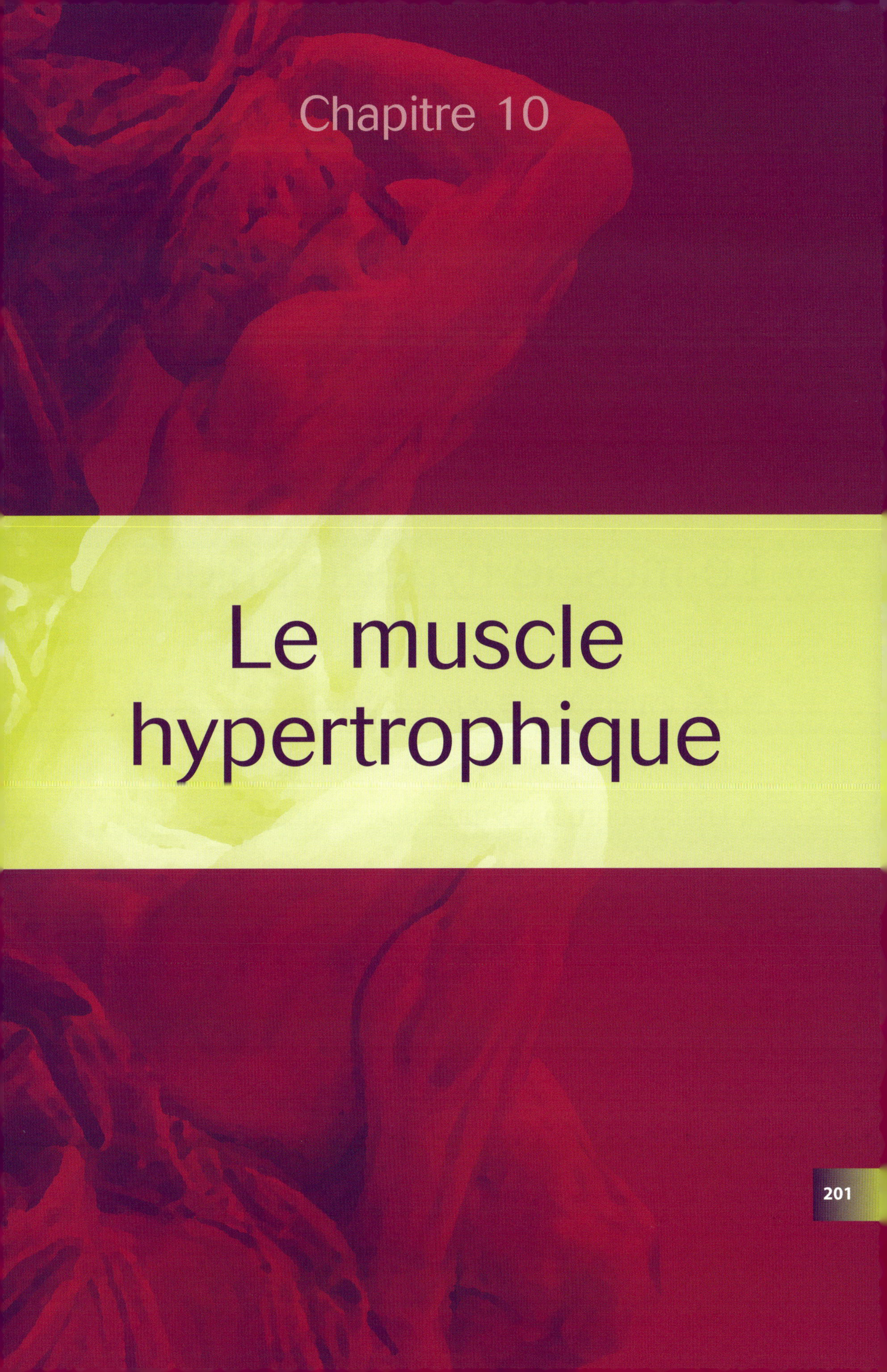

Chapitre 10

Le muscle hypertrophique

Chapitre 10

Le muscle hypertrophique

- Les fausses hypertrophies musculaires
- Les hypertrophies physiologiques
- Les hypertrophies musculaires pathologiques
- Les hypertrophies musculaires localisées

Le muscle hypertrophique

L'hypertrophie musculaire, surtout lorsqu'elle est diffuse, est une éventualité de diagnostic parfois difficile qui doit séparer les formes physiologiques non rares des formes pathologiques. Cela peut poser d'importantes difficultés de diagnostic dans les formes diffuses aussi bien que localisées.

La constatation d'un ou plusieurs muscles hypertrophiés, isolés ou associés à une amyotrophie, peut poser des problèmes pratiques dans des sens très différents :
- signification physiologique ou pathologique de l'hypertrophie ;
- différentiation, que l'expérience montre parfois malaisée avec des hypertrophies non musculaires, en particulier lipodystrophiques ;
- nature hypertrophique ou pseudo-hypertrophique de forme localisée notamment au mollet ;
- caractérisation des hémihypertrophies, le plus souvent non musculaires ;
- intérêt éventuel de l'imagerie musculaire.

Sont ainsi séparées dans le chapitre :
- les fausses hypertrophies musculaires ;
- les hypertrophies physiologiques ;
- les hypertrophies musculaires vraies diffuses ou localisées.

Le terme d'hypertrophie musculaire définit une augmentation de volume d'un ou plusieurs muscles visibles à l'examen clinique. Cette hypertrophie macroscopique implique une composante histologique faite soit d'une augmentation du nombre des fibres, soit d'une augmentation de la taille des fibres. En outre, entrent dans ce cadre les hypertrophies, ou mieux les pseudo-hypertrophies qui ne comportent pas de modifications microscopiques des fibres mais des lésions inflammatoires ou dégénératives diverses portant sur le tissu interstitiel.

Les fausses hypertrophies musculaires

Diffuses ou localisées, elles sont trompeuses et souvent liées à une anomalie lipodystrophique.
La **maladie de Dunningan** est une affection non musculaire génétiquement due à des mutations du gène des lamines A et C situées sur le chromosome 1q11.23 (mutation à l'origine de sept maladies différentes) en rapport avec une atteinte de la lame nucléaire qui entoure le noyau d'un réseau régulier.
La sémiologie est caractéristique, faite d'une lipoatrophie distale évoquant une amyotrophie, contrastant avec une augmentation de la graisse sous-cutanée du reste du corps et associée à un diabète.

D'autres **lipodystrophies de type lipomateux** sont distribuées à certaines régions du corps.
Diverses hypertrophies dues à des phacomatoses se localisent à un membre, un segment de membre ou une moitié du corps.

Le *syndrome de Klippel-Trenaunay* (fig. 123) se localise à un membre, fait de lymphangiome, de varicosités, d'hypertrophie osseuse, d'angiome cutané.
La *neurofibromatose NF1 de Recklinghausen* forme des névromes plexiformes sur des segments de membre (figs. 124 et 125).
Dans le syndrome Shulman, une inflammation des fascias de l'avant-bras dus à une fibrose éosinophilique crée une hypertrophie localisée des tissus sous-cutanés.
Diverses autres hypertrophies sont dues à des maladies parasitaires intramusculaires, par exemple *kyste hydatique* à la cuisse (figs. 126 et 127) et surtout *kyste de cysticercose* dans les membres. Une forme hypertrophique diffuse de cysticercose comporte après un début rapide chez un adulte, l'installation d'un aspect herculéen avec douleurs, myalgies, crises d'épilepsie parfois. Des nodules sous-cutanés sont présents avec des kystes enflammés visibles sur la biopsie, à ne pas confondre avec des calcifications apparaissant après la mort du parasite (fig. 128).

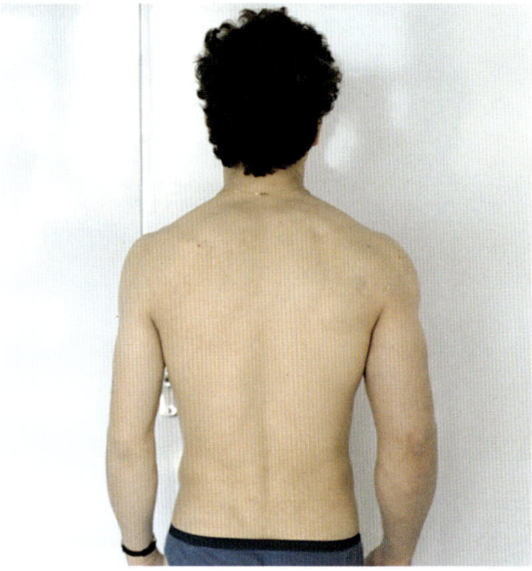

Fig. 123 - Syndrome de Klippel-Trenaunay : hypertrophie du membre supérieur droit avec lymphangiome.

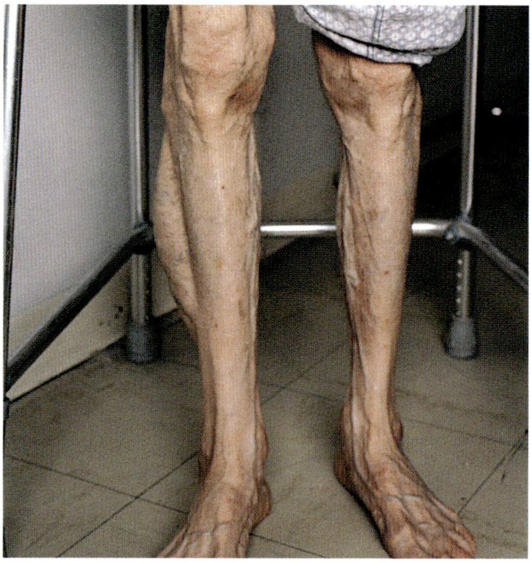

Fig. 124 - Hypertrophie du mollet droit par névrome plexiforme, maladie de Recklinghausen.

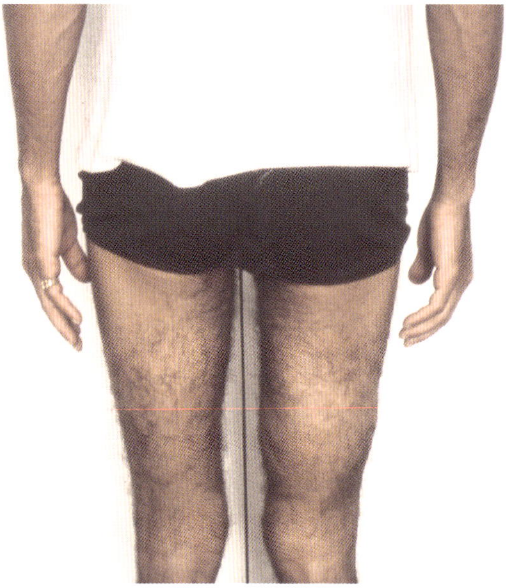

Fig. 126 - Kyste hydatique de la face postérieure de la cuisse droite.

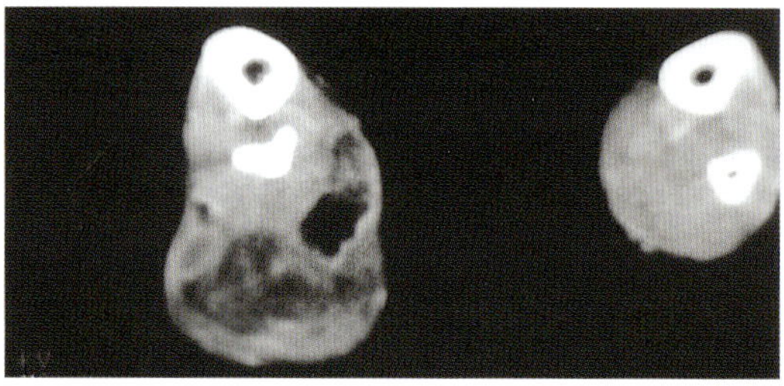

Fig. 125 - Image fenêtrée sur le scanner du mollet droit du patient précédent.

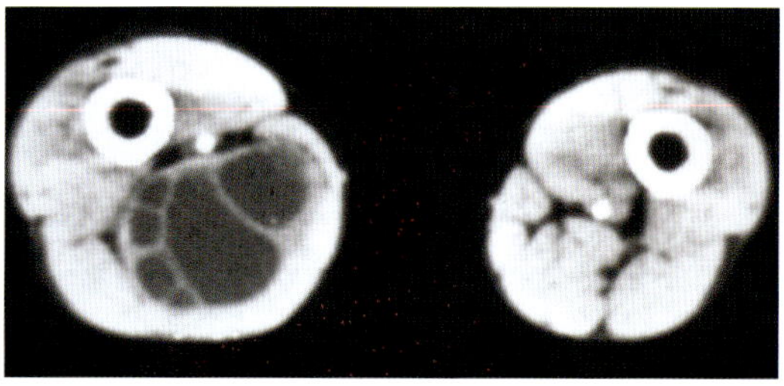

Fig. 127 - Scanner des cuisses : kyste hydatique de la cuisse droite, cloisons multiples (patient précédent).

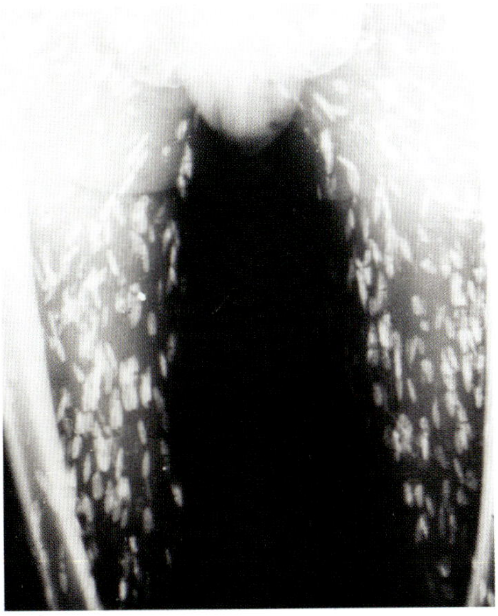

Fig. 128 - Cysticercose musculaire : muscles envahis par les parasites calcifiés.

Les hypertrophies physiologiques

Elles s'observent essentiellement chez des athlètes et des travailleurs physiques. Chez les athlètes, elles sont la conséquence de l'entraînement et surtout de certains types d'entraînements, le lancer du poids par exemple.
Cette hypertrophie se produit si le sujet effectue des efforts de contraction maximale ou presque maximale même maintenue très peu de temps.
Les entraînements de longue durée ne paraissent pas nécessaires pour l'apparition de ce phénomène. Cette augmentation de volume va de pair avec une augmentation de la force et de l'endurance musculaire. Certains muscles sont plus aptes que d'autres à s'hypertrophier. Ce sont les muscles des épaules chez les lanceurs de poids, les muscles des mollets et des jambes chez les danseurs et les cyclistes. De telles hypertrophies se rencontrent surtout dans le sexe masculin (figs. 129 et130).

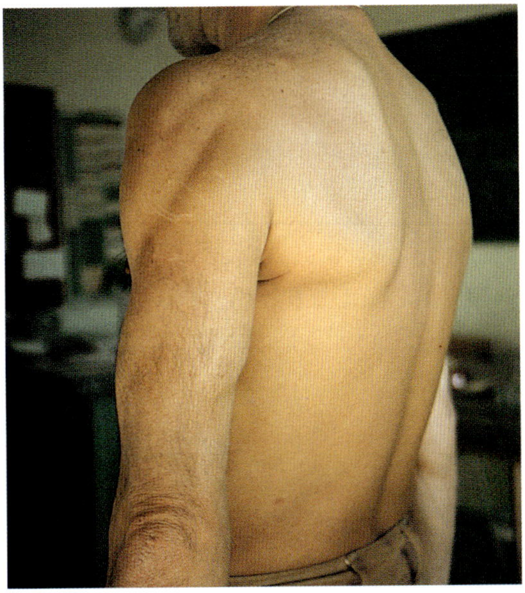

Fig. 129 - Hypertrophie musculaire vraie chez un père.

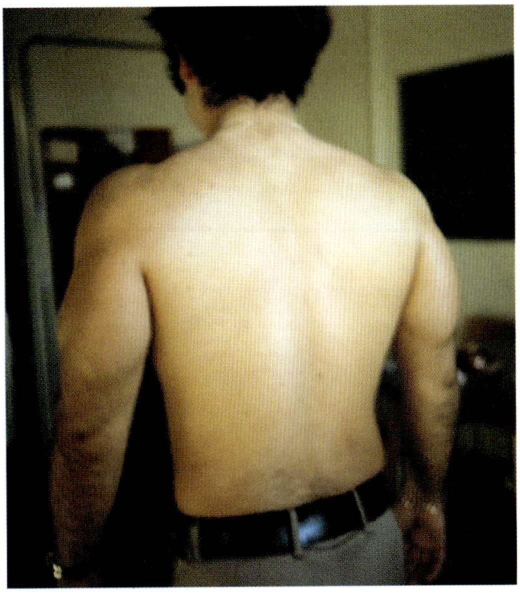

Fig. 130 - Hypertrophie musculaire vraie chez son fils.

Il s'agit d'un processus d'hypertrophie des fibres de type II et non d'une augmentation de leur nombre. L'histogramme normal chez l'homme forme une courbe en cloche de 40 à 80 microns. Dans l'hypertrophie physiologique, la courbe se déplace vers la droite.

Une augmentation du travail musculaire, surtout isométrique, peut entraîner une croissance tissulaire. Chez l'animal après ténotomie du gastrocnémien, une augmentation de 40 % du soléaire se produit en quelques jours. Elle correspond à une grande synthèse protéique ainsi que de l'ADN et l'ARN.
Les aspects histologiques sont normaux. Seuls les noyaux sous le sarcolemme ont un diamètre parfois supérieur à la normale. Le système vasculaire est bien développé dans le muscle du sujet entraîné. De même, macroscopiquement, ce muscle a une couleur rouge sombre, ses faisceaux sont saillants. Il est ferme à la palpation.
L'hypertrophie physiologique n'est cependant pas un diagnostic en soi et chez un sujet avec hypertrophie diffuse chez lequel apparaissent des signes de faiblesse musculaire, même modérée, une reprise des examens est justifiée. Elle a pu montrer dans certains cas des lésions sarcolemmiques décelées tardivement (fig. 131).

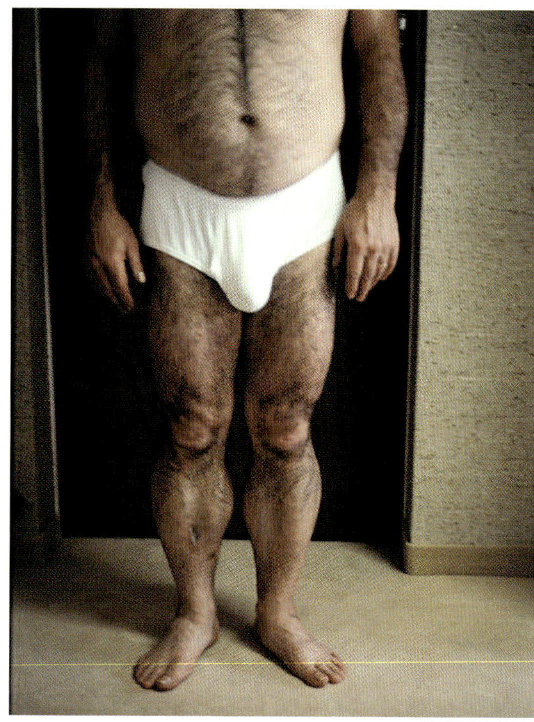

Fig. 131 - Myopathie hypertrophique secondairement reconnue comme dystrophinopathie.

Les bodybuilders constituent des hypertrophies souvent importantes, utilisant parfois des produits non dépourvus d'inconvénients, dont certains sont signalés dans le chapitre suivant, par exemple les androgènes ou des régimes particuliers. En définitive, c'est surtout l'exercice, principalement tonique qui élargit les fibres de type II qui restent polygonales et deviennent parfois énormes. On connaît également les tendances hypertrophiques physiologiques d'ailleurs peu perceptibles sauf chez l'enfant. Ainsi, chez le droitier, le membre inférieur gauche serait plus fort et légèrement plus long, tandis que l'extrémité du membre supérieur droit serait plus mince et plus long.
Des formes familiales parfois classées *hypertrophia musculorum vera* sont connues mais ce terme n'est plus guère usité.
Quant à l'hémihypertrophie faciale de Friedreich, elle correspond à un élargissement unilatéral de la face, des joues, des lèvres avec parfois dents écartées et langue amincie.

Les hypertrophies musculaires pathologiques

Hypertrophies secondaires

Hypertrophies secondaires aux maladies endocriniennes

En plus du rôle des androgènes dans la production de l'hypertrophie physiologique chez les sujets entraînés, elles s'observent d'abord au cours de l'hypothyroïdie.
Chez l'enfant, le syndrome de Debré-Kocher-Semelaigne se définit par une hypertrophie musculaire

généralisée avec aspect athlétique herculéen. L'hypertrophie prédomine parfois sur certains muscles, épaules, mollets, tronc, masséter, muscles thénar et hypothénar. Les muscles normaux au palper sont parfois durs. La force musculaire difficile à apprécier apparaît normale ou peut être accrue. Des manifestations myotoniques sont exceptionnellement présentes. Une hypothyroïdie s'associe à un retard mental important. Le traitement substitutif thyroïdien est le plus souvent capable de ramener le volume des muscles à la normale.

Chez l'adulte, *l'hypertrophie hypothyroïdienne* assez rare dans le myoœdème spontané, serait plus fréquente après traitement de l'hyperthyroïdie.
La sémiologie est polymorphe : enraidissement musculaire, lenteur du dérouillage matinal, engourdissement des doigts, courbatures permanentes et pénibles, myalgies. Des crampes apparaissent au début de l'exercice. Mais l'élément essentiel est l'aggravation *des crampes et de l'enraidissement par le froid*. La force des muscles de la ceinture pelvienne est diminuée.

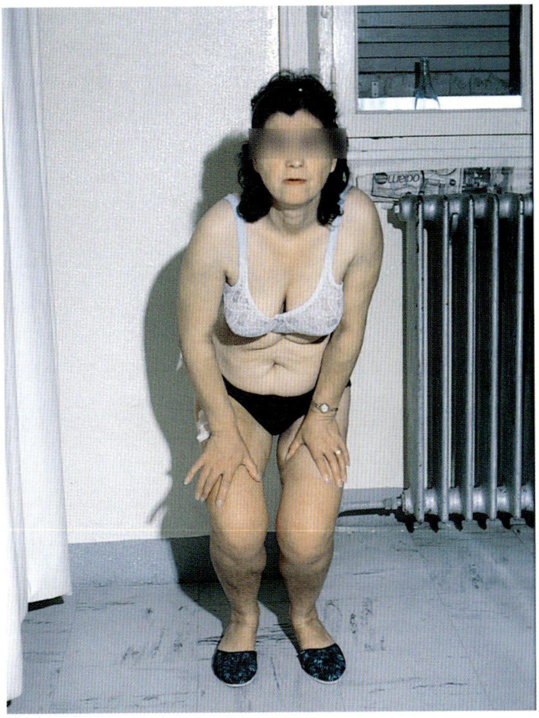

Fig. 132 - Myopathie hypothyroïdienne : hypertrophie diffuse myxœdémateuse, difficulté à se relever après accroupissement.

L'hypertrophie musculaire est habituelle (fig. 132).
L'aspect général est « pseudo-athlétique ». L'hypertrophie prédomine sur les muscles distaux : mollets, mains, avant-bras, bras. Elle s'étend également aux muscles des racines des membres inférieurs et même aux épaules. Les muscles sont durs et rigides, de résistance visqueuse à la mobilisation passive.
Des phénomènes de type myotonique représentent un autre élément caractéristique. Il ne s'agit pas d'une myotonie vraie mais d'une pseudo-myotonie, qui ne se produit que très rarement lors de la contraction volontaire, notamment à la main. En revanche, elle apparaît après stimulation mécanique ou électrique. Ainsi, la percussion déclenche des réactions très localisées notamment sur les mollets, les biceps, l'éminence thénar, la langue.
Une réponse s'observe surtout lors de la percussion du tendon d'Achille : la contraction et la décontraction sont retardées. Cette pseudo-myotonie comporte en effet non seulement une lenteur de décontraction, mais également de contraction. Par ailleurs, elle n'est pas améliorée par la répétition de l'acte. Le diagnostic se pose cependant parfois avec celui de maladie de Thomsen. Toutefois, cette forme hypertrophique peut s'observer en l'absence de tout phénomène myotonique. Inversement, il est des formes pseudo-myotoniques pures, encore dites syndrome d'Hoffman.
L'activité de la créatine-kinase est souvent augmentée. Les anomalies histologiques de type myogène sont peu spécifiques avec de fréquents signes de dénervation.
L'évolution se fait vers la régression lorsqu'un traitement substitutif est institué.

Hypertrophies secondaires d'origine nerveuse

Le syndrome de Cornelia de Lange dépend d'altérations du striatum, il comporte une hypertrophie musculaire diffuse avec aspect de « petit lutteur », une hypertrophie linguale, un retard intellectuel et des signes extrapyramidaux (athétose). Le traitement thyroïdien est sans effet.

L'hypertrophie post-névritique (fig. 133) survient principalement au mollet *au décours d'une sciatique* le plus souvent radiculaire avec un délai de quelques mois ou de quelques années. Il s'agit d'une *hypertrophie vraie* confirmée par la morphométrie et l'imagerie musculaire. Elle prédomine sur les fibres de type II ou de type I selon les cas. L'électromyogramme montre inconstamment des décharges pseudo-myotoniques. Un facteur de cette hypertrophie compensatrice est l'étirement sous l'effet des muscles de la loge antéro-externe de la jambe. Elle s'accompagnerait tout spécialement d'une augmentation des fibres de type I.

Au cours de la syringomyélie, des hypertrophies diffuses d'un membre supérieur avec augmentation du volume du biceps brachial s'observent.

Entrent également dans ce groupe les hypertrophies musculaires des formes rigides de neuromyotonie, les hypertrophies unilatérales du sterno-cléido-mastoïdien dans les torticolis spasmodiques (fig. 134) ou encore certaines hypertrophies au cours du syndrome post-polio.

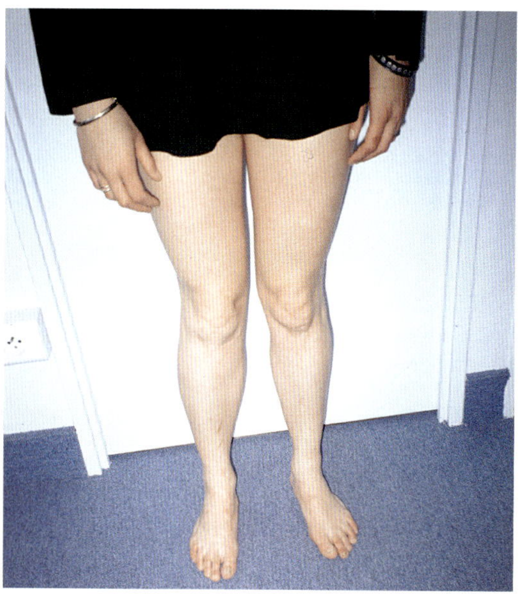

Fig. 133 - Hypertrophie post-névritique de la jambe droite après épisodes récidivants de sciatique chronicisés.

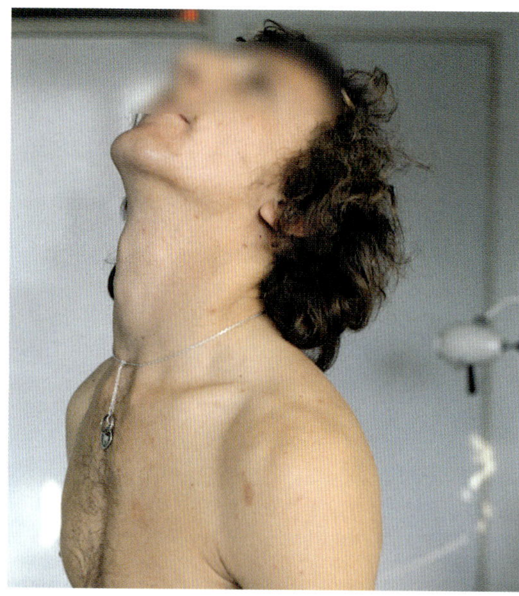

Fig. 134 - Hypertrophie du sterno-cléido-mastoïdien gauche au cours d'un torticolis spasmodique.

L'hypertrophie de l'amylose primaire

Elle accompagne les myélomes à chaînes légères et comporte selon les cas :

- une *hypertrophie généralisée* souvent associée à des nodules profonds refoulant les fibres, coexistant avec une faiblesse musculaire modérée et des polyarthralgies ;
- une *macroglossie* avec difficultés de déglutition et d'élocution ;
- un *shoulder pad syndrome* très évocateur, dû à une hypertrophie bilatérale des muscles deltoïdes (fig. 135).

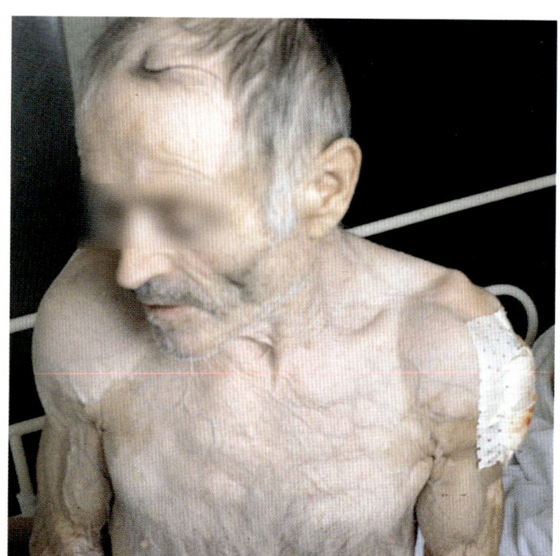

Fig. 135 - Hypertrophie deltoïdienne amyloïde (*shoulder pad syndrome*).

Hypertrophies des myotonies congénitales

Elles sont de deux types selon qu'il s'agit de la maladie de Thomsen, de transmission autosomique dominante ou de la maladie de Becker de transmission autosomique récessive. Elles sont dues à une anomalie génétique de la membrane musculaire correspondant à une canalopathie chlore comme indiqué précédemment. La myotonie est diffuse dans la maladie de Thomsen et s'améliore après la puberté. Elle débute plus tardivement dans la maladie de Becker, au cours de laquelle elle est plus sévère avec des épisodes de rigidité.

L'hypertrophie vraie de la maladie de Thomsen

Elle est fréquente, *l'aspect est athlétique*, herculéen (fig. 136). Elle porte surtout sur les quadriceps, les muscles des mollets, s'étend également à ceux de la nuque, aux deltoïdes, aux biceps et aux muscles des avant-bras. L'hypertrophie musculaire persiste toute la vie alors que la myotonie diminue. La biopsie musculaire est normale. Seul le diamètre des fibres de type II est parfois augmenté.

L'hypertrophie de la maladie de Becker

L'hypertrophie de la maladie de Becker est beaucoup plus marquée.
Les muscles sont fermes, mal relâchés avec une limitation de l'extension des muscles distaux. L'hypertrophie s'étend aux muscles cervicaux et masticateurs (fig. 137).

Cette forme diffère de la précédente pour deux raisons.

- Une *faiblesse musculaire*, de siège proximal, corrigée par l'exercice est présente dans 50 % des cas. Parfois elle s'accompagne d'aréflexie.
- Une *atrophie distale* des membres supérieurs est également présente parfois, rendant le diagnostic difficile avec la maladie de Steinert, particulièrement quand l'atrophie porte sur les avant-bras et même les sterno-cléido-mastoïdiens.

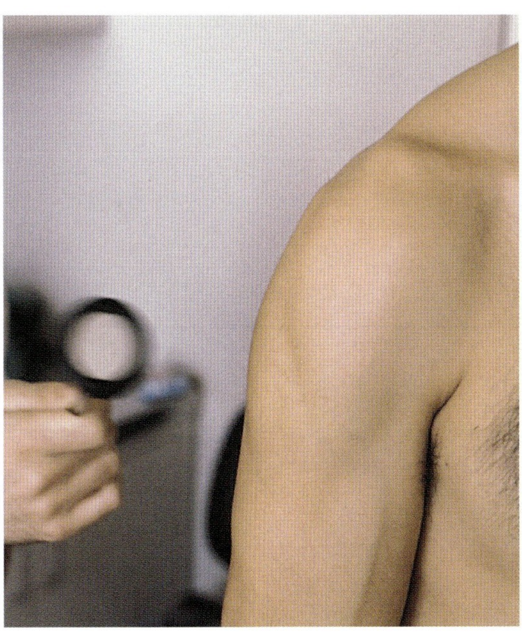

Fig. 136 - Hypertrophie au cours de la maladie de Thomsen : myotonie de percussion du deltoïde droit.

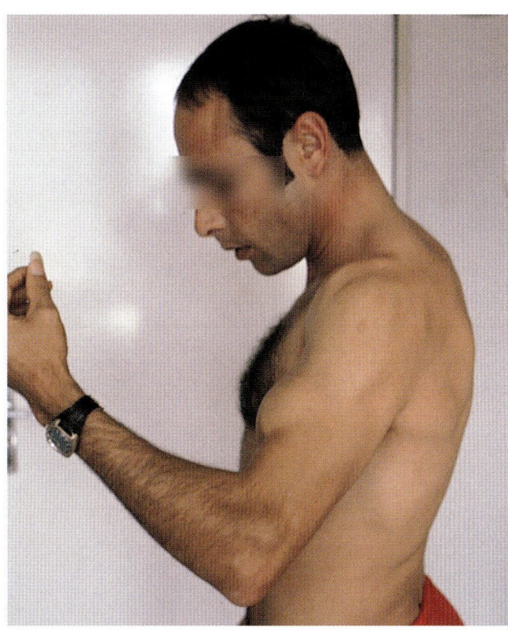

Fig. 137 - Hypertrophie prédominant sur les membres supérieurs dans la myotonie récessive de Becker : atrophie distale des membres supérieurs.

Une hypertrophie rare, le syndrome de Schwartz-Jampel ou chondrodystrophie myotonique

De transmission autosomique récessive, dépendant d'une anomalie du chromosome 1p34-p36, elle apparaît dans la petite enfance et est d'emblée caractéristique.
L'hypertrophie musculaire est diffuse donnant un *aspect herculéen* à l'enfant. Les muscles sont durs, tendus, enraidis et fermes, limitant l'ampleur du mouvement. La marche est laborieuse, le sujet étant penché en avant, les genoux et les coudes fléchis. La myotonie est associée à une pseudo-myotonie sur l'électromyogramme. La biopsie musculaire ne montre que des anomalies peu spécifiques.

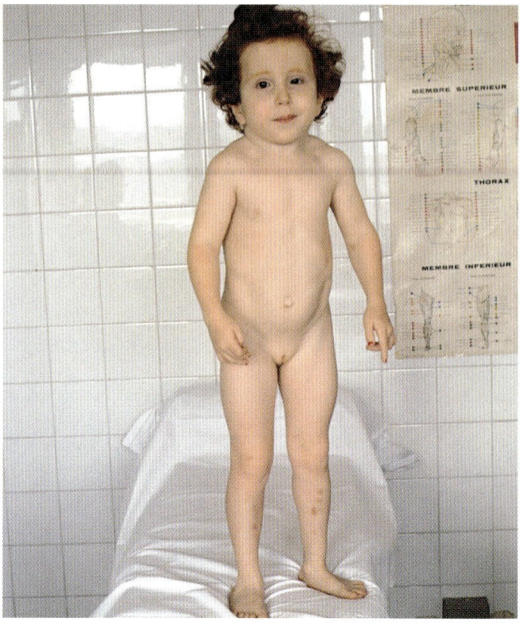

Fig. 138 - Syndrome de Schwartz-Jampel : implantation basse des oreilles, micrognathie, malformations diverses.

Des *malformations multiples* permettent le diagnostic : blépharospasme, blépharophimosis et ptôsis rétrécissant la fente palpébrale, front bas, implantation basse des oreilles, lèvres pincées, menton fuyant, microcéphalie, voûte ogivale, retard statural, anomalies coxales entre autres, parfois hyperthermie maligne (fig. 138).

Deux groupes diffèrent selon la prédominance myotonique ou chondrodystrophique. Les mutations portent sur le gène HSPG2. La protéine est le perlecan, un protéoglycane présent dans la membrane basale est la matrice extracellulaire facteur de croissance des fibroblastes.
Un type II est dit syndrome de Stuve-Wiedemann (chr 5p13 LIFR).

Une autre myopathie hypertrophique

Une autre myopathie hypertrophique est due à un *déficit en myostatine* (171) (facteur 8 de croissance musculaire). L'hypertrophie est importante apparaissant dans l'enfance avec une augmentation de force inhabituelle (un patient étant capable dans les premières années de sa vie de soulever des poids de plusieurs kilos).
La mutation porte sur le gène de la myostatine (chromosome 2q32). La maladie est de transmission autosomique récessive.

Une mutation du gène de la myotiline (170)

Une mutation du gène de la myotiline est à l'origine d'une hypertrophie généralisée, de transmission autosomique dominante, associant un aspect herculéen à une faiblesse distale (Ser55 Phe).

Un syndrome d'hypertrophie musculaire par mutation «4 $^{1/2}$»

Un syndrome d'hypertrophie musculaire est dû à une mutation de FHL1 (*Four and Half Limb Domain 1*). Il est dénommé XMPMA (*X linked Myopathy with Postural Muscle Atrophy*), lié à Xq 26.28 (comportant le gène FHL1 qui encode la protéine FH 4 $^{1/2}$ du domaine LIM). La mutation de FHL1 entraîne myopathies à corps réducteurs, syndrome scapulo-péronier lié à l'X, contractures, *Rigid Spid Syndrom* (179), cardio-myopathies, myopathies hypertrophiques avec aspect athlétique (172, 173). Le phénotype évoque parfois une myopathie d' Emery-Dreifuss.

Les hypertrophies musculaires localisées

Pseudo-hypertrophie ou hypertrophie des mollets

Ce dilemme (169) se pose surtout au cours des *dystrophinopathies*. L'hypertrophie musculaire vraie du début (ce que confirme le scanner X) avec muscles fermes à la palpation est peu à peu remplacée par une involution fibreuse à l'origine d'une pseudo-hypertrophie. Celle-ci est susceptible de s'étendre aux muscles fessiers, vastes externes, deltoïdes et sus-scapulaires.

L'hypertrophie des masséters s'observe dans diverses circonstances

Une hypertrophie unilatérale avec éosinophilie d'origine inconnue (fig. 139) est proche d'une maladie canine du dogue allemand.

La *myopathie brachiale* masséterine de Mancall avec augmentation de nombre et diminution de taille des fibres de type I est parfois favorisée par des anomalies de la mastication. Une activité tonique permanente est enregistrée sur l'électromyogramme. L'hypertrophie masticatrice surtout du masséter (fig. 140) s'observe au cours de certaines *hyperthermies malignes*.

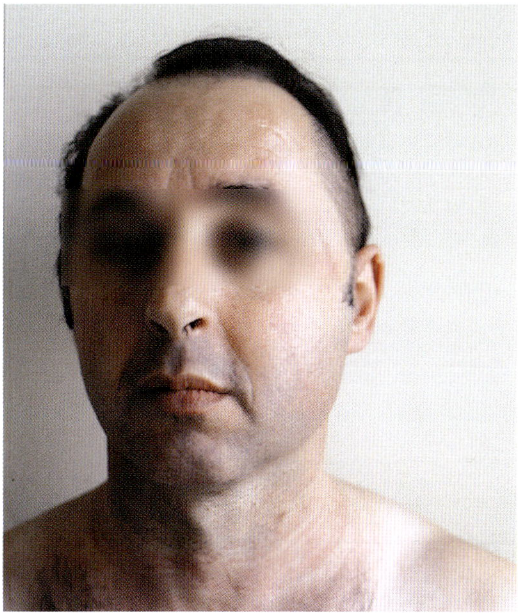

Fig. 139 - Polymyosite à éosinophiles des muscles masticateurs du côté gauche.

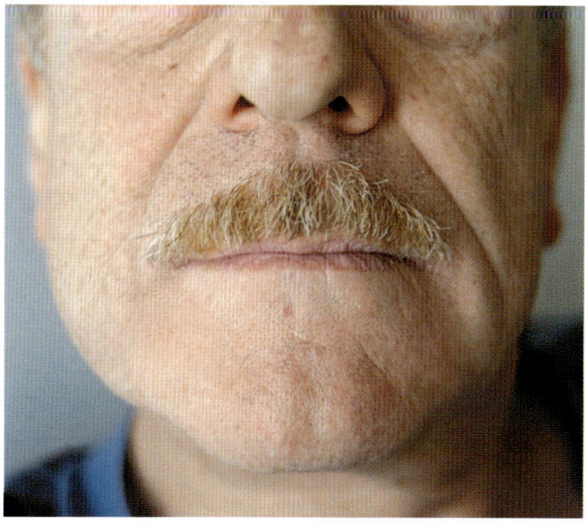

Fig. 140 - Hypertrophie du masséter droit au cours d'une hyperthermie maligne.

Le biceps brachial est parfois le siège de « boules musculaires »

À valeur sémiologique, en particulier au cours des *dysferlinopathies*, elles sont à différencier des ruptures musculaires ou de certaines métastases.

Enfin sont à signaler :

L'hypertrophie de certains muscles oculomoteurs visibles par imagerie au cours des myosites orbitaires.

L'hypertrophie d'un ou des deux muscles pédieux est en faveur d'un processus myopathique. ■

Points importants à retenir

- L'hypertrophie musculaire est à séparer des fausses hypertrophies (lipodystrophie, phacomatose).
- Certaines hypertrophies sont physiologiques. Elles portent sur les fibres de type II.
- D'autres sont secondaires à des maladies endocriniennes (hypothyroïdie), nerveuses (hypertrophie post-névritique après épisodes répétés de sciatique, syringomyélie), à une amylose primaire (avec macroglossie et shoulder pad syndrome), à des myélomes à chaîne légère.
- Les myotonies congénitales (canalopathies chlore) s'accompagnent d'hypertrophies vraies dans la maladie de Thomsen et aussi dans la forme de Becker où elles sont plus marquées. Le syndrome de Schwartz-Jampel associe des malformations multiples.
- Les hypertrophies musculaires localisées portent sur les mollets (pseudo-hypertrophie de la maladie de Duchenne et de certaines myopathies) ou encore sur le masséter dans plusieurs circonstances.

Références bibliographiques

169. Cros D, Harnden P, Pellissier JF, *et al.* (1989) Muscle hypertrophy in Duchenne muscular dystrophy. A pathological and morphometric study. J Neurol 236: 43-7

170. Gamez J, Armstrong J, Shatunov A, *et al.* (2009) Generalized muscle pseudohypertrophy associated with the myotilin ser55 Phe mutations : a novel myotilinpathy phenotype ? J Neurol Sci 277: 167-71

171. Schnelke M, Wagner KR, Stolz LE, *et al.* (2004) Myostatine mutation associated with gross muscle hypertrophy in a child. New England J Med 350: 2682-8

172. Windpassinger C, Schoser B, Straub V, *et al.* (2008) An X linked myopathy with postural muscle atrophy and generalized hypertrophy, termed XMPMA, is caused by mutation in FHL1. Am J Human Gene 82: 88-99

173. Knoblanch H, Gir C, Adams S *et al.* (2010) Contractures and hypertrophic cardiomyopathy in a novel FHL1 mutation. Ann Neurol 67:136-40

Chapitre 11

Le muscle sénescent

Chapitre 11

Le muscle sénescent

- La plasticité musculaire, potentiel de régénération
- La formation du muscle : myoblaste et cellule satellite
- La régulation de la masse musculaire, un équilibre parfois fragile
- Le développement du muscle
- La régénération au cours des dystrophies musculaires
- La sénescence musculaire proprement dite

Le muscle sénescent

On a pu dire que le muscle, comme d'autres tissus et notamment comme le système nerveux, *commençait à vieillir dès la naissance*. Ce chapitre décrit donc les diverses étapes de la vie du muscle depuis sa naissance jusqu'à sa mort en passant par la croissance, le déclin – et les maladies musculaires propres au sujet âgé. Un autre élément essentiel est la plasticité musculaire qui va jouer un rôle à toutes les étapes de la vie du muscle.

La plasticité musculaire, potentiel de régénération

Le tissu musculaire était naguère – au même titre que le tissu nerveux – considéré comme « post-mitotique », c'est-à-dire incapable de se reproduire une fois formé. En fait, il n'en est rien et sa *plasticité est désormais certaine*, assurant la possibilité de sa régénérescence et de sa reconstruction grâce à l'intervention de facteurs génétiques complexes de croissance musculaire. Cette possibilité régénérative apparaît lorsqu'on suit les étapes de la vie du muscle et aussi permet de comprendre comment ce dernier réagit à toutes les agressions, au sens le plus large, dont il peut être l'objet, depuis le simple exercice jusqu'à des facteurs variés, génétiques ou acquis, pouvant avoir une incidence sur sa puissance et sa morphologie.

Le muscle apparaît ainsi comme un organe parfait ou presque parfait qui doit l'harmonie et l'efficience de son fonctionnement à la fois à l'extrême précision de son organisation morpho-fonctionnelle (disposition des myofilaments ou sarcomères entre deux stries Z, mitochondries fournisseurs d'énergie, connaissance plus récente du réseau complexe des protéines sarcoplasmiques) et à la coordination qu'exerce le système nerveux sur la vie de relation pour aboutir à une contraction musculaire coordonnée et adaptée. Mais surtout la plasticité elle-même, qui entre en jeu lors de la régénération, est due aux cellules satellites, normalement quiescentes dans la membrane basale.

La formation du muscle : myoblaste et cellule satellite

Lors du processus de myogenèse qui marque la naissance du muscle, *c'est à partir du mésoderme que* sous l'influence de gènes divers (MyoD, Myf5) *les myoblastes prolifèrent*, se fusionnent en myotubes tandis que les axones créent une jonction neuromusculaire.

L'hyperpolarisation des potentiels de membrane des myoblastes est la première étape, due à l'activation du canal potassium rectifié Kir2.1 favorisant l'influx de calcium et précédant l'expression de myogénine et de Mf2, facteurs cruciaux de différentiation des myoblastes.

Au voisinage de cette jonction, certains myoblastes qui ne fusionnent pas vont principalement donner des *cellules satellites*, mononucléées, plaquées à la surface des fibres sous la membrane basale, et plus nombreuses dans les muscles à contraction lente. En cas d'altération du muscle, les *cellules satellites sont à la base de la régénération et se transforment en myocytes.*

La régulation de la masse musculaire, un équilibre parfois fragile

La régulation de la masse musculaire est le fait d'un *équilibre entre synthèse et dégradation des protéines musculaires.* Les facteurs intervenant sont d'une part l'IGF (*Insuline Growth Factor*) anabolisant, d'autre part la myostatine, contrepartie catabolique ciblant une voie de signalisation.
Le blocage par anticorps de la myostatine réduit certaines amyotrophies chez l'animal et cette inhibition entraîne une croissance musculaire excessive indépendante des cellules satellites.
Ces variations du statut énergétique des muscles seraient contrôlées par deux systèmes enzymatiques complexes (AMPK et Sirtrine 1).

Le rôle des cellules satellites dans la régénération musculaire post-nécrotique *pourrait devenir néfaste dans certaines circonstances* pouvant favoriser le développement d'une tumeur musculaire notamment d'un *rhabdomyosarcome* lorsque se produit une surexpression de facteurs de transcription MyoD et Myf5 et en cas de mutations des facteurs de régulation cellulaire perturbant l'équilibre de la biogenèse et favorisant la survenue de tumeurs musculaires.
D'autres cellules souche pluripotentes pourraient participer à la régénération sous l'influence de facteurs de transcription.

Le développement du muscle

La croissance du muscle se fait par une augmentation de diamètre et de longueur.
L'augmentation du corps musculaire est de l'ordre de 20 fois pendant l'enfance et la puberté. La croissance axiale est importante sous l'effet de l'hormone de croissance, de l'insuline et de facteurs locaux. De plus, les cellules satellites – qui chez l'adulte ne représentent que 2 à 3 % des noyaux – dépassent 10 % d'entre eux chez les enfants, augmentant notablement le potentiel de régénération musculaire.
La force contractile augmente pendant le développement, en deux périodes, la première jusqu'à la puberté. Ensuite, elle doublerait sous l'influence de la testostérone et des stéroïdes.

La force musculaire maximale est atteinte entre 20 et 30 ans. On admet qu'un homme de 25 ans peut atteindre en quelques secondes 650 W sur la bicyclette ergométrique et maintenir une puissance de 400 W pendant une minute avec une capacité vitale maximale (VO2 max) de 3,3 litres d'oxygène par minute. Par comparaison, le rendement d'une marche rapide chez un adulte est de 50 W d'énergie et de 0,8 litre d'oxygène consommé par minute. L'augmentation du rendement musculaire fonction de la régénérescence dépend du type d'exercice.

Le jeu des fibres musculaires lentes et rapides

Les sportifs d'endurance entraînés ont surtout développé les fibres de type I, fibres riches en enzymes oxydatives, en myoglobine et en mitochondries, de contraction lente et essentiellement toniques, résistantes à la fatigue.
Au contraire, *les sprinteurs* développent surtout des fibres de type II à contraction phasique rapide, riches en oxygène que métabolise la phosphorylase, fibres blanches peu colorées par les enzymes de la voie oxydative, de contraction rapide et essentiellement phasique. La vitesse de contraction d'une myofibrille dépend de l'activité en ATPase de sa myosine (permettant une distinction histoenzymologique entre les fibres selon leur activité ATPasique). L'ATP est grand fournisseur d'énergie pour la contraction musculaire et doit être en permanence régénérée à partir de l'ADP par la créatine-kinase et surtout par la phosphorylation oxydative d'origine mitochondriale.

Les mitochondries musculaires

Les mitochondries jouent en effet un rôle bien établi dans le fonctionnement du muscle et les nombreuses anomalies génétiques susceptibles de les atteindre sont à l'origine de dysfonctions. On doit également tenir compte dans l'activité musculaire de l'apport suffisant d'oxygène assuré par le système cardiovasculaire qui, s'il est insuffisant, se manifeste par une dyspnée à l'exercice, fonction d'une insuffisance de ventilation respiratoire.

La régénération au cours des dystrophies musculaires

L'éventualité la mieux connue de régénération musculaire s'observe au cours des dystrophies musculaires génétiques qui sont le siège d'une nécrose, génétiquement dépendante aboutissant à la destruction de la fibre musculaire. La nécrose est immédiatement suivie par des processus de régénération : pénétration de macrophages dans les deux premiers jours éliminant les débris musculaires nécrosés, ce qui va permettre une régénération efficace, issue dans le sang à travers le sarcolemme détruit de myoglobine et de créatine-kinase.
Les seuls éléments persistant de la fibre musculaire lésée sont les cellules satellites qui se différencient sous l'influence des facteurs de transcription musculaire MyoD et Myf5. Les cellules satellites devenues actives se détachent de la membrane basale et prolifèrent, donnant des myoblastes en régénération caractérisés par un cytoplasme basophile, un gros noyau vésiculaire avec un nucléole et entourés d'une nouvelle membrane basale. Ils augmentent de taille et fusionnent en myotubes riches en ARN ce qui explique leur basophilie. Les fibres musculaires nouvelles sont obtenues en deux à trois semaines et sont caractérisées par des centralisations nucléaires témoins de la *régénération.*
Le *déclenchement de celles-ci, réactivant les cellules satellites quiescentes, est le fait de facteurs de croissance* : surtout facteurs de croissance hépatocytaire dont le récepteur C-met est exprimé dans les cellules quiescentes qu'ils activent. Un facteur de transcription, Pax7, orienterait les cellules satellites sur la différentiation myogénique.
Pour les myopathies, la régénération génétiquement déterminée s'adresse d'abord aux muscles les plus atrophiés. Elle se reproduit par cycles au début, compensant la dégénérescence. Par la suite, la compensation se réduit et la dégénérescence augmente. Dans un dernier temps, la régénération s'épuise, les fibres musculaires sont remplacées par un tissu fibro-adipeux, l'amyotrophie et la perte de force musculaire sont devenues irréversibles.

Dans le cas particulier des dystrophinopathies et de la myopathie de Duchenne, les lésions de nécrose surviennent vers 4-5 ans, associées à un grand nombre de cellules satellites et de fibres basophiles témoignant de la régénération et à la constitution de fibroadipose. Cette dernière devient de plus en plus importante alors que la régénération s'épuise.
La thérapeutique physique est d'application différente sur un muscle pathologique ou sur un muscle sain. Dans le premier cas, la rééducation vise au maintien d'une certaine force musculaire accompagnée de la prévention des déformations, de l'œdème, et des contractures, cela par exercices, étirement, attelles ; tous ces moyens devant être prudents et non excessifs, ce qui aurait l'effet contraire de nécrose tissulaire. Le rôle néfaste et rapide de l'immobilité est évidemment à éviter dans la mesure du possible.
Pour le muscle sain, l'exercice doit contribuer au développement des fibres de type II autrement dit de l'endurance et aussi des fibres rapides de type I. Pour le muscle âgé supposé sain, il apparaît qu'un gain de force à l'exercice contrarié peut réduire la sarcopénie, l'exemple simple de la marche étant susceptible de mettre en jeu quelques cellules satellites.
Dans tous les cas, la stimulation électrique doit être considérée comme pouvant être dangereuse, toute stimulation excessive risquant de créer des lésions musculaires.

La régénération dépassée. La reconstitution du muscle apparaît comme étant un phénomène de base. Dans diverses circonstances, les processus habituels de régénération sont en général dépassés et sont parfois seulement compensés par l'éradication de la cause. Ainsi, les conditions climatiques et l'environnement thermique ne doivent pas dépasser les conditions physiologiques chez l'homme, homéotherme à 37 °C.

Une exposition prolongée à un froid excessif peut être à l'origine d'une myoglobinurie par atteinte rénale tandis qu'une *exposition à la grande chaleur* entraîne des syndromes d'effort chez des sujets non entraînés ou chez des marathoniens ; la manifestation la plus spectaculaire étant l'hyperthermie maligne d'effort, s'accompagnant de rigidité musculaire et de signes neurologiques sévères, le plus souvent transitoires.

Diverses rhabdomyolyses avec myoglobinurie importante sont également en relation avec un *traumatisme musculaire* (syndromes d'écrasement, compression musculaire lors d'anesthésie, de coma, d'intoxication alcoolique aiguë, d'overdose), une régénération peut se produire dont la rapidité est fonction du jeune âge de certains sujets.

Les *hypocholesterolémiants* ont des effets myotoxiques en principe réversibles spontanément avec l'arrêt du traitement comme bien d'autres accidents musculaires médicamenteux. Les accidents liés au dopage ont parfois des effets graves. Les androgènes ont un effet anabolisant sur la masse musculaire pouvant améliorer la force et l'endurance mais exposant à des accidents. L'hormone de croissance augmente la masse musculaire mais son utilisation est secondairement suivie d'amyotrophie. Les effets immédiats des corticoïdes entraînent un excès de myostatine inhibant l'IGF à l'origine d'une atrophie secondaire.

La créatine n'a qu'un effet transitoire. La créatine est normalement phosphorylée en créatine phosphate (ou phosphagène) par la créatine-kinase, prenant un acide phosphorique de l'ATP. Cela crée une réserve d'énergie. En cas de besoin, une réaction inverse restitue l'ATP qui devient disponible pour la contraction. La consommation de créatine est très répandue chez les sportifs, notamment les cyclistes. Elle est parfois également suggérée dans la sénescence. Toutefois, les bénéfices de son utilisation ne s'observeraient que pour des durées de quelques secondes comme un sprint court mais sans effet pour la vitesse maximale. Les effets secondaires seraient surtout cancérigènes lors de prises prolongées.

Le salbutamol, agoniste des récepteurs bêtadrénergiques, surtout b2 bronchiques et vasculaires, risque de créer un tremblement, une sudation, une tachycardie.

L'érythropoïétine (EPO) qui défraie souvent la chronique améliore en effet l'oxygénation des muscles et augmente l'endurance mais entraîne des inconvénients importants (carence en fer, hypokaliémie, thromboses vasculaires), parfois mortels. Les amphétamines ont un effet stimulant psychique, l'ecstasy prévient la fatigue mais est suivie d'un épuisement musculaire et parfois de décès. Des atteintes musculaires fonctionnelles ou organiques sont également la conséquence d'endocrinopathies bien connues (hyper- ou hypothyroïdie, hypopituitarisme, hypo- ou hyperparathyroïdie) corrigées surtout par le traitement étiologique. Dans tous ces exemples d'altération musculaire secondaire, il apparaît que l'arrêt de la cause est le facteur nécessaire à l'intervention des cellules satellites sur la reconstruction du muscle.

La sénescence musculaire proprement dite

Le déclin musculaire

Le déclin musculaire est une étape habituelle bien que variable selon les sujets, fonction d'une *sarcopénie* quasi physiologique, cette diminution de la masse musculaire se traduisant par une amyotrophie globale par altération du nombre et du volume des fibres. Entre l'âge de 25 ans et celui de 80 ans, la masse musculaire squelettique diminue de 40 %, portant électivement sur les muscles posturaux des membres inférieurs et des extrémités des membres supérieurs. *La diminution porte surtout sur les fibres de type II* et une biopsie musculaire montre chez un sujet âgé une atrophie de

type II. Les cellules satellites diminuent en nombre avec l'âge. Leur suractivité peut aboutir à un épuisement ce qui les rend insuffisantes aux processus de régénération d'autant que d'autres altérations s'associent : raréfaction des unités motrices, déficit des enzymes de la chaîne mitochondriale (à l'origine de myopathies proximales chez le sujet âgé) ou myosites à inclusions propres au sujet âgé ou encore fréquence de myalgies séniles (182).
De plus, des facteurs multiples s'ajoutent dans la production de la sénescence musculaire : apoptose, radicaux libres, diminution des capillaires, autophagie, expression génique altérée, *insuffisance de télomérases d'origine ovarienne ou testiculaire*, facteurs associés de dénervation.

Les maladies musculaires fréquentes avec l'âge

Des symptômes et des signes musculaires augmentent manifestement avec l'âge.
Les *myalgies* sont fréquentes, il s'agit surtout de sensations diffuses profondes à caractère désagréable. Leur origine est complexe : hypoxie par réduction du flux sanguin, augmentation de la lactacidémie, rétractions musculaires consécutives à l'immobilisation, avitaminose E. La physiothérapie est nécessaire chez les sujets à mobilité réduite.
Les *crampes*, précédemment analysées ont une fréquence augmentée avec l'âge, en particulier les crampes essentielles à prédominance nocturne.
Un déficit proximal (183) est parfois observé.
Trois maladies sont le propre du sujet âgé :

- certaines myopathies mitochondriales à début tardif ;
- la myopathie oculo-pharyngée ;
- la myosite à inclusions.

Les atteintes mitochondriales musculaires

Les atteintes mitochondriales musculaires sont habituelles dans la sénescence et sont souvent considérées comme physiologiques. Parfois elles deviennent pathologiques et réalisent une réelle myopathie proximale (fig. 141).

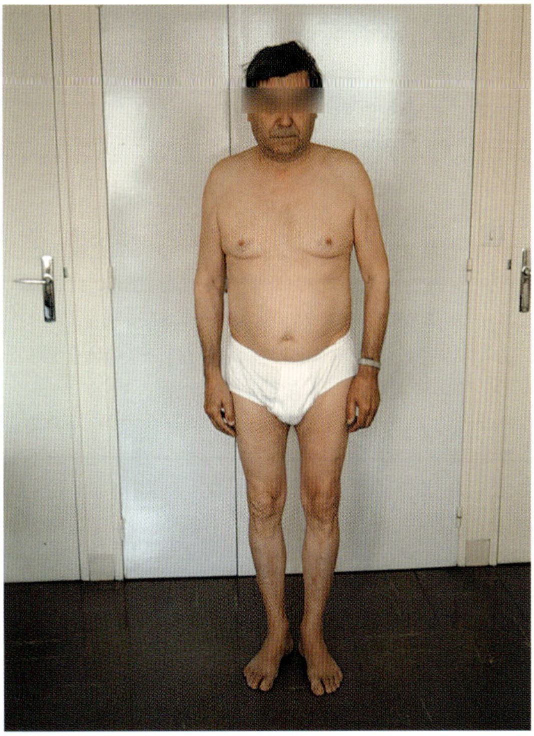

Fig. 141 - Myopathies mitochondriales à début tardif, déficit et amyotrophie proximale après 55 ans, déficit en complexe IV de la chaîne respiratoire mitochondriale.

L'augmentation exponentielle du nombre des délétions étendues de l'ADN mitochondrial chez le sujet âgé est bien établie. Les RRF (*ragged red fibers*) augmentent avec l'âge chez les témoins. Des myopathies mitochondriales à début tardif sont fréquentes évoquant un « vieillissement accéléré » et laissant à penser que des sujets âgés peuvent dépasser le seuil de normalité en développant une faiblesse musculaire liée à un nombre élevé de délétions de l'ADN mitochondrial. Un processus analogue pourrait expliquer la fréquence des délétions de l'ADN mitochondrial et des RRF au cours de la myosite à inclusions.

La participation des mitochondries aux processus de vieillissement est certaine. L'activité de la chaîne respiratoire décline lors de la sénescence. Les fibres musculaires colorées par la COX se raréfient. Des délétions ou des mutations de

l'ADN mitochondrial apparaissent avec l'âge, selon certains dès l'enfance. Cette notion a un double intérêt, d'une part celui d'indiquer des modifications liées à l'âge, d'autre part de tenir compte de ces altérations dans l'interprétation de telles anomalies au cours de certaines affections musculaires du sujet âgé.
Il est vraisemblable que l'origine de l'altération mitochondriale provienne des radicaux libres et des phénomènes de peroxydation qui léseraient l'ADN mitochondrial ; l'activité des enzymes antioxydantes comme la superoxyde dismutase ou la catalase diminuerait avec l'âge.
Ainsi, lors de la sénescence, s'accumulent des altérations progressives de l'ADN mitochondrial diminuant les capacités de phosphorylation oxydative. L'extrême sensibilité de l'ADN mitochondrial aux anions superoxydes et aux radicaux oxygènes s'explique par son siège sur la membrane interne de la mitochondrie qui est la source des radicaux oxygènes. De plus, l'ADN mitochondrial est particulièrement fragile en raison de son faible pouvoir de réparation et de l'absence d'histones.

La myopathie oculo-pharyngée (184)

Elle est le prototype des maladies musculaires tardives. Cette électivité pour un âge avancé est *inhabituelle pour une affection héréditaire*.
Sa connaissance est importante car elle doit être différenciée de la myasthénie et des *myopathies oculaires mitochondriales*.
La transmission est de type autosomique dominant avec une pénétrance complète. L'anomalie génique est localisée sur le chromosome 14 (14q1.1 – 2q13).

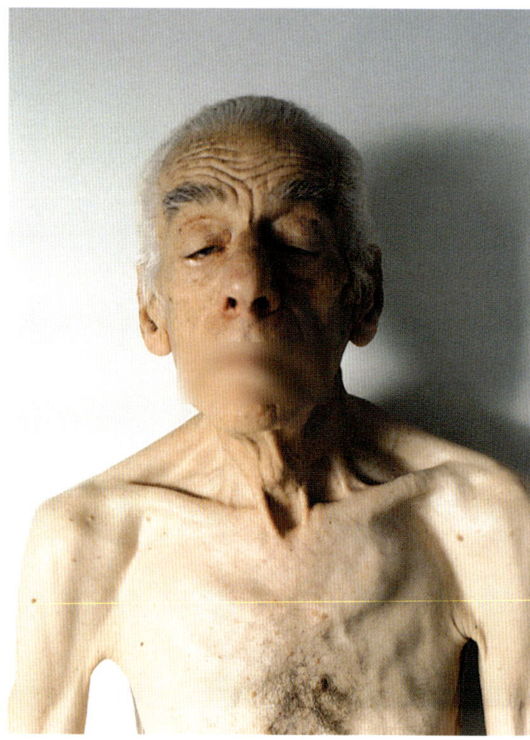

Fig. 142 - Myopathie oculo-pharyngée chez un sujet âgé : ptôsis, ophtalmoplégie, trouble de la déglutition.

Les critères de diagnostic (fig. 142) :
- l'âge de survenue est tardif, après 50 ans, habituellement 60 à 80 ans, le plus souvent dans le sexe féminin ;
- la sémiologie comporte essentiellement un ptôsis et une dysphagie ;
- le *ptôsis* est bilatéral, souvent asymétrique, s'aggravant progressivement, aboutissant parfois à une occlusion palpébrale totale, plus ou moins compensée par une attitude en extension de la tête. Cet aspect, surtout s'il est associé à une *dysphagie*, peut évoquer une myasthénie. Cependant l'absence de diplopie, le caractère permanent du ptôsis, l'insensibilité aux anticholinestérasiques sont des éléments importants de différenciation.

Une dysphagie est constante, tantôt modérée, tantôt sévère, nécessitant une sonde gastrique. Une dysphonie est plus rare.
Le taux de créatine-kinase sérique est souvent élevé. L'électromyogramme est de type myopathique.
La biopsie musculaire comporte trois types d'anomalies :
- des altérations myopathiques faites de variation de taille de fibres, de centralisations nucléaires, d'involution fibroadipeuse. La nécrose musculaire est rare ;
- des *vacuoles bordées* par un matériel basophile, fréquentes dans les fibres atrophiques qui sont de type 1. Le rouge Congo montre des inclusions amyloïdes analogues à celles des myosites à inclusions ou des autres maladies musculaires à vacuoles bordées ;

- des *inclusions intranucléaires*, visibles en microscopie électronique (fig. 143), faites de filaments tubulaires de 8 nanomètres de diamètre. Ces inclusions intranucléaires sont le marqueur de la maladie (et diffèrent fondamentalement des inclusions intracytoplasmiques de 18 nanomètres des myosites à inclusions).

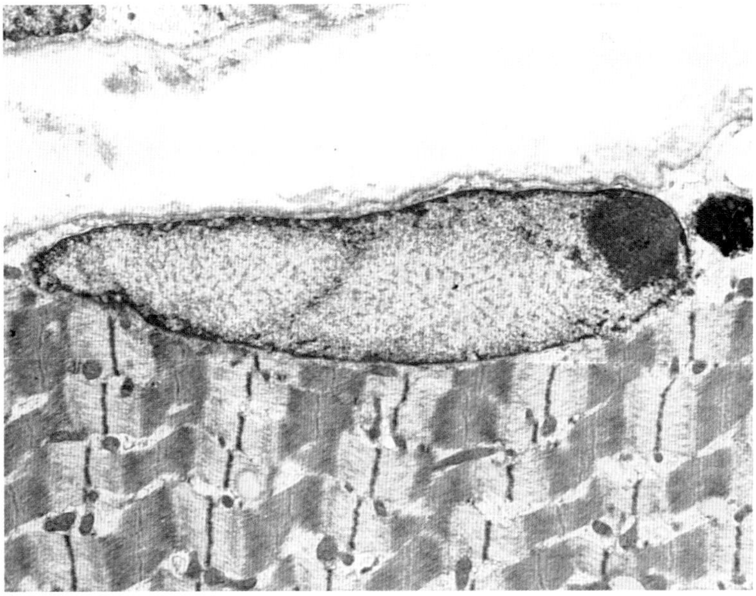

Photo : © Pr J-F Pellissier

Fig. 143 - Inclusions spécifiques dans un noyau chez le patient précédent.

Les principaux caractères sont résumés dans le tableau XXXVI.

Tableau XXXVI - La myopathie oculo-pharyngée

Survenue tardive, surtout chez la femme, transmission autosomique dominante
Ptôsis asymétrique évoluant vers l'occlusion palpébrale, sans diplopie

Dysphagie parfois importante

Biopsie musculaire caractéristique avec inclusions intranucléaires de 8 nanomètres de diamètre

À différencier de :
- la myasthénie
- la myopathie oculaire mitochondriale

Accessoirement, la biopsie musculaire peut montrer des anomalies mitochondriales simplement liées au vieillissement et n'ayant aucunement la signification d'une myopathie oculaire mitochondriale dont elles diffèrent par l'âge tardif de survenue, par une hérédité autosomique dominante, par l'importance des troubles de la déglutition, contrastant avec le caractère modéré de l'ophtalmoplégie, l'absence de lésion du système nerveux central, l'absence d'anomalie de l'ADN mitochondrial et surtout les inclusions tubulofilamenteuses intranucléaires.
Ces inclusions intranucléaires sont des macromolécules de phénylalanine qui a un rôle essentiel dans le passage et le retour de l'ARN messager à travers la membrane nucléaire. La maladie est due à de courtes expansions de triplets (GCG) dans le gène situé sur le chromosome 14 codant pour cette protéine (*PolyA Binding protein 1*) dont le domaine terminal est anormalement prolongé (175). Une forme oculo-pharyngo-distale est liée au chromosome 10q22. Des essais d'autogreffe de myoblaste ont été entrepris.

La myosite à inclusions à forme sporadique

La myosite à inclusions sporadique est sans doute la maladie musculaire la plus fréquente du sujet âgé dont on ne sait s'il s'agit d'une myopathie inflammatoire primitive ou d'une atteinte dégénérative avec inflammation secondaire. Elle survient donc *après 50 ans*, en particulier chez l'homme (3 hommes pour 1 femme).

Considérée naguère comme la troisième forme des dermato-polymyosites, elle tient une place à part et la physiopathologie – dysimmune et inflammatoire ou dégénérative – est toujours en discussion, les relations entre l'importance de la réaction cellulaire à lymphocytes T à prédominance précoce et la dégénérescence tardive avec dépôts amyloïdes reste incertaine (178).

Cette place à part se justifie sur l'association de signes d'amyotrophie d'allure neurogène à d'autres signes de type plutôt inflammatoires (myalgies, dysphagie et surtout foyers inflammatoires sur la biopsie musculaire).

Les principaux signes cliniques sont, outre l'âge tardif :

- l'installation d'une *amyotrophie des membres inférieurs, distale et aussi proximale, en général asymétrique* (fig. 144). Le *quadriceps* est souvent atteint avec genu recurvatum, de même que les fléchisseurs du poignet et des doigts, les sterno-cléido-mastoïdiens parfois ;
- les réflexes sont abolis dans 40 % des cas, pouvant évoquer une neuropathie périphérique ;
- l'électromyogramme montre souvent des tracés mixtes myopathiques avec signes de dénervation.
- le chromosome est 1p36

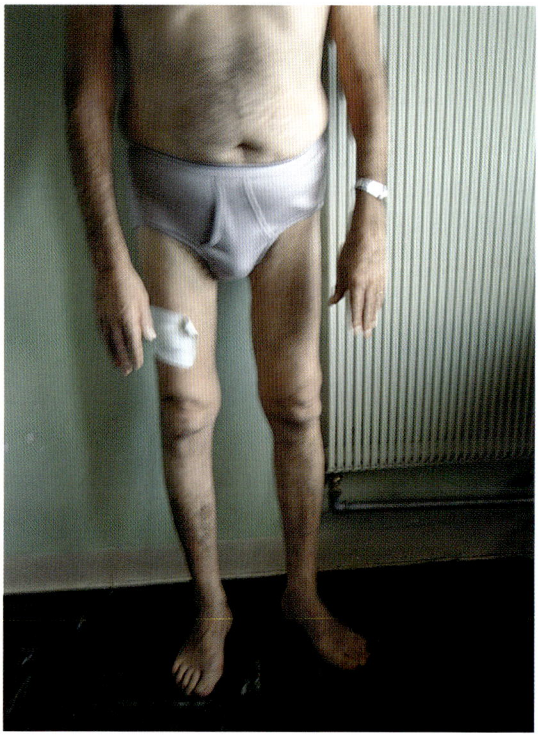

Fig. 144 - Myosite à inclusions, amyotrophie asymétrique.

La biopsie musculaire comporte les aspects caractéristiques de *vacuoles bordées* avec inflammation dans les formes sporadiques, des *inclusions de 18 nanomètres* de diamètre en ultrastructure. Des dépôts amyloïdes et l'accumulation anormale de protéines (notamment protéine tau et prions) sont à l'origine d'une hypothèse physiopathologique.

Une forme particulière associe maladie de Paget et démence fronto-temporale (chr 9p13, protéine de dégradation valosine).

Les divers traitements n'influencent pas l'évolution progressive de la maladie qui se fait vers l'aggravation.

Une interprétation nouvelle du mécanisme de la myosite à inclusions sporadique repose sur deux notions :

- une phase précoce comporterait, sous l'effet de facteurs inflammatoires de stress (cytokines ; interleukines et interférons) dans la fibre musculaire saine, la combinaison d'alpha-bêta cristalline fibres X (174) et d'APP (précurseur de la protéine amyloïde), point de départ des lésions inflammatoires ;
- une phase secondaire d'accumulation de protéine bêta-amyloïde.

Ainsi la conception actuelle serait celle d'une maladie auto-immune primaire (176, 180, 181), ce qui pourrait déboucher sur de nouvelles thérapeutiques comme l'alemtuzumab (177).

La reconstitution du muscle

Chez un sujet âgé, elle se heurte à des difficultés fonction de *l'importance de la sarcopénie* aussi bien que de *l'épuisement progressif des cellules satellites*, facteurs auxquels peut s'ajouter l'immobilisation par exemple après une fracture. *L'alitement peut aboutir rapidement à une fonte musculaire avec rétractions musculo-tendineuses et à un syndrome de non-utilisation*. Le maintien d'une activité physique régulière, ne serait-ce que la marche, contribue à une meilleure conservation de la force musculaire et à une réduction de la diminution du nombre de fibres musculaires surtout de type II, les fibres lentes de type I étant préservées. Lorsque l'autonomie du sujet se réduit, des activités physiques sont nécessaires grâce à la kinésithérapie, aux massages, à la mobilisation active, à la balnéothérapie. De même, l'équilibre alimentaire est nécessaire avec un apport suffisant de calcium, de vitamines D et de protéines. L'hormonothérapie œstrogénique est importante contre l'ostéoporose, la somathormone risque des effets à long terme. La dihydroépiandrostérone (DHEA) malgré son impact médiatique n'a pas d'effet particulier sur la régénérescence musculaire. Restent les utilisations actuelles du domaine de l'hypothèse, d'une action sur les gènes de l'apoptose ou d'apport en télomérase. Les essais de facteurs de croissance n'ont jamais augmenté le nombre de cellules satellites.

La mort du muscle

C'est un processus irréversible survenant après cessation de tout influx nerveux. Elle se traduit par la rigidité cadavérique, état particulier de modèle contractile par rapport aux états de repos ou de contraction. Le muscle devenu rigide résiste à l'étirement et ne se raccourcit pratiquement pas si ses attaches tendineuses sont sectionnées. La raison de cet effet définitif est l'absence de l'action plastifiante de l'ATP, fonction de la stimulation nerveuse.

Dès que le système musculaire n'est plus fourni en ATP, la structure contractile se fige dans sa configuration initiale. Les ponts entre actine et myosine se soudent dans la disposition qu'ils affectaient au moment de la disparition de l'ATP.

Cette mort du muscle est un dernier exemple de son asservissement au système nerveux. Elle montre qu'à toutes les étapes de la vie du muscle – naissance, développement, croissance, vieillissement et mort – le système nerveux est un des éléments indispensables au maintien du fonctionnement musculaire harmonieux, contribuant en corrélation avec la transformation des cellules satellites quiescentes en cellules musculaires, à son intégrité et à sa reconstitution éventuelle. ■

Points importants à retenir

- Le vieillissement du muscle s'installe dès la naissance. Le tissu musculaire n'est pas « post-mitotique » comme on le pensait jadis mais capable de régénération grâce à des cellules satellites.
- Le déclin musculaire est variable selon les sujets, lié à une sarcopénie progressive avec diminution élective des fibres de type II, due à des facteurs multiples souvent accompagnés de crampes musculaires à prédominance nocturne.
- Trois maladies musculaires sont le propre du sujet âgé :
  - des atteintes mitochondriales provoquent parfois une faiblesse musculaire proximale ;
  - la myopathie oculo-pharyngée, de transmission autosomique dominante associe ptôsis et dysphagie. Elle comporte des lésions spécifiques (inclusions nucléaires de huit nanomètres) ;
  - la myosite à inclusions avec amyotrophies distales et proximales asymétriques, présence de vacuoles bordées et d'inclusions de 18 nanomètres de diamètre sur la biopsie musculaire.

Références bibliographiques

174. Banwell BL, Engel AG (2000) AlphaB crytallin immunolocalization yields new insights in two inclusion body myositis. Neurology 54: 1033-41
175. Brais B, Bouchard JP, Xie YG, *et al.* (1998) Short GCG expansions in the PABP2 gene cause oculopharyngeal muscular dystrophy. Nat Genet 18: 164-7
176. Dalakas MC (2006) Sporadic inclusion body myositis ; diagnosis, pathogenesis and therapeutic strategies. Nat Clin Pract Neurol 2: 437-47
177. Dalakas MC, Rakocevic G, Schmidt J, *et al.* (2009) Effect of Alemtuzumab (CAMPATH 1-H) in patients with inclusion-body myositis. Brain 132: 1536-44
178. Mastaglia F (2009) Sporadic inclusion body myositis: evidence of a link between inflammation, cell stress and B-amyloid deposit. J Neurol Neurosur Ps 80: 1301
179. Muth IE, Barthel K, Bâhr M, *et al.* (2009) Proinflammatory cell stress in sporadic inclusion body myositis muscle: overexpression of aB-crystallin is associated with amyloid precursor protein and accumulation of B-amyloid. J Neurol Neurosur Ps 80: 1344-9
180. Needham M, Mastaglia FL (2007) Inclusion body myositis : current pathogenetic concepts and diagnostic and therapeutic approaches. Lancet Neurol 6: 620-31
181. Needham M, Mastaglia FL (2008) Sporadic inclusion body myositis: a continuing puzzle. Neuromuscul Disord 18: 6-16
182. Serratrice G (1983) De la sénescence musculaire physique à la sénescence musculaire pathologique. Bull Acad Nat Med 167: 715-24
183. Serratrice G, Roux H, Aquaron R (1968) Proximal muscular weakness in elderly subjects. J Neurol Sci 7: 275-99
184. Victor M, Hayes R, Adams RD (1962) Oculopharyngeal muscular dystrophy: A familial disease of late life characterized by dysphagia and progressive ptosis of the eyelids. New Engl J Med 267: l267-72

Index

Achevé d'imprimer par
l'Imprimerie Vasti-Dumas - 42010 Saint-Etienne
Dépôt légal : Septembre 2010
N° d'imprimeur : V004716/00

Imprimé en France